No más diabetes

No más diabetes

Una guía completa para evitar, tratar, y
luchar contra la diabetes

Gary Null, PhD.

Traducido por

Raisa González

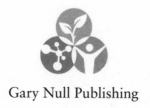

Gary Null Publishing

Contenido

Prefacio

Este libro sirve como un manual completo de fuentes de información sobre la diabetes, sus causas, su prevención y su tratamiento. A lo largo de este texto, contamos con investigaciones científicas, en su mayoría publicadas en revistas médicas, sobre las complicaciones médicas de las personas que padecen de diabetes. El método preventivo y terapéutico que proveemos está basado en un método natural. Además de sugerencias sobre la nutrición y los regímenes dietéticos, que requieren cambios en el estilo de vida, incluyendo ejercicio, autocontrol y hábitos cotidianos, también ofrecemos información sobre superalimentos específicos y recetas para ayudarle a empezar a cambiar sus actitudes y su forma de comer.

Habiendo escrito más de noventa libros, he descubierto que los testimonios de pacientes que han sufrido ciertas enfermedades son muy conmovedores para la gente. Por lo tanto, se ha incluido un capítulo para brindar historias individuales de personas que han superado la diabetes, la séptima causa de muerte en Estados Unidos.

Son muchas las personas que contribuyeron a *No más diabetes*. Jim Feast, quien ha editado varios de mis publicaciones, realizó su trabajo experto para desarrollar muchos de los datos científicos más complicados de forma sencilla. Agradezco de manera especial a mis asistentes de investigación, Mitzi Flade Sampson, Nadia Abdo, Parochista Khakpour y Jeremy Stillman, quienes individualmente dedicaron cientos de horas a reunir los datos científicos más recientes y pasados sobre la diabetes y las maneras naturales de prevenirla y tratarla, y a mi productor Richard Gale, quien proveyó su conocimiento médico y coordinó la publicación. Doug Henderson y Jennifer Shagawat reunieron testimonios y recetas. Doy gracias también a mi director de arte, Jay Graygor, por su excelente trabajo en el diseño de la portada.

Capítulo 1

Batallando contra la diabetes

"El pensamiento surge de la duda o la incertidumbre. Marca una actitud inquisitiva, cazadora, buscadora."

-John Dewey, *Democracy and Education*

A los americanos les encanta crear listas, pero algunas veces estas son muy cortas. Tome la lista de las principales enfermedades mortales. Si le preguntase cuáles enfermedades son las principales causas de muerte en Estados Unidos, probablemente identificaría correctamente el cáncer y las enfermedades cardiacas, y se detendría ahí. Posiblemente, no podría nombrar la séptima causa. De hecho, quizás se sorprendería al saber que es la diabetes.

Este libro es un estudio a fondo sobre la diabetes y las causas físicas, de conducta y hasta mentales que conducen a ella, así como sobre las prácticas que la bloquearán y le podrían dar marcha atrás.

Cualquier persona que conozca mis ideas podría anticipar algunos de los puntos que trataré. Tres cosas que pondría correctamente en la lista son: 1) una presentación de la investigación más reciente y vanguardista sobre el tema, incluyendo entrevistas completas y llenas de información con doctores que han estudiado y tratado la diabetes con éxito; 2) un énfasis en cómo se puede ser proactivo y recobrar la salud a través de las prácticas de hacer ejercicio y adoptar una dieta más natural, vegetariana o casi vegetariana; y 3) una lista de recetas vegetarianas deliciosas, junto con un protocolo de vitaminas, minerales y suplementos de hierbas que han demostrado ser útiles para combatir la enfermedad.

En este libro hay mucho más, incluyendo algunas cosas que no caben en ninguna lista de mis temas favoritos. No es muy conocido que en mi tiempo libre me gusta dar rienda suelta a mi pasión por la literatura americana y la filosofía. Un filósofo que ha sido particularmente fundamental en mi forma de pensar es John Dewey, un escritor prominente desde principios del 1900 hasta 1950, quien fue un elemento fijo en la Universidad de Columbia. Hablando en general, durante toda su vida planteó un argumento: *Nos destruiremos si no llegamos a ver la vida en su totalidad.* Esta es la principal razón por la que lo admiro. También ha sido un pensamiento que me ha dirigido y que puede ser reformulado para nuestro texto de la siguiente manera: el flagelo de la diabetes solo se superará a través de un ultraholismo que perciba la salud corporal como componente de una forma de vivir natural que incluya una dieta vegetariana o semivegetariana, ejercicio y un estilo de vida consciente, pero también el contorno de nuestras comunidades, nuestras relaciones, nuestro tiempo libre y nuestros hábitos de trabajo.

Trataré todo eso aquí. Pero no se incomode. No se encontrará con una cátedra metafísica en medio de una discusión sobre vivir sanamente. Eso no sucederá, pero sí encontrará que en ciertas coyunturas de repente estamos pensando en Dewey.

Ahora que tiene una idea de lo que puede esperar de este libro, empezaré con algunos datos sobre la enfermedad. Uno que pocos conocen es que pertenece a la lista de enfermedades mortales.

La diabetes mellitus afecta a más de 24 millones de niños y adultos en Estados Unidos, y cada año el problema empeora. Para ponerlo en términos más crudos, según el CDC, cada veinticuatro horas cuatro mil adultos son diagnosticados con diabetes y doscientas personas mueren de ella. Si las cosas continúan de esta forma, aproximadamente un cuarto de la población americana enfrenta un futuro con diabetes. Además, más de cincuenta y siete millones de adultos americanos tienen una condición conocida como la prediabetes. El término "pre" no le hace justicia. No se equivoque. La prediabetes es una condición grave y los que sufren de ella están encaminados a la diabetes desarrollada.

Eso es en Estados Unidos. Si consideramos al resto del mundo, encontramos que el problema está en casi todas partes. En cierta medida es un producto inesperado de la globalización, que ha impulsado dietas de comidas rápidas en países donde ese tipo de dieta no se conocía. En el año 2000, en el mundo entero había más de 171 millones de personas con diabetes. Para el 2030, la World Health Organization (WHO) prevé que más de 360 billones de personas la tendrán. Esto es un aumento del 40 por ciento en naciones industrializadas, donde la comida rápida y otras opciones insalubres de estilo de vida dominan, y un aumento del 171 por ciento en las naciones en desarrollo, donde las dietas empiezan a empeorar, conduciendo a la propagación de la enfermedad.

La diabetes afecta a ciertos grupos étnicos desproporcionalmente. En los indios americanos, hispanos, latinoamericanos y afroamericanos, la enfermedad es más prevalente que en la población blanca no hispana.

La enfermedad es devastadora, por decirlo suavemente. Si la tienes, puedes esperar que te acorte la vida en un promedio de cuatro a ocho años. La diabetes puede causar ceguera, enfermedad renal, daño periférico a los nervios y amputaciones. Además, una persona diabética está en riesgo de padecer enfermedades cardiacas, infarto cerebral, cáncer, enfermedades inflamatorias, depresión y obesidad.

Causas

Cuando un detective llega a la escena de un crimen, la primera pregunta que hace es *¿Quién lo hizo?* De la misma manera, cuando un doctor encuentra que alguien tiene una enfermedad, la primera pregunta que deber hacer es ¿Qué hay *detrás de esta manifestación?*

Para continuar con la metáfora, si el detective encuentra cuatro muertos en una mesa de restaurante y el único plato que compartieron fue el postre, el sabueso podrá sospechar que el *mousse* de chocolate fue el culpable. Una sospecha similar puede ser lanzada sobre la comida y los hábitos alimenticios relacionados con la diabetes, ya que se ha descubierto que la incidencia de la diabetes y de las enfermedades cardiacas se disparó cuando los americanos empezaron a cambiar la dieta. El doctor Robert Atkins pudo identificar esto cuando reformuló algo que había leído en el libro *The Saccharine Disease*, por el Dr. T. L. Cleave (quien fue cirujano en la British Royal Navy). Atkins notó que Cleave citó la "ley de 20 años, la cual dice que, luego de introducir carbohidratos refinados en una cultura, dos enfermedades surgen dos décadas después: la diabetes y las enfermedades cardiacas." Atkins elaboró: "Sabemos que una dieta de un país en desarrollo sin carbohidratos refinados lleva a una reducción sustancial de las enfermedades cardiacas y la diabetes." Sin embargo, en cuanto un país en desarrollo es animado a comer carbohidratos refinados, los niveles de estas enfermedades aumentan. "En la mayoría de los casos, cuando surge una de estas enfermedades también surge la otra," relató Atkins. Entonces, ¿cuál es la conexión entre las tres cosas: los carbohidratos refinados, la diabetes y las enfermedades cardiacas? Para simplificar, vamos a concentrarnos en las primeras dos.

Los carbohidratos están compuestos por azúcares, almidones y celulosa. El cuerpo los descompone para convertirlos en glucosa (azúcar en la sangre). Los carbohidratos refinados son procesados para eliminar sus elementos nutritivos, como el hierro, la fibra y la vitamina B. Pero dejemos a un lado esa diferencia por un momento y veamos cómo el cuerpo maneja una situación en la que se han descompuesto tantos carbohidratos que la sangre está abarrotada de azúcar. Bajo circunstancias normales, el páncreas libera insulina para manejar la situación. La insulina ayuda dirigir la glucosa a los almacenamientos en las células de los músculos y otros tejidos, bajando el nivel de azúcar en la sangre. En un diabético, el proceso no ocurre bien, ya sea por deficiencia de insulina, resistencia o insensibilidad a ella. Quiero examinar estas dificultades de una en una.

Deficiencia de insulina

Durante años, la medicina atribuyó la diabetes a la deficiencia de insulina. Se pensaba que el cuerpo no producía suficiente insulina para encargarse de un exceso de azúcar en la sangre. Investigaciones recientes han establecido, para la sorpresa de aquellos que creían en el modelo antiguo, que muchos diabéticos *sí producen suficiente insulina*, solo que esta no se absorbe de la manera correcta. El problema no era que a sus células les faltaba insulina, sino que eran insensibles o resistentes a absorberla.

Insensibilidad a la insulina

Entonces, ¿qué hace que una célula sea insensible o resistente? La insulina entra a las células por receptores. Cuando estos receptores están tapados por la adherencia de grasa o colesterol, no toda la insulina puede entrar y esta se devuelve a la sangre. Piensa en un chico travieso al que, por pelear en el patio de recreo, el director lo envía al cuarto de detención. Sin embargo, al llegar, el chico sale rápidamente por la ventana para volver a hacer travesuras afuera.

Cuando demasiada glucosa entra en la sangre porque no ha entrado a receptores tapados, se crea la hiperglucemia (nivel elevado de azúcar en la sangre). La hiperglucemia crónica es la característica que define la diabetes.

Si el aumento de azúcar en la sangre se debe a que las células no pueden absorber toda la glucosa que les llega, entonces la culpable de la enfermedad no es la falta de insulina, sino la incapacidad de esta de cumplir su misión de entrar a las células. Y si esa es la verdad, entonces debe haber un cambio fundamental en la forma en que tratamos la diabetes. Los doctores que han respondido a este nuevo entendimiento han cambiado su énfasis de aumentar la producción de insulina a mejorar la sensibilidad de la insulina.

Resistencia a la insulina

Mientras que la insensibilidad a la insulina ocurre cuando las células bloquean parcialmente la entrada de azúcar en la sangre, el fenómeno estrechamente relacionado de la resistencia a la insulina ocurre cuando una reacción alérgica u otro factor dificultan la actividad de la insulina. De nuevo, hay una cantidad adecuada de insulina en el cuerpo, pero, por lo general, la reacción alérgica a alguna comida interfiere con su función. No existe un grupo único de alimentos que causan alergias. Estas varían en cada persona. Por ejemplo, el trigo puede causar síntomas de azúcar elevada en una mujer y el maíz puede hacer lo mismo en otra.

Tipos de diabetes

Generalmente, la diabetes se clasifica en dos tipos: I y II. Hasta hace poco se pensaba que la forma más devastadora, la de tipo I, empezaba en la niñez o en la adolescencia.

El tipo I sí conlleva la falta de insulina. El páncreas, que produce la insulina, está afectado. Esto puede ser por una infección viral, por una toxicidad extrema (por la exposición a químicos venenosos, por ejemplo) o, según algunos investigadores, por la inmunización excesiva. El daño al páncreas también puede estar conectado a una herencia genética. En cualquier caso, el daño es exacerbado por ataques continuos que vienen de un sistema inmunitario desequilibrado. Mientras que la función del sistema inmunitario es encontrar y eliminar los virus y otros tipos de gérmenes, en este caso empieza a atacar a las células beta que producen la insulina dentro del páncreas.

(Uno se puede imaginar—esta es solo especulación mía, no justificada por investigación—este tipo de situación: el cuerpo está peleando contra una infección en el páncreas y de alguna forma, en el transcurso, empieza a atacar las células sanas).

Con el páncreas debilitado, realmente no hay insulina para procesar el azúcar en la sangre. Entonces, alguien con diabetes tipo I tiene que conseguirla afuera, quizás por inyección diaria, durante toda su vida. Usualmente, este tipo de diabetes se detecta en los pacientes antes de que cumplan veinte años. Sin embargo, esta forma de diabetes no es responsable del aumento de casos que he mencionado. Según la American Diabetes Association, la diabetes tipo I solo es responsable del 5 por ciento de todos casos.

La diabetes tipo II, conocida como la diabetes no dependiente de la insulina o la diabetes del adulto, es la que sube a números asombrosos. Este tipo de diabetes, que ocurre más frecuentemente en adultos mayores de cuarenta y en mujeres, más que en hombres, no está vinculada a infecciones a temprana edad, sino a la falta de ejercicio, a la obesidad y a factores del estilo de vida. No obstante, está empezando a surgir cada vez más en niños y jóvenes.

La diabetes tipo II en niños y jóvenes

Esta tendencia me rompe el corazón. La diabetes tipo II en niños era desconocida hasta hace poco. Ahora, como ha descubierto la American Diabetes Association, son casi cuatro mil los niños diagnosticados con diabetes tipo II cada año, que se suman a los 190 mil adolescentes que ya batallan contra la enfermedad. El número de jóvenes con esta enfermedad no está creciendo, sino explotando. Algunos datos presentados en la reunión anual de la American

Diabetes Association en 2012 demostraron que, desde 2001 hasta 2009, la incidencia de la diabetes tipo II subió un 21 por ciento. En una entrevista con el doctor Robert E. Ratner, director médico y científico de la American Diabetes Association, este respondió a los resultados de ese estudio diciendo que "son presagios de problemas de salud entre adultos. Si la tendencia no se revierte, podría haber una epidemia de enfermedades cardiacas, infartos cerebrales e insuficiencia renal cuando esta generación tenga 25–35 años."

Mencioné que Atkins citó la "ley de los veinte años" sobre la relación entre una sociedad que cambia la comida natural por la procesada y el inicio de las enfermedades cardiacas y la diabetes. Quizás debamos presentar otra regla, una con un intervalo más breve de tiempo. Esa sería "la regla de los cinco años," que predijo el periodo de tiempo que transcurriría entre la introducción de los videojuegos y otros inventos que animan a niños y adolescentes a pasar su tiempo libre frente a un televisor o una computadora, en vez de salir a jugar afuera, y el comienzo de diabetes tipo II en jóvenes. A mi entender, este es uno de los factores principales detrás del repentino aumento de diabetes tipo II entre la juventud. Esta enfermedad debilitadora se ha presentado en los jóvenes inactivos y con sobrepeso de América, afligiéndolos en proporciones asombrosas.

Naturalmente, los médicos tradicionales se reirían de la idea de la regla de cinco años. Ellos enfrentan esta nueva crisis dirigiendo sus investigaciones al descubrimiento del gen responsable por el ascenso dramático de la diabetes tipo II en niños. Pasan por alto el hecho obvio de que, simultáneamente al aumento observado de esta enfermedad en la juventud, durante los últimos treinta años el número de niños americanos con sobrepeso se ha duplicado. Pienso que estos dos sucesos—el aumento de diabetes tipo II en jóvenes y de la obesidad juvenil—están conectados por algo más que el hecho de que ocurrieron durante el mismo periodo. Creo que el exceso de peso entre la juventud americana ha llevado al ascenso drástico de diabetes tipo II entre ese grupo.

Recuerde que la obesidad es el sello de la enfermedad. Para usar términos clínicos, "la predisposición a la obesidad visceral"—es decir, el exceso de grasa alrededor de la cintura, ha sido vinculada a un aumento en la resistencia a la insulina, según investigaciones publicadas en el *Journal of Endocrinology* (2006). Esto concuerda con el informe que indica que el ochenta y cinco por ciento de niños diagnosticados con diabetes tipo II en Estados Unidos tienen sobrepeso o están completamente obesos.

Hace un momento, aludí brevemente al hecho de que ciertas minorías en América son más propensas a tener diabetes que la mayoría caucásica. Déjeme elaborar ese punto en relación con la juventud.

Hemos aprendido que los niños afroamericanos son particularmente vulnerables a la diabetes y a las condiciones asociadas con la enfermedad. El doctor Geoff Ball, de la Facultad de Medicina y Odontología de la Universidad de Alberta, hizo un estudio comparativo examinando los problemas de insulina en niños caucásicos y afroamericanos durante la pubertad. Resulta que los niveles de insulina entre el grupo de jóvenes afroamericanos empeoraron según pasaban por la pubertad, pero en el grupo caucásico los niveles permanecieron iguales. En la pubertad ocurren cambios fisiológicos, y estos parecen ser particularmente problemáticos para la resistencia a la insulina entre los jóvenes afroamericanos.

Otro estudio examinó los niveles de insulina en jóvenes, no como parte de diferentes grupos de minorías étnicas, sino en relación con las condiciones de sus madres. Si la madre de un joven sufría del síndrome de ovario poliquístico (SOP), un trastorno hormonal asociado a la resistencia a la insulina que afecta a mujeres en su edad reproductiva, entonces el joven era propenso a tener un exceso de insulina durante la pubertad. Esa fue la conclusión del doctor Richard Legro, profesor de Obstetricia y Ginecología de la Escuela de Medicina de la Universidad Estatal de Pensilvania. El estudio concluyó que los hijos de madres con SOP acumulan un exceso de insulina durante la pubertad.

Otro factor que influye en el desarrollo de diabetes en los jóvenes es la salud de sus hermanos. Un estudio realizado por la doctora Sheela Magge, endocrinóloga pediátrica en el Hospital Pediátrico de Filadelfia, encontró que "los hermanos con sobrepeso de niños con diabetes tipo II son cuatro veces más propensos a tener niveles de glucosa anormales en comparación con otros niños con sobre peso." Magge notó que "del 74 al 100 por ciento de los niños con diabetes tipo II tienen un pariente de primer o segundo grado con la enfermedad."

Esto indica que, aunque toda la juventud debe tener cuidado y dar pasos hacia un estilo de vida saludable, los que pertenecen a ciertos grupos, como los que tienen hermanos diabéticos, deben tener el doble de cuidado.

Las causas de la diabetes tipo II

Aunque hay evidencia que vincula una predisposición genética con la diabetes tipo II, el hecho de que repentinamente haya un aumento asombroso en el número de personas con la enfermedad claramente indica que algo más que la genética está alimentando esta proliferación. Cada vez hay más evidencia que indica que una confluencia de factores de estilo de vida, dietas y causas ambientales está detrás de esta oleada.

En la diabetes tipo II, las células beta en el páncreas aún producen insulina, pero la cantidad no es suficiente o el cuerpo no la utiliza efectivamente. Entonces, el diabético no necesita más insulina, sino un mejor uso de la insulina que ya tiene.

Los síntomas de la diabetes

La diabetes tipo I está caracterizada por síntomas que son considerados como "típicos." Estos incluyen la necesidad de orinar frecuentemente, sobre todo de noche, una gran sed y mucha hambre, fatiga, pérdida de peso, irritabilidad y agitación continua. Como he notado, aquellos que sufren de esta forma de la enfermedad requieren dosis diarias de insulina y, si les falta, pueden entrar en coma.

La diabetes tipo II puede empezar con menos síntomas notables, aunque la obesidad a menudo indica un estado de prediabetes, especialmente cuando el peso está concentrado justamente en la cintura o un poco más arriba. Según la diabetes va progresando, esta afecta los ojos, los riñones, el sistema nervioso y la piel, y pueden ocurrir infecciones y endurecimiento de las arterias.

Las fluctuaciones constantes de azúcar en la sangre que acompañan ambas formas de diabetes son debilitantes. Recuerde que cuando hay suficiente insulina y esta funciona efectivamente, la arquitectura del cuerpo asimila rápidamente la glucosa nueva que entra en la sangre tras la digestión de la comida. En cambio, si no hay insulina o esta no se utiliza efectivamente, los niveles de azúcar fluctuarán, llevando a diversos trastornos.

Un problema que surge es el daño interno de la pared arterial. Las arterias debilitadas causan estrés cardiaco. Es más, la incidencia de ataques de corazón e infartos cerebrales es de cinco a ocho veces más alta en diabéticos que en la población general. La mayoría de las muertes de diabéticos—un 75 por ciento—son a causa de enfermedades cardiacas por el endurecimiento de las arterias mayores.

Además de eso, otro efecto negativo causado por la diabetes en el sistema circulatorio es el daño a los vasos que llevan sangre a los ojos, riñones y nervios periféricos. Según se van poniendo gruesos y frágiles, el flujo sanguíneo es limitado y no funcionan bien. Estos vasos sienten presión cuando el azúcar en la sangre aumenta repentinamente porque la insulina no está funcionando efectivamente para regular y distribuir la glucosa. Para la vista, el estrés repetitivo que experimentan los diabéticos causa hemorragias en los vasos de los ojos y provoca que se descompongan. Tras varias hemorragias, el paciente termina ciego.

Eventos similares, causados por elevaciones del azúcar, pueden debilitar los riñones. Además, los desechos de nitrógeno no son eliminados eficientemente y se acumulan en el órgano.

La interferencia con el flujo sanguíneo en vasos grandes y pequeños es responsable de la alta incidencia de neuritis (la inflamación de los nervios) y hasta de la gangrena, que es resultado de la insuficiencia del flujo sanguíneo en ciertas partes del cuerpo, la cual, en el peor caso, puede tener como resultado una amputación.

Como he revisado brevemente los síntomas comunes de la diabetes, déjeme dedicarle un tiempo a explicar detalladamente los devastadores problemas de salud que usualmente le siguen a la enfermedad. Estas secciones le ayudarán a entender el asombroso costo, físico y financiero, del cual la diabetes es responsable.

La diabetes causa ceguera: los trastornos oculares son comunes

Unos párrafos atrás, relaté cómo los aumentos de azúcar que son característicos de la diabetes causan daños a los vasos que llevan sangre a los ojos y, con el tiempo, provocan ceguera. De hecho, muchas enfermedades de los ojos, como las cataratas, la retinopatía y el glaucoma, son más comunes en diabéticos que en la población general.

Déjeme comentar sobre la magnitud de estos diferentes trastornos. Entre la población adulta trabajadora en Estados Unidos, la retinopatía es la mayor causa de ceguera "con aproximadamente $500 millones gastados directamente en costos médicos" para este trastorno en 2004, según un estudio de los *Archives of Opthalmology*. La retinopatía es un término general que se refiere a varias enfermedades que afectan la retina. Otra condición de la vista es el glaucoma, que surge del daño al nervio óptico. La forma más común, que cubre del 60 al 70 por ciento de todos casos de glaucoma, es el glaucoma primario de ángulo abierto (GPAA). Esta enfermedad afecta a más de dos millones de individuos en Estados Unidos, y está previsto que más de tres millones serán diagnosticados antes de 2020.

Varios estudios han relacionado el glaucoma con la diabetes, pero mencionaré solo uno. Un grupo de investigadores de la Enfermería para Ojos y Oídos de Massachusetts, del Hospital Brigham de Mujeres, de la Escuela de Salud Pública de Harvard y de la Escuela de Medicina de Harvard se unieron para revisar los registros detallados de setenta y seis mil mujeres que participaron en un estudio desde 1980 hasta el año 2000. Todas las participantes tenían por lo menos cuarenta años y no se les había diagnosticado glaucoma al comenzar el estudio. Después de controlar los factores de edad, raza, hipertensión, índice de masa corporal, actividad física, consumo de alcohol, consumo de nicotina y el historial familiar de glaucoma, los investigadores encontraron que "la diabetes tipo II estaba asociada al GPAA."

Los médicos que han notado la conexión entre la diabetes y los problemas de los ojos han enfatizado que los pacientes tienen que cambiar a un estilo de vida y una dieta saludables para aminorar o prevenir el inicio de la diabetes antes de que empiecen las complicaciones en los ojos. Para mencionar un ejemplo, me referiré a los doctores Thomas W. Gardner, MD, y Robert Gabbay, MD, de la Escuela de Medicina de la Universidad Estatal de Pensilvania, en Hershey. Sobre la forma de tratar estas condiciones efectivamente, dijeron: "Los oftalmólogos tienen que ir más allá del tratamiento quirúrgico para la enfermedad avanzada de los ojos y trabajar con otros médicos para ayudar a los pacientes a controlar su diabetes antes de que las complicaciones del ojo comiencen o empeoren." Comentaron también sobre la necesidad de que los doctores reconozcan la conexión entre la diabetes y los problemas de los ojos para tratar el problema de mejor forma. "Los oftalmólogos tienen una oportunidad única de influenciar el comportamiento de los pacientes, porque la perdida de la vista es una de las complicaciones más temidas de la diabetes. Ayudar a que los pacientes relacionen sus enfermedades de los ojos con los síntomas básicos de la diabetes (A1C elevado, presión y colesterol, que son índices comunes de empeoramiento de la diabetes) puede motivarlos a mejorar su salud."

La diabetes, el alzhéimer y el deterioro cognitivo

En mi breve estudio de síntomas, anoté que la diabetes ha sido vinculada a las enfermedades de los nervios. Una de las enfermedades neurodegenerativas más aterradoras es el alzhéimer. Los pacientes con esta condición gradualmente pierden la función normal del cerebro. El alzhéimer perjudica las habilidades de pensar, hablar y razonar del individuo. Según progresa, se destrozan las funciones primordiales del cerebro, por lo que se pierde la habilidad de comprender, planificar u organizar los pensamientos, se olvida el lenguaje y se es incapaz de reconocer objetos.

Aunque no se comprende bien la etiología del alzhéimer, sabemos que está relacionada con la glicosilación, un componente principal del envejecimiento. Para explicarlo con una metáfora de cocina, imagine un pavo en el horno. Está jugoso y suave. Después de tres horas, la piel está dura, marrón y como un pergamino. El proceso que cambió el pavo se llama glicosilación. Para describirlo de manera más científica, digamos que conlleva la unión de la glucosa con las proteínas hasta que estas quedan deshabilitadas, lo cual lleva a la debilitación de varios procesos. La glicosilación es acelerada en la diabetes tipo II.

De acuerdo con el Centro Coordinador nacional de Información sobre la Diabetes (NDIC, por sus siglas en inglés), que forma parte de los Institutos Nacionales de la Salud (NIH, por sus siglas en inglés), "mientras muchos médicos reconocen que el daño a los nervios, ojos, riñones y corazón son efectos comunes de la diabetes, muchos están inconscientes de que la diabetes puede llevar a la formación de sustancias dañinas conocidas como PGA o productos finales de la glicosilación avanzada."

Al mismo tiempo que la diabetes promueve la producción de los debilitantes PGA, también provoca la producción de radicales libres, que vienen de moléculas inestables o de átomos que sueltan electrones, y que luego pueden causar daño celular. Los PGA se tornan más destructivos cuando se juntan con los radicales libres.

Según un estudio realizado por P. L. Moreira y sus colegas, quienes examinaron la génesis del alzhéimer durante un largo tiempo, la enfermedad muestra "un descenso notable en el nivel de acetilcolina, el químico mensajero del sistema nervioso que ayuda a regular la memoria." Los radicales libres no solo agilizan este descenso, sino que "nuevas investigaciones indican que los productos finales de la glicosilación avanzada también podrían iniciar esta temida condición." Como hemos visto, la diabetes promueve la glicosilación y la creación de radicales libres.

Mientras que el estudio más reciente revisó la mecánica de la génesis del alzhéimer, los estudios antropológicos han observado la forma en que los diabéticos parecen ser más propensos a este trastorno mental. Por ejemplo, un Rotterdam Study de 1999 en los Países Bajos siguió a 6,370 hombres y mujeres ancianos durante un periodo de dos años, observando a pacientes que tenían alzhéimer o diabetes. De acuerdo con un informe de A. Ott, los investigadores del estudio "concluyeron que tener diabetes casi duplicaba el riesgo de demencia de los pacientes." Las conclusiones de este informe fueron apoyadas por investigaciones realizadas en 2004 por J. A. Luchsinger y sus colegas. El estudio "examinó la asociación entre la diabetes tipo II, los altos niveles de insulina y el riesgo de alzhéimer," y encontró que, según esperábamos, "los altos niveles de insulina, que están íntimamente vinculados a la diabetes tipo II, se correlacionaban significativamente con un riesgo elevado de desarrollar alzhéimer." Las conclusiones de este informe están apoyadas por los resultados de un estudio de 2004 que vinculó los altos niveles de insulina y la diabetes tipo II con un mayor riesgo de desarrollar alzhéimer.

Claramente, la propensión a desarrollar alzhéimer aumenta significativamente en personas con problemas de insulina. Se puede especular que las fluctuaciones de insulina causan daños a los vasos sanguíneos del cerebro y que esto podría conducir a los problemas de memoria asociados con la enfermedad. Otros enlaces entre la diabetes y el deterioro de la función mental se encuentran en las siguientes investigaciones, seleccionadas entre varios estudios existentes.

Caroline Sanz, MD, del Instituto Nacional de la Salud y la Investigación Médica de Tolosa, en Francia, dirigió un estudio que consideraba si las personas con alzhéimer y diabetes pierden la memoria más rápido que las que tienen alzhéimer, pero no diabetes, usando como base a 608 pacientes con alzhéimer de etapa temprana a moderada. Como se informó en el *Science Daily*, "durante el periodo de prueba de seis meses, aquellos con diabetes demostraron un declive [en la memoria] significativamente mayor a sus pares no diabéticos."

En otra investigación, R. O. Roberts, MBChB, MS, y sus colegas de la Clínica Mayo, en Rochester, Minnesota, examinaron las asociaciones entre la diabetes y la leve discapacidad cognitiva en pacientes de 70 a 89 años. Ellos reportaron que la "diabetes fue asociada significativamente con la hiperglucemia crónica (azúcar elevada en la sangre), que a su vez [aumenta] la propensión de enfermedad microvascular del cerebro... [que puede jugar un papel en el desarrollo de] daño neuronal, atrofia cerebral y deterioro cognitivo."

Para recapitular, las investigaciones realizadas por José A. Luchsinger, MD, y sus colegas en el Centro Médico de la Universidad de Columbia sugieren que la "diabetes puede estar relacionada con un mayor riesgo de deterioro amnésico cognitivo leve, una característica principal del alzhéimer."

Reconociendo los numerosos estudios que asocian la diabetes tipo II con un riesgo elevado de desarrollar alzhéimer, el doctor Edward R. Rosick, DO, MPH, dice que podemos esperar razonablemente que las estrategias para prevenir o manejar la resistencia a la insulina y la diabetes también ayuden a combatir el alzhéimer.

La piel es el órgano más grande, no la ignores

Ahora pasemos a una común enfermedad de la piel, la soriasis, un trastorno no infeccioso que provoca erupciones y piel roja y escamosa. La investigación de esta condición la vincula a la diabetes.

El doctor Yi Ju Cheng y sus colegas del Hospital General de Veteranos Tiachang y la Universidad Nacional Chung Hsing, en Taiwán, hacen la conexión a través de un tercer participante. Es decir que encuentran que ambas, la diabetes y la soriasis, registran altos niveles de leptina (una hormona que causa disfunción metabólica y aumento de peso). Fue por eso que en su estudio, cuando encontraron "asociaciones entre la soriasis y la diabetes mellitus," ambas condiciones presentaban una leptina elevada.

Un estudio complementario de 2007, realizado por el doctor Michael David, un dermatólogo del Centro Médico Rabin, en Tel Aviv, no examinó las causas de las dos enfermedades; sencillamente notó que había una ocurrencia más alta de diabetes en pacientes con soriasis que en aquellos sin soriasis. En particular, sus observaciones indican que, a medida que la soriasis se vuelve más grave en un paciente, aumenta la probabilidad de encontrar que también tiene diabetes.

Cuando consideramos que más de siete millones de americanos y hasta el 4 por ciento de la población mundial sufren de este trastorno, está claro que la asociación entre la diabetes y esta condición de la piel es siniestra. Esto es así, en particular, porque la soriasis está asociada a la artritis, la depresión y una calidad de vida desmejorada.

El cáncer puede estar a la vuelta de la esquina

En el principio del libro, mencioné que el cáncer y la diabetes son dos de las tres enfermedades más comunes en Estados Unidos. Aun cuando la gente quizás no conozca las estadísticas exactas, la mayoría entiende que cada una de ellas representa un problema de salud devastador. Pero casi siempre las consideran por separado; rara vez las asocian. Sin embargo, la relación entre los dos trastornos es significativa.

En términos generales, varios estudios demuestran que los pacientes de cáncer que ya tienen diabetes cuando lo desarrollan tienen una posibilidad más alta de morir de cáncer que los pacientes que no tienen el trastorno del azúcar en la sangre. La razón de esta mortalidad elevada se encuentra en factores tales como el hecho de que el azúcar elevada en la sangre puede causar que los tumores crezcan más rápido; que cuando una persona tiene diabetes, él o ella automáticamente está en riesgo de padecer otros trastornos, como insuficiencia renal y cardiaca; y que la alta susceptibilidad a infecciones de los pacientes diabéticos los ponen en riesgo elevado de muerte después de una cirugía.

Hay muchas formas de cáncer y muchas conexiones entre las diferentes versiones y la diabetes, así que nos fijaremos en algunos ejemplos que han sido descubiertos en investigaciones recientes.

El cáncer del páncreas es significativamente más alto entre individuos a los que también se les ha diagnosticado la diabetes, de acuerdo con un repaso de investigaciones, publicado en el *World Journal of Gastroenterology*, que precedió el informe de la investigación de los propios autores. En estos estudios, los investigadores, dirigidos por el Dr. Jamal en el Centro Médico de Asuntos de Veteranos, en Long Beach, California, observaron la incidencia de cáncer de la vesícula, cáncer biliar y cáncer del páncreas en pacientes dados de alta de los hospitales de Asuntos de Veteranos de 1990 al año 2000. Aprendieron que "entre pacientes con DM [diabetes] tipo II, la incidencia de cáncer del páncreas era tres veces mayor comparada con los controles, y la incidencia de cáncer de la vesícula y cáncer de las vías biliares extrahepáticas era dos veces mayor en comparación con los controles."

Otro estudio más especializado, que observó a mujeres embarazadas en Jerusalén de la década de 1960 a la de 1970, dirigió su atención a aquellas que tenían diabetes gestacional (una situación en la que mujeres que no tenían diabetes previamente muestran su síntoma principal—azúcar elevada en la sangre—durante el embarazo). Tras seguir los historiales de las mujeres, la conclusión fue que tenían un riesgo más alto de desarrollar cáncer del páncreas más tarde en sus vidas que aquellas sin diabetes.

Los doctores Marc Guntery Howard Strickler, de la Escuela de Medicina Albert Einstein en Nueva York, también examinaron a mujeres y encontraron que el cáncer de seno y los altos niveles de insulina hormonal están significativamente relacionados. Una muestra de 835 mujeres en el *Women's Health Initiative Observation Study* que desarrollaron cáncer de seno, comparada con una muestra aleatoria de 816 mujeres del estudio que no desarrollaron cáncer, reveló que las mujeres tienen un riesgo más alto de desarrollar este tipo de cáncer si sus niveles de insulina son elevados—un acompañamiento típico de la diabetes—en comparación con las mujeres que tienen niveles normales de la hormona.

La Dra. Ann Cust, una investigadora en la Universidad de Melbourne, corroboró estas conclusiones. Su investigación la llevó a concluir que las mujeres tienen una probabilidad mucho mayor de ser diagnosticadas con cáncer avanzado del seno si también son diabéticas de tipo II.

Podría seguir elaborando sobre las relaciones entre la diabetes y otras formas de cáncer, pero creo que lo dicho hasta ahora le ha permitido ver que el cáncer es otra enfermedad inducida y promovida por la diabetes.

Sus riñones también están en riesgo

Mientras que aún se investigan las conexiones entre la diabetes y el cáncer, y algunos científicos argumentan sobre las conclusiones en diferentes áreas, la relación entre la diabetes y la insuficiencia renal, llamada nefropatía diabética, está bien establecida.

Según el Dr. Erwin Bottinger, MD, profesor de Medicina, Farmacología y Química Biológica, y sus colegas Kaitlin Susztak, MD, profesora de Medicina en la Escuela de Medicina Mount Sinai, y Kumar Sharma, MD, profesor de Medicina en la Universidad Thomas Jefferson, "la nefropatía diabética es la causa principal de insuficiencia renal en todo el mundo."

Estos doctores han estado investigando cómo actúa la enfermedad sobre los riñones, y encontraron que en las células de los riñones, tanto de humanos como de ratones, la glucosa se enlaza con proteínas y ahí empieza la muerte de las células del riñón. Esto establece otro efecto perjudicial de los niveles elevados de azúcar en la sangre.

El médico David A. Greenberg, del Centro Médico Presbiteriano de Columbia, en Nueva York, y su colega Maria C. Monti han reconocido este daño del azúcar elevada en la sangre. Notan que "controlar los niveles de glucosa en la sangre es esencial para prevenir complicaciones de la diabetes," como el daño al riñón. También advierten que, como las mujeres parecen tener un riesgo más alto de daño al riñón que los hombres, las mujeres "tienen que ser más diligentes a la hora de mantener la glucosa en la sangre bajo control."

Cerrando el cerco de la inflamación y los marcadores genéticos

Sabemos que la diabetes está acompañada por inflamación y que esta, cuando es prolongada, lleva a un metabolismo del cuerpo debilitado. Pero el tercer factor que los conecta aún no ha sido descubierto.

La investigadora Kathrin Maedler y sus colegas postulan que un eslabón es que las células beta en el páncreas, que producen insulina, fallan por la inflamación en el cuerpo y esto hace que los individuos sean vulnerables a desarrollar la diabetes tipo II.

Como ya sabemos, la diabetes tipo II está causada por la incapacidad de la producción de insulina de las células beta de cumplir con las necesidades del cuerpo. Un aspecto central de esto es la pérdida de la función de las células beta por la resistencia a la insulina. Los autores registran que "la diabetes tipo II más común surge más tarde en la vida, cuando el cuerpo falla en producir suficiente insulina o se vuelve insensible a la hormona. Mientras que los científicos han mencionado muchas ideas, la causa exacta de la perdida de células beta en la diabetes tipo II aún es un punto de debate." Su equipo encontró que la inflamación es un catalizador importante para la destrucción de las células beta. De esta forma, indican una vía directa de la inflamación a la diabetes, que nos da una pista sobre por qué estas dos condiciones aparecen juntas.

También se ha encontrado un segundo vínculo de la diabetes con algunas condiciones genéticas. De hecho, como analizaré más tarde, muchos científicos—los que tienden a pasar por alto la influencia del estilo de vida en la etiología de la enfermedad—dan demasiada importancia a los componentes genéticos de la diabetes. En cambio, muchas de las siguientes investigaciones sugieren que la genética puede predisponer al individuo a contraer la enfermedad, pero solo cuando esta predisposición se combina con elecciones pobres de salud, como la falta de ejercicio, es que se produce la diabetes.

En sus investigaciones sobre la genética, la Dra. Pamela Itkin-Ansari, MD, Ph.D., de la Escuela de Medicina de San Diego de la Universidad de California, y el Dr. Fred Levin, MD, Ph.D., director del Centro de Investigación de Salud Infantil de Sanford, en Burnham, junto con sus colegas, no hallaron que ciertos genes empujen a alguien hacia la diabetes, pero sí observaron que la presencia de la diabetes activa genes que normalmente no lo están. En el páncreas adulto, hay células progenitoras, que ocurren naturalmente, con el potencial de convertirse en células que producen insulina. Estas se encuentran activas durante los primeros años de la infancia, cuando el páncreas se está formando, pero suelen estar inactivas más tarde en la vida.

Itkin-Ansari observó en el transcurso de su investigación que "la actividad de señalamiento WNT, que asume un papel crítico en la formación del páncreas, se reinicia en la diabetes tipo II." Estas células nuevas luego crean más insulina, que se suma a la sobreabundancia que ya existe en la sangre con la diabetes.

Mientras que este estudio examinó cómo la diabetes da inicio a ciertas actividades genéticas, con la creación de células nuevas que producen insulina, la mayoría del trabajo realizado sobre la genética de la diabetes ha estudiado las conexiones entre poseer ciertos genes y una propensión particular a la diabetes.

Por ejemplo, Valeriya Lyssenko, investigadora principal de la Universidad de Lund, en Suecia, identificó uno de esos genes como el TCF7L2. Cuando este gen existe en los tejidos del páncreas, hay un descenso en la secreción de insulina como respuesta a la exposición a la glucosa. Esto parece sugerir que, para personas que tienen este gen, la respuesta de la insulina en el páncreas está particularmente perturbada por los altos niveles de glucosa. Se puede inferir que esta interrupción de la insulina no ocurriría, y no podría ayudar al desarrollo de la diabetes, en individuos que se protegen de los altos niveles de glucosa a través de modificaciones en su estilo de vida, incluyendo la alimentación sana, el ejercicio, la reducción del estrés y una vida saludable en general.

Un descenso de algunos genes en los músculos esqueléticos también está asociado con la diabetes tipo II. Esto indica, de nuevo, que la genética sí juega algún rol en la enfermedad. Charlotte Ling y sus colegas de la Universidad de Lund, en Suecia, "analizaron la expresión de un gen NDUFB6 en los músculos" y encontraron que su existencia influenciaba la "susceptibilidad a la diabetes tipo II." Sin embargo, observe la orientación del estudio de Ling. Ella estaba estudiando la razón por la que no todos los individuos expuestos a la obesidad y el ejercicio reducido desarrollan diabetes. En otras palabras, los pacientes eran aquellos que ya habían tomado decisiones pobres sobre su salud, y el enfoque de su estudio era descubrir por qué no todos desarrollaron diabetes. Ella no analizaba la influencia genética sobre la diabetes en personas que tenían un estilo de vida sano.

Vemos que la asociación entre la inflamación y la diabetes, así como la activación del potencial genético para la diabetes, son fomentadas por estilos de vida malsanos y son desalentadas por un estilo de vida natural.

Abre la boca: la diabetes y la salud bucal

Hasta ahora, he señalado problemas de salud que acompañan a la diabetes o son instigados por ella. Ahora, déjeme darles la vuelta a las cosas por un momento y analizar una situación en la que un problema de salud previo suele ser precursor a la diabetes. Quiero enfatizar que, aunque muchos están conscientes de algunas condiciones—como la obesidad—son presagio de la diabetes, pocos saben que los individuos con enfermedades periodontales también presentan un riesgo elevado de tener diabetes. (Con esto en mente, los dentistas deberían ofrecer exámenes de diabetes en sus oficinas).

Los síntomas de salud bucal de los diabéticos incluyen sequedad en la boca, infecciones bucales y de las encías, enfermedades de la encía y caries. Con la diabetes o la prediabetes, es común que las bacterias en el sarro produzcan inflamación en las encías, lo cual puede destruir los tejidos alrededor.

El vínculo entre los problemas dentales y la diabetes fue el enfoque de la Dra. Sheila Strauss, una profesora asociada de Enfermería en la Escuela de Odontología y Enfermería de la Universidad de Nueva York. Ella reportó que "el 93 por ciento de los sujetos [en su estudio] que tenían enfermedad periodontal, comparado con el 63 por ciento de aquellos que no la tenían, fueron considerados como de alto riesgo para la diabetes y se les debían hacer pruebas de diabetes."

En un estudio aparte llevado por el Dr. Ryan T. Demmer, MPH, científico asociado de investigación en el Departamento de Epidemiología en la Escuela Mailman de Salud Pública, nueve mil participantes que no tenían diabetes diagnosticada al inicio del estudio fueron evaluados durante veinte años. En total, 817 de ellos desarrollaron diabetes y se observó que "los individuos con niveles elevados de enfermedad periodontal eran casi dos veces más propensos a ser diabéticos en ese margen de tiempo de 20 años."

Conclusiones similares se desprendieron de una investigación enfocada en mujeres embarazadas y dirigida por la Dra. Ananda P. Dasanayake, profesora de Epidemiologia y Promoción de la Salud en la Escuela de Odontología de la Universidad de Nueva York, en colaboración con la Facultad de Servicios Dentales de la Universidad de Peradeniya, en Sri Lanka. Dasanayake encontró que las mujeres embarazadas con enfermedad periodontal tienen un riesgo elevado de diabetes gestacional aunque gocen de buena salud. Estas mujeres no tomaban alcohol ni fumaban, pero la diabetes ocurría significativamente.

Varias conclusiones alarmantes en el área de la salud bucal y la diabetes, más allá de lo ya mencionado, son que se están encontrando más enfermedades de las encías y otros problemas dentales en jóvenes, y que los diabéticos a menudo ignoran la necesidad de tener buen cuidado dental.

Primero, en cuanto a los jóvenes, investigaciones del Centro Médico de la Universidad de Columbia han demostrado que la destrucción de las encías puede empezar en niños diabéticos tan jóvenes como de seis años. Los investigadores principales de este estudio, Ira B. Lamster, DDS, MMSc, director de la Escuela de Medicina Dental, y Robin Goland, MD, codirector del Centro de Diabetes Naomi Berrie, comentaron que estas conclusiones indican que "los programas para prevenir y tratar la enfermedad periodontal deben considerarse el estándar de cuidado para pacientes jóvenes con diabetes."

Su investigación evaluó clínicamente caries dentales y enfermedades periodontales en 182 niños y adolescentes con diabetes, de seis a dieciocho años de edad, y en 160 sujetos no diabéticos de control. Goland, Lamster y sus colegas encontraron que "los niños con diabetes tenían significativamente más sarro dental y más inflamación gingival que los niños sin diabetes." Para ser más específico, se encontraron señales tempranas de enfermedades periodontales en casi el 60 por ciento de los niños diabéticos en el grupo de seis a once años: el doble del porcentaje en los niños no diabéticos del mismo rango de edad.

Complicaciones comunes

En la discusión sobre el alzhéimer, mencioné la glicosilación, que definí como "un proceso que conlleva la unión de la glucosa con las proteínas hasta que estas quedan deshabilitadas." Esta actividad tan importante trae consigo una serie de consecuencias que alteran tanto la vida—sin tan siquiera contar su papel en el alzhéimer—que quiero dedicar un poco más de tiempo a hablar de ella y de algunas otras complicaciones de la diabetes.

Para ampliar lo que dije sobre la glicosilación y los PGA, usaré como referencia escritos de R. R. Kohn y sus colegas, quienes explican que la "glicosilación ocurre cuando la glucosa reacciona con la proteína y produce proteínas dañadas por el azúcar llamadas productos finales de la glicosilación avanzada (PGA)."

Ellos vinculan la glicosilación, causada por la glucosa y fomentada por la sobreabundancia de esta en la sangre, con la inflamación, una condición que acompaña a la diabetes. Demuestran un posible camino por el que es posible enlazar la diabetes y la inflamación. "Las proteínas glicosiladas causan daño a las células de varias formas, incluyendo perjudicar la función de las células, que promueve la producción de citoquinas inflamatorias."

Tal daño puede ser disminuido por el retraso de la glicosilación, como se ha demostrado en un sinnúmero de estudios, incluyendo investigaciones que encontraron que "en estudios con animales, inhibir la glicosilación protege contra daño a los riñones, nervios y ojos." Un análisis realizado por I. M. Stratton dio los mismos resultados positivos en humanos. Como informaron los investigadores, "en una amplia prueba con humanos, las terapias que tuvieron como resultado una reducción del uno por ciento de HbA1c [un PGA prominente] se correlacionaban a una reducción del 21 por ciento en el riesgo de desarrollar complicaciones de la diabetes, a una reducción del 21 por ciento en las muertes asociadas a la diabetes, a una reducción del 14 por ciento en los ataques al corazón y a una reducción del 37 por ciento en las complicaciones microvasculares."

Ya he mencionado el peligro de los radicales libres en el cuerpo y he señalado que la diabetes tipo II está vinculada a la sobreabundancia de estos radicales. Añado además que, según A. M. Vincent y sus colegas, "[la] glicosilación también produce radicales libres que [causan] daño adicional a proteínas celulares."

De acuerdo con otro estudio, "[la] diabetes promueve que los glóbulos blancos en la sangre se adhieran al endotelio, o la capa fina de células que forra el interior de las arterias. Estos glóbulos blancos de la sangre causan el flujo local de químicos proinflamatorias que dañan el endotelio, acelerando la aterosclerosis."

Para incrementar la angustia de los diabéticos, como enfatizan R. M. Luque y sus colegas, "[la] propia insulina es una hormona poderosa que, en altos niveles, puede infligir daño." Como hemos visto, los altos niveles de azúcar en la sangre característicos de la diabetes impulsan al cuerpo a emitir cantidades de insulina superiores a los niveles normales en la sangre. Este exceso de insulina ha sido vinculado a un número de problemas físicos, incluyendo que "los niveles elevados de insulina contribuyen a la proliferación de células colorrectales, lo que sugiere que los altos niveles de insulina pueden ser un factor en el desarrollo de cáncer colorrectal."

Hasta ahora, he pintado un cuadro bastante sombrío, tanto aquí, describiendo algunas de las complicaciones de la diabetes, como en las secciones anteriores, en las que analicé muchas otras enfermedades que la diabetes deja a su paso, como los problemas oculares, la insuficiencia renal y la inflamación. Sin embargo, hay pasos que se pueden dar para prevenir este desastre, y que incluyen una combinación de dieta saludable, ejercicio y suplementos, como explicaremos en detalle más adelante.

Más tiempo en el hospital

Con esta avalancha de efectos secundarios y directos que preceden u ocurren con la diabetes, no debe ser una sorpresa aprender que los diabéticos tienen una estadía en los hospitales más larga de lo normal y les parece ir peor que a la mayoría de los otros pacientes.

De acuerdo con la Dra. Rehan Ahmad, DO, y sus colegas de la Escuela de Medicina de la Universidad Estatal de Pensilvania, en comparación con los no diabéticos, los pacientes con diabetes que fueron al hospital:

- Eran más propensos a experimentar complicaciones
- Eran más propensos a requerir cuidado intensivo (en la UCI): 38.4 por ciento vs. 35.9 por ciento
- Permanecieron más tiempo en la UCI (7.6 días vs. 6.1 días)
- Requieren más tiempo en el respirador (10.8 días vs. 8.4 días)
- Desarrollaron más infecciones (11.3 por ciento vs. 6.3 por ciento)
- Eran más propensos a necesitar cuidado en el hogar o cuidado de enfermería tras ser dados de alta
- Tenían una tasa de mortalidad más alta

Estas conclusiones se basaron en una muestra de 12,489 pacientes que fueron combinados por sexo y edad en veintisiete centros de trauma entre 1984 y 2002. Según los autores, los "resultados de este estudio confirman que los pacientes con diabetes requieren un nivel de cuidado más alto, que suma al costo de la hospitalización."

El estudio no se enfocó solo en pacientes que llegaron al hospital con diabetes o con alguna de sus complicaciones, pero que están en tratamiento para otras enfermedades. De acuerdo con las investigaciones dirigidas por Ahmed, "estos pacientes con mayor frecuencia desarrollan complicaciones y empeoran después de una enfermedad aguda que los individuos que no tienes diabetes. Algunos estudios demuestran que los diabéticos empeoran más después de ser hospitalizados por infarto cerebral, ataque al corazón y cirugía del corazón."

La diabetes y la comunidad latinoamericana

La diabetes afecta a ciertos grupos étnicos desproporcionadamente. En indígenas americanos, hispanos, latinoamericanos y afroamericanos, la enfermedad es más prevalente que en la población blanca no hispana. La distinción dudosa del grupo étnico que está creciendo más rápidamente en América, y que está desarrollando diabetes, es la comunidad latinoamericana. Los hispanos son casi dos veces más propensos (1.7 veces) a desarrollar diabetes que sus contrapartes blancas, siendo los mexicanos los más afectados. Además, los hispanoamericanos son más propensos a tener enfermedades renales en la etapa terminal de la diabetes y a morir de esta. Por eso, son los niños hispanos de quienes más nos debemos preocupar. En 2010, el 38.2 por ciento de los niños hispanos entre dos y diecinueve años de edad padecían sobrepeso u obesidad, en comparación con el promedio del 31.7 por ciento de todos los niños, según un estudio realizado por el Liderazgo para Comunidades Saludables (LHC, por sus siglas en inglés) en mayo de 2010. Y lo más alarmante es que el Consejo Nacional de La Raza (NCLR, por sus siglas en inglés)) reportó el año pasado que uno de cada dos niños latinos nacidos en 2000 desarrollará diabetes.

¿Por qué este golpe tan fuerte a la comunidad latina? Los problemas fundamentales figuran aquí: comer demasiado de una dieta pobre compuesta mayormente por carbohidratos refinados, grasa, sal y azúcar, en combinación con poco o ningún ejercicio. Pero hay otros factores importantes que empeoran la situación, como la discriminación, el poco acceso a comida sana, la pobreza, las barreras de lenguaje y el acceso limitado a cuidado médico. De acuerdo con el Leadership for Healthy Communities, los vecindarios hispanos solo tienen la tercera parte de los supermercados que hay en vecindarios más afluentes, y dependen más de bodegas y comidas precocinadas. Las comidas que tienen más calorías por dólar a menudo constan de "calorías vacías," que carecen de nutrientes importantes y contienen azúcares y grasas añadidas. Los productos perecederos más bajos en calorías, como los alimentos frescos, proveen menos energía por dólar gastado. Como han eliminado la educación física de la mayoría de las escuelas públicas, y el desayuno y almuerzo típicos son ricos en calorías y altos en grasas, los padres no tienen ayuda alguna para tratar de mantener a sus hijos sanos.

Sin embargo, hay otra razón por la que los mexicanos parecen estar sufriendo más que los demás hispanoamericanos. Gracias a años de globalización y a los efectos del TLCAN, los mexicanos— que antes eran mucho más sanos que sus parientes que emigraban a América—ahora experimentan niveles altísimos de obesidad, y la diabetes es actualmente el asesino número uno en esa nación. Los expertos en salud pública culpan a los cambios de estilo de vida que han hecho que los mexicanos sean más obesos que todas las demás naciones del mundo, con una excepción: Estados Unidos. Como el acceso a frutas y vegetales frescos ha desaparecido a favor de bebidas gaseosas, meriendas llenas de grasa y montones de azúcar, el daño ha sido profundo. El agua potable, algo que en América damos por sentado, no siempre está disponible en México, y los mexicanos usualmente toman una bebida azucarada con sus comidas. El mexicano promedio consume 728 bebidas azucaradas de 8 onzas de Coca-Cola por año, sobrepasando la cantidad que se consume en Estados Unidos. Una encuesta realizada en 2012 por la Federal Health and Nutrition encontró que los niveles de obesidad se han triplicado: ¡64 por ciento de los hombres y un asombroso 82 por ciento de las mujeres en México ya padecen sobrepeso u obesidad! Un experto en estudios de población en uno de los centros médicos más prestigiosos de México, el Dr. Abelardo Ávila Curiel, dice que:

> "Cuando proyectamos el aumento en la diabetes y los costos asociados a ella, el sistema de salud mexicano se verá abrumado. No se podrá pagar. Para el año 2020, será catastrófico. Para el 2030, enfrentará el colapso."

Mientras que Estados Unidos aún es la nación más gorda del mundo, México ya tiene niveles de obesidad más altos en niños de cinco a once años.

Como enfatizaré en este libro, uno tiene que tomar medidas proactivas para mantener y mejorar la salud que estén basadas en un conocimiento completo del cuerpo y de todas las amenazas que enfrenta. Al detallar toda la información deprimente de las últimas secciones, no he querido entristecerle, sino inspirarle dejándole ver todo lo que está en su contra. Como dice uno de los estrategas en la antigua novela *The Three Kingdoms,* "conoce a tu enemigo y conócete a ti. Mil batallas y mil victorias."

En las siguientes secciones, veremos cómo puede obtener estas victorias.

Capítulo 2

Métodos tradicionales de tratamiento

La frase "demasiado de algo bueno" casi se puede aplicar al uso de la insulina como receta médica.

No es ninguna sorpresa que fuera proclamada como la droga milagrosa cuando se introdujo en la década de 1920. Antes de eso, los pacientes diabéticos tenían un pronóstico desolador. Veían como su condición iba rápidamente de mal a peor, según desarrollaban complicaciones como pérdida de la vista, gota y gangrena. Por lo general, sus vidas eran cortas.

Entonces llegó la insulina. Y los niños con diabetes tipo I, que anteriormente vivían solo meses, vivían décadas. Los jóvenes con la enfermedad, que pasaban muchos días de malestar condenados a quedarse en cama, estaban viviendo vidas normales y productivas.

Como vimos, la insulina aún es la terapia primaria para la diabetes tipo I. Como también vimos, no tiene sentido dar insulina indiscriminadamente a diabéticos tipo II, ya que algunos tienen una buena producción de insulina, pero no utilizan la hormona eficientemente. Inyectar insulina en una persona que ya tiene niveles suficientes no hace nada para corregir el problema subyacente; solo le da al paciente más insulina que será bloqueada por las células, pero que también puede traer efectos secundarios no deseados.

Demasiada insulina en la sangre estimula el desarrollo de antagonistas en el cuerpo que obstaculizan la capacidad de bajar el azúcar en la sangre. Aun si no funciona eficientemente, el cuerpo reconoce que la insulina está apartando toda la glucosa de la sangre y automáticamente aumenta la producción de la hormona del crecimiento y de la epinefrina, que suben los niveles de azúcar en la sangre. En otras palabras, es contraproducente. La insulina se inyecta porque los doctores piensan que el azúcar en la sangre está elevada porque hay una falta de insulina. Sin embargo, la realidad es que la insulina inyectada se está sumando a la insulina que ya está presente en el cuerpo, aunque no se utilice correctamente, y, cuando los niveles de azúcar en la sangre bajan demasiado, otros mecanismos en el cuerpo reaccionan para volver a subirlos. El resultado es que la insulina, inyectada para bajar la glucosa, termina subiéndola. Es a esto a lo que llamo "demasiado de algo bueno."

Pero no me malinterprete. Los diabéticos tipo II no suelen ser tratados con insulina. Sin embargo, algunos casos de la enfermedad sí surgen de una falta de producción de insulina. Además, algunas personas con diabetes tipo II reciben medicamentos orales, no inyecciones. Hay pacientes que se equivocan y piensan que se están tomando una forma de insulina. Aunque la insulina puede incluirse en los medicamentos, la mayoría de las pastillas no son una dosis de insulina para sumar a la que el cuerpo ya produce, sino drogas que ayudan al cuerpo a usar la insulina creada por el páncreas más eficientemente, o bien que estimulan una mejor producción de insulina.

Recientemente, se han presentado en el mercado nuevos medicamentos orales como tratamiento para la diabetes tipo II. Desafortunadamente, como suele ocurrir en el sector farmacéutico motivado por las ganancias, cuya mala conducta he expuesto en numerosas ocasiones, el afán de introducir una droga que parece ser prometedora en el mercado, donde puede generar rentabilidad financiera rápida, frecuentemente causa que una compañía poco escrupulosa tome atajos cuando hacen pruebas de la droga. Se ha descubierto o sospechado que algunos de estos medicamentos orales, aunque son beneficiosos en relación con la diabetes, causan efectos secundarios, entre ellos algunos tan serios como ataques al corazón.

No estoy especulando vanamente. La droga Rezulin, que fue usada por 500,000 americanos, se sacó del mercado a principios del año 2000, después de que fuera vinculada a 61 muertes y 89 informes confirmados de insuficiencia del hígado. En mi opinión, es otro de los casos en que las ganancias se pusieron por encima de la seguridad.

Control del azúcar en la sangre

Hasta ahora, por lo que hemos examinado, se puede decir que la medicina tradicional solo mira el problema a nivel de sus resultados. Explicaré lo que quiero decir en un momento. Primero, déjeme mencionar un estudio sobre los niveles de glucosa en la sangre que tiene que ver directamente con mi comentario.

Aunque la diabetes puede causar una amplia gama de problemas de salud, muchos de ellos pueden reducirse controlando cuidadosamente el azúcar en la sangre. Sabemos que los problemas con la insulina y su uso crean altibajos en el nivel de azúcar en la sangre, pero ¿qué hay de la cantidad promedio de glucosa en la sangre? Si un diabético, por término medio, tiene un nivel alto o bajo de glucosa corriendo por sus venas, ¿esto afecta a la enfermedad?

Un estudio completado en 1993, el *Diabetes Control and Complications Trial* (DCCT), que fue una de las investigaciones más abarcadoras, demostró que los pacientes diabéticos con bajos "niveles de glicohemoglobinas," es decir, bajas cantidades de glucosa cargadas por la proteína (o hemoglobina) de los glóbulos rojos de la sangre, presentaban un riesgo menor de enfermedades oculares que aquellos con una mayor cantidad. Para darle los datos, aquellos con un promedio de 7.1 en los niveles de glicohemoglobinas redujeron su riesgo en un 76 por ciento comparados con el grupo cuyos niveles de glicohemoglobinas eran del 8.9 por ciento. En todos los aspectos, los diabéticos en el grupo de control intensivo (con nivel de 7.1) tuvieron una reducción del 50 por ciento en todas las complicaciones graves de la diabetes. Aunque la prueba solo se realizó en diabéticos tipo I, los expertos creen que las conclusiones aplican a todos los diabéticos.

Recomendaciones dietéticas actuales

Ahora, ¿qué tiene que ver todo esto con el tema de los resultados que mencioné al principio de la última sección? Usando las palabras en un sentido fuera del usual, diría que el tratamiento de la diabetes está dividido en los métodos de *resultados y entradas*. Así es como lo veo: una persona consume alimentos (entradas) y luego los digiere, creando la glucosa que la insulina (el resultado del cuerpo) quizás tenga que cargar por todo el cuerpo si hay demasiada en la sangre.

El practicante tradicional solo analiza el resultado de la insulina que el cuerpo emplea para manejar el exceso de azúcar en la sangre. Así que este doctor se encarga de propulsar o regular los niveles de insulina. Pero ¿qué hay de las *entradas*, que son los alimentos que comemos? ¿Es posible lograr una combinación correcta de comidas que reducen el azúcar en la sangre y reducir así la necesidad de insulina? Esta parece ser la implicación mayor del estudio DCCT, que demostró que la reducción del azúcar en la sangre ayudó a reducir los síntomas.

Un punto que no saqué a relucir antes es que el grupo con reducción de azúcar en la sangre fue monitoreado cuidadosamente y dirigido a comer alimentos que mantenían baja el azúcar en la sangre, mientras que el otro grupo no fue monitoreado de la misma forma. En cuanto a los resultados del estudio que podrían aplicarse a otros casos, como creo que pueden serlo, tenemos pruebas de que comer los alimentos correctos ayuda a mantener niveles de azúcar en la sangre apropiados y que, de esa forma, se refuerza el sistema inmunitario.

No es que la medicina tradicional no esté consciente de la importancia de la dieta para los diabéticos, pero una mayor atención a ese tema nos ha permitido entenderlo de manera más matizada. En el pasado, había una dieta estándar recetada a todo diabético. Sin embargo, la perspectiva de "un enfoque para todos" (*one size fits all*) ha sido abandonada y reemplazada por atención al individuo. Ahora, la American Diabetes Association recomienda que los diabéticos trabajen con expertos en dieta y nutrición para personalizar sus dietas.

Carbohidratos

Se ha arrojado nueva luz sobre algunos de los grupos de alimentos. Tradicionalmente, se restringían todos los carbohidratos—como las papas y el pan—porque se pensaba que causaban aumentos moderados en el azúcar en la sangre. Sin embargo, no se entendía que debía haber una distinción entre diferentes carbohidratos. Mientras que algunos deben restringirse, como se ha hecho, hay otros que pueden ser beneficiosos para los diabéticos.

Los carbohidratos caen en dos categorías: simples y complejos. Los simples, que se encuentran, por ejemplo, en los dulces, las frutas y la leche, pueden ser contrastados con los complejos, que se encentran en el pan, el arroz integral y otras comidas. Ambos tipos de carbohidratos terminan convirtiéndose en glucosa. Sin embargo, una vez digeridos, los azúcares simples (de los carbohidratos simples) entran en la sangre inmediatamente, mientras que los carbohidratos complejos pasan por un proceso más largo de digestión y se convierten en glucosa más paulatinamente. Estos no contribuyen a los altos niveles de azúcar en la sangre tan radicalmente como lo hacen los carbohidratos simples, que entran a la sangre inmediatamente después de entrar al sistema digestivo. Los carbohidratos complejos estabilizan y mejoran a la salud.

Grasas y proteína

Otro cambio en la manera en que se perciben las dietas de los diabéticos es que se monitorean cuidadosamente las grasas y la proteína.

Ahora se dice que los diabéticos que padecen sobrepeso deben mantener el consumo de grasa, como máximo, entre el 20 y el 25 por ciento de todas las calorías. Mi trabajo me inclina a pedir una reducción más drástica, digamos del 10 al 15 por ciento del consumo calórico.

El consumo de proteína es otra consideración importante para los diabéticos. Mencioné que las elevaciones de glucosa pueden causar daño a los vasos que llevan a los riñones. Con estos vasos debilitados, puede ocurrir un daño al riñón. Entonces, se deben las comidas que causan estrés a los riñones para no causar más estrés al órgano. Ahora bien, el cuerpo no puede guardar proteína como lo hace, por ejemplo, con la glucosa, así que toda la proteína que entra al cuerpo pasa por los riñones. La entrada excesiva de proteína al órgano ejerce presión sobre las nefronas, las células que filtran las toxinas del cuerpo. El estrés causado por ambos factores—una dieta alta en proteína y el daño a los vasos que llegan a los riñones—ya sea en combinación o individualmente, con frecuencia cusan el deterioro de los riñones en un diabético, y esto solo puede tratarse con diálisis o trasplante de riñón. Hay estudios que demuestran que, en muchos casos, eliminar la carne de la dieta es suficiente para revertir el daño al riñón porque no está ocupado con el trabajo de procesar rápidamente toda la proteína que la carne aporta al sistema.

Capítulo 3

El método natural

Habiendo escudriñado las causas y los síntomas de la diabetes, y hasta pensado en medidas que los contrarrestan, como los cambios de dieta, haré una declaración más amplia sobre la esperanza para quienes padecen de diabetes.

Una cosa que a menudo distingue a los curanderos tradicionales de los naturales es *dónde ponen su optimismo*. Los médicos tradicionales dicen que un hay gran esperanza de eliminar o reducir la ocurrencia de una y otra enfermedad, pero esa esperanza está localizada firmemente en el futuro. "En diez años"—dicen—"esperamos una cura para el sida o el cáncer, pero, francamente, ahora no hay mucha esperanza." A los curanderos naturales, como yo, nos gusta acortar cualquier intervalo de tiempo. Yo creo que hoy se puede lograr una mejoría asombrosa.

Hablando técnicamente, nos repiten que no hay una cura para la diabetes. Sin embargo, es mi experiencia, como la de muchos médicos, que algunos pacientes logran eliminar los síntomas de la diabetes a través de modificaciones en su estilo de vida, incluyendo el cambio de dieta. En muchos casos, un estilo de vida sano y métodos alternativos de tratamiento disminuyen la cantidad de insulina o medicamentos orales que se necesita (aunque los diabéticos tipo I tendrá que seguirse inyectando insulina).

El método natural intenta centrar el programa en los cambios al estilo de vida, y no en lo medicamentos, aunque esto no significa que el uso de drogas se eliminará o reducirá drásticamente en cada uno de los casos. La meta del tratamiento es reforzar la habilidad del cuerpo de funcionar independientemente, para que, por ejemplo, los niveles de azúcar en la sangre se mantengan bajos a través de una dieta apropiada.

Esto no se logra de la noche a la mañana. Claro, parte del método natural es (generalmente) evadir cambios radicales y elegir cambios graduales. Un diabético que cambia de un método completamente tradicional a uno alternativo nunca debe discontinuar sus medicamentos inmediatamente. Por el contrario, tal paciente debe trabajar estrechamente con un médico, quien podrá ayudarle a efectuar una transición gradual. Con la asistencia de su doctor, es posible reducir o eliminar completamente los medicamentos, si el caso lo permite.

El programa nuevo, al que entra el paciente en transición, es uno que combina ejercicio y cambios en la dieta. Estos nuevos regímenes—cuyos objetivos son mejorar la nutrición y perder peso—serán el centro del plan, mientras que los medicamentos funcionarán como suplementos. Todo esto ayuda al paciente a lograr mejorar su salud. Este tipo de programa es menos invasivo que los tradicionales, donde las drogas son el factor principal y los cambios al estilo de vida son secundarios.

Tenemos que reconocer desde el principio que este método no soluciona todos los problemas ni elimina todo rastro de la enfermedad. Aun así, los diabéticos tipo II son los que responden más drásticamente a los métodos alternativos, pero incluso algunos diabéticos tipo I pueden reducir su dependencia de la insulina. Lo más importante es que pueden aliviar muchas de las complicaciones peligrosas que han llegado a ser consideradas como intrínsecas a la diabetes.

Dieta

Empecemos a trabajar.

El resto del libro dará más información acerca de la dieta, el ejercicio y otros factores importantes que juegan un papel fundamental en un método alternativo para manejar la diabetes. Recibirá estos datos de mis recomendaciones y de boca de curanderos holísticos, quienes han hecho estudios especiales sobre la enfermedad.

Empezaré por hacer unos comentarios breves sobre el ejercicio y la dieta (se profundizará en ellos más adelante) y, después, examinaré las vitaminas, los minerales, las hierbas y otros suplementos dietéticos que han demostrado ser eficientes en aliviar algunos de los efectos.

Primero, la dieta. Años atrás, Dean Ornish propuso una dieta para el corazón con el objetivo de eliminar las comidas chatarra que hacen a un individuo susceptible a desarrollar enfermedades cardiacas. Como la diabetes y las enfermedades cardiacas están tan estrechamente relacionadas—ambas, por ejemplo, están asociadas a un sistema circulatorio debilitado—muchos médicos, incluyendo a Robert Atkins, han recomendado que los diabéticos sigan el programa Ornish. La regla central de la dieta Ornish era minimizar las grasas dietéticas. Para él, la mejor dieta era aquella que enfatizaba el consumo de vegetales altos en fibra, ya fueran crudos, al vapor, horneados o salteados con muy poco o ningún aceite.

Hace poco dividí los carbohidratos en simples y complejos, subrayando la diferencia en cómo el cuerpo usa cada tipo. Un aspecto que cabe destacar de esa discusión—más allá de lo que se dijo explícitamente—es que, como la diabetes está causada por la dificultad de controlar la glucosa, entonces el diabético debe estar muy consciente de su consumo de carbohidratos.

De acuerdo con esto, muchos recomiendan eliminar por completo, al menos en las primeras etapas de combatir la enfermedad, los carbohidratos como pan, pasta, papas, arroz, maíz, zanahorias, bananos, pasas y otros vegetales y frutas dulces. Tome en cuenta que, por el momento, estoy simplificando, ya que algunas comidas prohibidas, como el pan, actualmente caen en diferentes categorías, según el tipo. Además, muchos carbohidratos complejos, incluyendo frijoles, granos y legumbres, deben conservarse en la dieta y se encuentran en las recetas que aparecen más adelante en el libro.

Con respecto al consumo de proteínas, ya he comentado que medirlas es muy importante debido al efecto negativo que una sobrecarga de proteínas puede tener sobre los riñones. Si me dejara llevar simplemente por mis propias inclinaciones, le diría a cada diabético "conviértase en vegetariano," pero soy consciente de que para la mayoría de los diabéticos esto sería un reto mayor, algo que quizás puedan visualizar para el futuro, pero no para el presente, porque no pueden despegarse tan drásticamente de la carne. Aun así, estos pacientes pueden tomar pasos en la dirección correcta comiendo solamente carne orgánica de animales criados en libertad, ya sea pavo, pollo, res o pescado.

Tras haber mencionado que monitorear los carbohidratos y la proteína en la dieta son aspectos claves para mejorar la salud, déjeme añadir una formula fácil que muchos médicos usan como una forma de pensar sobre la relación apropiada entre los tipos de comida. Esta fórmula postula que la proporción aceptable de carbohidratos complejos a proteínas y a grasas es de 50:30:20.

Hasta el momento, he generalizado en la discusión sobre la dieta, pero no he olvidado mi punto anterior: que los planes de dieta individualizados son el sello de los nuevos métodos de sanación. El régimen alimenticio de un diabético tiene que ser establecido entre el paciente y su nutricionista. La forma en que se puede llegar a una dieta saludable para un diabético, en particular, es algo que el Dr. Atkins describió en los siguientes párrafos:

> "Es importante saber quién necesita restricción de carbohidratos y quién necesita restricción de grasa. Para determinar esto, hay una variedad de pruebas, incluyendo un perfil de colesterol en el que analizamos la proporción entre los triglicéridos [un componente de las grasas] y el HDL [lipoproteínas de alta densidad que cargan grasas en la sangre].
>
> Gracias a esta proporción, que le indica al doctor si el paciente tiene colesterol alto, y a otras pruebas, el médico

puede decidir si es mayor el peligro de la glucosa, que demanda la limitación de carbohidratos, o del colesterol, que demanda la reducción de grasas. Después de determinar dónde debe haber cambios, es perfectamente normal pasar cinco o seis semanas en una dieta y medir esos parámetros de nuevo. Luego, se pasan cinco o seis semanas en la otra dieta y se vuelven a medir. De esa forma, se puede tomar una decisión inteligente."

Los comentarios de Atkins no se deben interpretar solo como una presentación sobre la forma en que el doctor puede trabajar con el paciente para llegar a la dieta óptima; también le ofrecen al lector una verdad más completa. Como es natural en un libro de salud, este habla haciendo generalizaciones, es decir, con declaraciones que pueden guiarle hacia el camino correcto, pero no detallan su camino personal hacia la sanación. Eso es algo que usted tiene que descubrir, utilizando este libro, por su cantidad de sugerencias, según va abriendo su propio camino (con un profesional holístico que trabaje con usted).

Prueba de alergias

Como estamos en el tema de la comida, regresemos a un punto que hice en la discusión sobre la etiología de la enfermedad, cuando dije que la resistencia a la insulina, característica del diabético tipo II, puede ser a causa de una alergia.

Para determinar si una comida especifica está causando hiperglucemia, una condición en la que el azúcar en la sangre es anormalmente alta, y que puede ser y suele ser inducida por la diabetes, aunque pueda tener otras causas, un doctor puede monitorear el azúcar en la sangre del paciente antes y después de consumir esa comida. El doctor buscará elevaciones repentinas del azúcar en la sangre, indicando que el paciente es alérgico a tal comida.

Una vez identificadas y eliminadas las sustancias que provocan alergias, un paciente con resistencia a la insulina a menudo puede revertir su condición. Como la comida o las comidas reactivas bloquean la absorción de la insulina, el paciente que elimina esas comidas puede retirar gradualmente la insulina. El paciente también suele a perder peso, ya que había aumentado de peso por el anhelo de las comidas que producían la alergia.

Al igual que con cualquier adicción, como la de los fumadores a la nicotina, cuando haya pasado suficiente tiempo, la salud mejora y se combate el deseo de la comida que produce alergia. De hecho, muy frecuentemente, una persona que ha eliminado la comida a la que era alérgica se pregunta *¿En qué estaba pensando?* cuando ve esa comida en el plato de otro.

Ejercicio

Ahora analizaremos el ejercicio.

La mayoría de las personas saben que hacer ejercicio es bueno para el corazón, puesto que hace fluir la sangre, estimulando y mejorando la absorción y circulación de oxígeno. También saben que hacer ejercicio es una estrategia para perder peso porque la actividad agotadora quema calorías. Lo que pocos saben es que hacer ejercicio también mejora la sensibilidad del cuerpo a la insulina.

Recuerde que antes, cuando hablaba de las causas de la diabetes tipo II, mencioné que esto frecuentemente conlleva una pobre absorción de insulina por células con entradas tapadas. Puede ser el colesterol el que las está tapando y, al bajar el colesterol, el ejercicio hace que las células estén más disponibles para la asimilación de la glucosa. Aún no entendemos por completo el mecanismo preciso que vincula el ejercicio al reducimiento, pero probablemente conlleve el aumento de la producción de ciertas enzimas que llevan al colesterol al hígado para ser excretado. Lo que sí está establecido es que el ejercicio baja los niveles de colesterol, y eso favorece el uso de insulina. Por eso es que la cantidad de insulina que requieren los atletas diabéticos usualmente baja cuando están ocupados con la natación, el *soccer*/fútbol y otros deportes. Al contrario, los atletas notan que su necesidad de insulina aumenta cuando dejan de hacer sus actividades físicas por un largo periodo.

Los atletas no son los únicos que se pueden beneficiar del ejercicio. Ya hemos visto que el ejercicio reduce el colesterol, haciendo que el uso de la insulina sea más efectivo. También, una ronda de ejercicio después de la comida reduce la necesidad de insulina porque baja el azúcar en la sangre. De Diez a veinte minutos de ejercicio leve logran este efecto. Caminar a paso ligero, por ejemplo, activa el metabolismo para que trabaje un poco más rápido, y la absorción de comida se vuelve más eficiente. Eso previene que el azúcar en la sangre suba demasiado.

Sin embargo, tome en cuenta que hay una excepción a la regla del ejercicio después de la comida para diabéticos que tienen enfermedades del corazón. En estos pacientes, el ejercicio después de la comida puede precipitar un ataque de angina, porque la sangre usada para la digestión se transfiere muy rápidamente a las piernas y a otras partes que la usan durante el ejercicio.

Protocolo

Además de la dieta y el ejercicio (ya mencionados), así como de desintoxicar y manejar el estrés (hablaremos de esto más tarde), me gustaría detallar un protocolo de vitaminas, minerales y suplementos que ha sido diseñado para mejorar el azúcar en la sangre y controlar la diabetes.

Para los diabéticos tipo II, esta estrategia de ataque se logra, en parte, reforzando la tiroides, porque sus secreciones regulan el ritmo metabólico (la velocidad de todas las reacciones químicas en el cuerpo); impulsando las glándulas adrenales, que necesitan trabajar eficientemente porque producen cortisona, la cual puede aumentar o reducir el azúcar en la sangre; y desintoxicando el hígado, que, como ya vimos, se perjudica con frecuencia en los diabéticos. Haciendo todo esto, los efectos a largo plazo del azúcar elevada en la sangre (incluyendo presión alta, infarto cerebral, enfermedades del corazón, neuropatías, problemas de los ojos, problemas circulatorios y enfermedades del riñón) no solo pueden contenerse, sino también reducirse.

Empezaré sencillamente proporcionando una lista de diferentes vitaminas, minerales y suplementos que me han sido de valor. Después, discutiré uno a uno los componentes de la lista, comentando los beneficios y efectos de cada uno. Aquí está el protocolo:

Picolinato de cromo	200 mcg 2–3 veces al día
Vitamina C	1000 mg 5 veces al día
Biotina	500 mcg
Vitamina B6	10 mg
Vitamina B12	1000 mcg
Vitamina E	400 mg gamma-tocoferol 2 veces al día
Citrato de calcio	1000 mg
Citrato de magnesio	1000 mg
Potasio	200 mg
Manganeso	15 mg
Zinc	30 mg
Selenio	200 mcg
Quercetina	1000 mg 2 veces al día
Ácidos grasos esenciales (AGE)	3000 mg/día
Ácido gamma-linolénico	500 mg 2 veces al día
L-carnitina	500 mg 2 veces al día
Inositol	500 mg
L-glutamina	Siga las instrucciones
Sulfato de vanadio	Siga las instrucciones
Complejo B	50 mg
Ajo	1000mg 2 veces al día
Melón agrio	100 mg
Gymnema sylvestre (ginseng siberiano)	Siga las instrucciones
Ginseng	100 mg
Sábila	3 cucharadas grandes al día
Ácido alfa-lipoico	600 mg
Extracto de semilla de uva	200 mg 3 veces al día

N-acetilcisteína	500 mg 2 veces al día
Coenzima Q10	300 mg 3 veces al día
Cúrcuma	100 mg
Extracto de diente de león	Siga las instrucciones
Aceite de onagra	1000 mcg
Polvo de vegetales marinos	Siga las instrucciones

Complejo de *maitake*	Siga las instrucciones
Enzimas proteolíticas	Siga las instrucciones
Complejo de fibra	Su dieta debe contener 30-50g de fibra por día; si no, beba 15 gramos con liquido por la noche
Ácido R-lipoico	210-420 mg por día
Carnosina	500 mg 2x /día
DHEA	15-75 mg temprano en el día, seguido por prueba de sangre después de 3–6 semanas para asegurar el nivel optimo
Aceites de Pescado EPA/DHA	1400 mg de EPA y 1000 de DHA al día
Cardo lechoso	Contenido de 900 mg de *Silybum marianum* estandarizado al 80 por ciento de silimarina, 30 por ciento silibinina y 4.5 por ciento isosilibina B
Extracto de té verde	725 mg de extracto de té verde (mínimo de 93 por ciento de polifenol)
Ginkgo biloba	120 mg al día
Extracto de arándanos	100 mg al día
Extracto de canela	125 mg de canela *cassia* estandarizada a .95 por ciento trímeros y tetrámeros, polímeros tipo A (1.2 mg) 3 veces al día
Extracto de baya de café	100 mg (café arábigo) extracto (de fruta entera) estandarizado al 50 por ciento de ácido fenólico (50 mg) y 15,000 micromoles por gramo ORAC 3 veces al día

Suplementos y hierbas

Además de este protocolo, considere también seguir las siguientes recomendaciones dietéticas:

- Tomar bebidas de clorofila a lo largo del día.
- Comer carbohidratos complejos, como lentejas, guisantes, avena cortada, pasta de trigo integral y arroz integral.
- Vegetales crudos y cocinados. Las zanahorias, la remolacha y el maíz son vegetales con índices glucémicos altos; manténgalos al mínimo. Las sandías, los arándanos azules y las manzanas tienen el índice glucémico más bajo.
- Consuma 3–4 porciones de proteína al día (soya, pescado, granos y frijoles, quinua, batidas de proteína).
- Té de vaina de frijol, que tonifica los riñones y las glándulas adrenales.

Este protocolo fue diseñado para utilizar la gama de suplementos que mejoran el control del azúcar en la sangre o limitan el daño causado por la diabetes. Vamos a analizarlos uno a uno. Voy a presentar investigaciones científicas que han vinculado el uso de estas sustancias variadas a la mejoría de una o varias de las condiciones debilitantes que trae la diabetes.

Picolinato de cromo

El cromo es un oligoelemento esencial que juega un rol principal en el movimiento de la glucosa entre los procesos metabólicos, incluso cuando se descompone de una comida ingerida y se transfiere a una célula. Estudios científicos demuestran que el picolinato de cromo ayuda a las personas con diabetes tipo II a controlar los niveles de azúcar en la sangre y mejora el uso de proteínas, carbohidratos y lípidos. Tomado en dosis más altas, ayuda a estos pacientes aumentando la sensibilidad a la insulina, lo que favorece que la glucosa entre en las células, y, de esa forma, baja los niveles de azúcar en la sangre.

Vitamina C

El valor de la vitamina C y su extraordinaria capacidad de ayudar al sistema inmunitario y de promover a una buena salud ha sido confirmado tan a menudo que ninguna persona consciente de la salud podrá sorprenderse de que la haya incluido en mi protocolo. Lo que voy a enfatizar ahora, en primer lugar, es su valor para contrarrestar los problemas oculares causados por la diabetes.

El humor acuoso del ojo suple vitamina C a las áreas adyacentes. Como hemos aprendido, en los diabéticos la insulina no funciona apropiadamente para eliminar la glucosa de la sangre. El exceso de glucosa en circulación puede inhibir la asimilación de vitamina C, así que el papel protector que desempeña el humor acuoso, el cual depende de la distribución de vitamina C, puede fracasar. Suplementar con vitamina C reemplaza este elemento que hace falta y mejora la salud de los ojos.

Cabe recalcar que consumir vitamina C en superdosis puede disminuir los efectos negativos de la glicosilación (que voy a detallar a fondo en la siguiente sección sobre la vitamina B6). La vitamina C también alivia otras condiciones mejorando las actividades del cuerpo. Por ejemplo, puede mejorar el flujo sanguíneo y reducir la inflamación, lo cual es una bendición para los diabéticos con enfermedades de las arterias coronarias. También reduce la presión y mejora la elasticidad de los vasos sanguíneos.

Biotina

Como hemos visto, los diabéticos tienen dificultad moviendo la glucosa de la sangre a lugares de almacenamiento en las células. Uno de los lugares donde se guarda la glucosa es el hígado. Aquí entra en juego la biotina. La biotina impulsa la sensibilidad a la insulina y aumenta la actividad de la enzima responsable del primer paso en la utilización de la glucosa por el hígado. Esta y otras propiedades de la vitamina han sido confirmadas en experimentos hechos en animales, que indican que una dieta alta en biotina puede mejorar la tolerancia a la glucosa y la secreción de insulina.

Vitamina B6

Hace un momento, hablando de la vitamina C, se mencionó su batalla contra la glicosilación sin dar explicaciones. Por alguna razón, la glicosilación es acelerada en el plasma de diabéticos tipo II. La vitamina B6 es uno de los agentes más efectivos contra la glicosilación. La forma principal de la vitamina B6 es la piridoxina.

Vitamina B12

Otra señal de enfermedad que se presenta en los diabéticos son los niveles elevados de homocisteína. La homocisteína es un aminoácido que está asociado a enfermedades cardiovasculares cuando aparece en altos niveles en el cuerpo. Un ejemplo de esta correlación se encontró en unos estudios japoneses que revelaron que los diabéticos que no dependen de la insulina, y que padecen de problemas en los vasos sanguíneos, también tienen la homocisteína elevada. Al tomar 1,000 microgramos de vitamina B12 diariamente por tres semanas, los pacientes de un estudio presentaron una reducción abrupta en sus niveles de homocisteína.

Vitamina E

Aunque todos los minerales y vitaminas que hemos discutido hasta ahora son efectivos para los despliegues de la diabetes, la vitamina E no solo mejora la salud de los diabéticos, sino que la falta de ella ha sido relacionada con aspectos centrales de la enfermedad. Este último punto se desarrolló en un estudio, publicado en el *British Medical Journal*, que encontró que los niveles de vitamina E inferiores al promedio fueron asociados al riesgo, aumentado en un 390 por ciento el desarrollo de la diabetes tipo II.

Esta vitamina también registra un impacto positivo sobre personas que ya tienen diabetes. Un estudio en *Diabetes Care* demostró que solo un mes de administración de vitamina E redujo la glicosilación de las proteínas. La glicosilación, un proceso enzimático que vincula las proteínas con otros compuestos, puede ser benigna, pero también puede interferir con otros procesos celulares normales.

La forma más común de vitamina E es el alfa-tocoferol. Sin embargo, hemos encontrado que los gamma-tocoferoles y la gama completa de tocotrienoles son más beneficiosos para la diabetes.

Citrato de calcio

El citrato de calcio, otra forma de ácido cítrico, es, al igual que la vitamina E, otro químico valioso para reducir la propensión a desarrollar diabetes. Los científicos han descubierto que un alto consumo de citrato de calcio con vitamina D3 y vitamina D3, especialmente como suplementos, puede reducir el riesgo de desarrollar diabetes en un 33 por ciento.

Citrato de Magnesio

Con frecuencia, los diabéticos tienen una deficiencia de magnesio debido a los medicamentos o la enfermedad misma. Un estudio a doble ciego, controlado con placebo, reveló la desventaja de esta deficiencia. Cuando los pacientes tomaron suplementos de magnesio, esto les ayudó a controlar el azúcar en la sangre. Su ausencia en los diabéticos es parte de la razón por la que no controlan perfectamente el azúcar en la sangre.

Potasio

Hemos visto que la bóveda de la diabetes son los problemas de disponibilidad de la insulina o de habilidad del cuerpo para usarla. Por eso el potasio es tan crucial. Los estudios demuestran que el potasio mejora la secreción de insulina, así como la sensibilidad y la reacción a ella. Esto contrarresta el efecto de la inyección de insulina, que causa la pérdida de magnesio. El alto consumo de magnesio también reduce el riesgo de padecer enfermedades del corazón, aterosclerosis y cáncer.

Manganeso

Cuando hablé del valor de la vitamina B6, aludí a que puede contrastar la glicosilación, el proceso que acelera el envejecimiento. Otro factor clave que contribuye al deterioro normalmente asociado al envejecimiento es la presencia de radicales libres, células desequilibradas o moléculas que alteran las funciones biológicas. En los diabéticos, se ha descubierto una producción acelerada de radicales libres.

El manganeso es un compuesto de la enzima antioxidante llamada manganeso superóxido dismutasa (Mn-SOD). Todos los antioxidantes destruyen los radicales libres.

El segundo beneficio del manganeso es que reduce el riesgo de desarrollar arteriosclerosis. El colesterol LDL representa un gran peligro para los vasos sanguíneos—que se vuelven pegajosos por la placa—y favorece una restricción en el flujo de sangre que puede causar un ataque al corazón o infarto cerebral. Sin embargo, el colesterol no es una amenaza en su forma natural, sino en su forma oxidada. Un estudio reportó que los diabéticos con niveles más altos de manganeso en la sangre estaban mejor protegidos contra la oxidación de colesterol LDL que los que tenían menos manganeso.

Zinc

Señalé antes que las mujeres son más susceptibles que los hombres a los peligros de la diabetes. Según he investigado, se ha demostrado que el consumo elevado de zinc está asociado a un riesgo reducido de diabetes tipo II en las mujeres.

Selenio

Hace un momento, hablando del valor del manganeso, aludí al peligro de los radicales libres, que interfieren con los procesos orgánicos y son vistos por muchos como promotores del envejecimiento. El término "estrés oxidativo" se refiere a la sobreabundancia de radicales libres en el cuerpo. Un estudio sobre este tipo de estrés en diabéticos, aunque en este caso eran ratones y no humanos, descubrió que el selenio es un factor principal en la reducción del estrés oxidativo relacionado con la enfermedad.

Quercetina

Debo decir algo cosa más sobre los radicales libres. La mini oxidación es una reacción química en el cuerpo que, como la glicosilación, mencionada anteriormente, puede ser benigna. Sin embargo, también puede soltar radicales libres en el cuerpo. Los antioxidantes reducen el estrés oxidativo en el cuerpo y, de esta manera, anticipan la creación de estos radicales.

Los flavonoides, compuestos orgánicos derivados de plantas, son antioxidantes que reducen el daño asociado a la diabetes. La quercetina, un flavonoide poderoso, disminuye los niveles de azúcar en la sangre y de oxidantes. Entonces, combate la característica principal de la diabetes—el azúcar excesiva—y de la angustia corporal—la presencia de oxidantes que promueven radicales libres. Además, la quercetina normaliza los niveles de los siguientes antioxidantes: vitamina C, superóxido dismutasa y vitamina E.

AGE (ácidos grasos esenciales)

Cualquier persona que haya estado leyendo esta lista seguirá recibiendo la confirmación del hecho—enfatizado en la introducción—de que la diabetes está estrechamente vinculada a muchas condiciones adversas, como el infarto cerebral y las enfermedades del corazón.

Dije anteriormente que el manganeso reduce la oxidación del colesterol LDL, y que esta forma oxidada de colesterol es la que está asociada al endurecimiento de las arterias y a otras enfermedades relacionadas. Otro compuesto que, junto con el colesterol LDL, ha sido asociado con la arteriosclerosis es el triglicérido. Estudios con humanos demuestran que los ácidos grasos omega-3 reducen los niveles de los triglicéridos, así como la presión arterial.

También es bueno saber que, de acuerdo con estudios sobre animales, los valiosos ácidos grasos omega-3 no causan un aumento de peso como lo hacen otras grasas. No afectan los niveles de LDL, pero sí aumentan el HDL, el llamado "colesterol bueno."

AGL (ácido gamma-linolénico)

Como se ha establecido que la diabetes y las enfermedades cardiovasculares están estrechamente vinculadas, es sumamente alentador ver que el AGL ayuda a combatir ambas. El impacto positivo del AGL (y del DHA) en el sistema cardiovascular ha sido bien documentado y presenciado en descensos modestos, pero constantes, de la presión arterial y en una reducción considerable de los lípidos en suero. También desempeña un papel beneficioso en la disminución de la resistencia celular a la insulina. Mientras que el primer beneficio que mencioné—la reducción de la presión—está relacionado a reducir el riesgo de enfermedades cardiacas, el segundo es directamente útil para los diabéticos porque, como hemos aprendido, la resistencia a la insulina es un factor principal en el crecimiento de la diabetes.

L-carnitina

El suplemento con L-carnitina es particularmente valioso porque puede mejorar la sensibilidad a la insulina en los diabéticos tipo II. La carnitina, junto con la coenzima CoQ10 y el NADH, también batalla contra las enfermedades del corazón al realizar el uso de energía del musculo del corazón.

Inositol

Varios estudios científicos han mostrado que el inositol, una sustancia que ocurre naturalmente en las células tanto de los humanos como de las fibras de los vegetales, es un poderoso agente contra el cáncer. Más recientemente, se ha probado como arma en la batalla contra la diabetes. Un gran número de estudios sugieren que el inositol es fundamental para la regulación de la producción de insulina y, como ya sabemos, cuando esta producción se altera, el resultado probable es la diabetes.

L-glutamina

Otro estudio con ratones analizó simultáneamente la diabetes y la obesidad. Este estudio con roedores propensos a la obesidad y a la diabetes reportó que, tras recibir suplementos de L-glutamina por una semana, los ratones tuvieron una reducción mínima del 5 por ciento del peso corporal y los niveles de insulina se normalizaron.

Sulfato de vanadio

Mencioné anteriormente que la inyección de insulina, necesaria para los diabéticos tipo I, a veces puede ser contraproducente cuando la utilizan pacientes de diabetes tipo II. Hablé de que el uso de insulina adicional a menudo puede reducirse o evitarse, pero no mencioné un dato interesante: que el químico sulfato de vanadio imita a la insulina.

Se cree que el vanadio—la forma básica del sulfato de vanadio, que trabaja particularmente en los músculos y por eso les interesa a los fisicoculturistas, asiste en la transferencia del azúcar en la sangre a los músculos. Sin embargo, los científicos creen que puede aumentar la sensibilidad a la insulina en los músculos. Estos efectos combinados quizás puedan enseñarles a los diabéticos una forma natural de reducir el azúcar en la sangre y disminuir—y quizás hasta eliminar—el consumo de insulina.

Complejo B

El valor del complejo B—un grupo de vitaminas que incluyen tiamina, riboflavina, niacina, B-6, folato, ácido pantoténico, biotina y colina—para ayudar al cuerpo a ahuyentar enfermedades está bien documentado en tantos libros que aquí simplemente subrayaré sus características principales: que el complejo B reduce el colesterol y la grasa en la sangre, beneficiando grandemente a los pacientes de la diabetes.

Ajo

A lo largo de este libro, hemos visto la conexión entre la diabetes y otras enfermedades. El ajo o, más específicamente, su ingrediente activo, la alicina, ayuda en muchos de los problemas de salud asociados a la diabetes. Algunos estudios indican que reduce el riesgo de enfermedades cardiovasculares, así como el estrés oxidativo y la presión alta. En estudios con animales se ha observado que la alicina promueve la pérdida de peso y la sensibilidad a la insulina.

Melón agrio

Otro elemento para todo uso es el melón agrio. En este caso, no es porque combata tantas enfermedades asociadas a la diabetes, sino porque funciona en ambos tipos de diabéticos: los de tipo I (dependientes de la insulina) y los de tipo II (inicio en edad adulta). Para quienes sufren de diabetes tipo II, el melón agrio funciona al reducir la resistencia a la insulina, pero es beneficioso para ambos tipos de diabéticos por su capacidad de bajar y mantener niveles apropiados de azúcar en la sangre.

Gymnema sylvestre

Obviamente, las pruebas de vitaminas, minerales y suplementos en animales son el primer paso para determinar la eficacia de las sustancias. Cuando un químico ha demostrado su valor en el tratamiento de animales, entonces se prueba en humanos. La *gymnema* ha sido probada particularmente en ratones, y sus resultados han sido muy alentadores.

En pruebas en ratones, la *gymnema* fomentó niveles saludables de azúcar en la sangre. En ratones normales y diabéticos, estos niveles bajaron dos horas después del consumo oral del concentrado de *gymnema*. Además, la *gymnema* corrigió la hiperglucemia en ratones diabéticos y extendió considerablemente las vidas de los ratones gravemente diabéticos. Espero que los estudios en humanos confirmen la importancia de la *gymnema* como agente antidiabetes.

Ginseng

Un estudio reciente, realizado por los investigadores de la Universidad de Chicago y publicado en *Diabetes,* argumenta que un extracto de la raíz del ginseng puede ser parte efectiva de un régimen de tratamiento para la diabetes y la obesidad. Se descubrió que el extracto de ginseng normalizó los niveles de glucosa en la sangre, mejoró la sensibilidad a la insulina y redujo el peso.

Sábila

La sábila, que muchos reconocen como componente de los champús y de los productos naturales para piel, también ha demostrado que ocupa un rol importante en la batalla contra la diabetes. Ciertos estudios indican que puede bajar la glucosa en los diabéticos tipo II. Una investigación particularmente reveladora reportó que la sábila, administrada a diabéticos no dependientes de la insulina durante un plazo de 14 semanas, redujo sus niveles de azúcar en la sangre en un promedio del 45 por ciento.

Ácido alfa-lipoico

Como el ajo, el ácido alfa-lipoico combate muchos de los acompañantes negativos de la diabetes. El ajo afecta positivamente el control del azúcar en la sangre, bajando sus niveles, mientras que ayuda a ahuyentar el desarrollo de complicaciones que perjudican al corazón y los riñones a largo plazo. Como un antioxidante, mata los radicales libres y ayuda a reducir el dolor, la quemazón, los hormigueos y el entumecimiento en personas que tienen daños en los nervios a causa de la diabetes (esto se conoce como neuropatía periférica).

Este último aspecto de la sustancia fue establecido por un estudio que indicó que tratar a diabéticos con 600 mg al día de ácido alfa-lipoico por tres semanas redujo significativamente los síntomas de neuropatía periférica diabética. El ácido lipoico también reduce la acumulación de grasas, lo que previene el comienzo de la diabetes.

Extracto de semilla de uva

En un estudio histórico, unos investigadores franceses decidieron averiguar lo que sucedería si alimentaban a roedores con una dieta que contuviese el 60 por ciento de fructosa. No fue una sorpresa que los roedores sufrieran un decaimiento desastroso de salud. La presión arterial aumentó exageradamente, los radicales libres se aceleraron y sus corazones se agrandaron. Sin embargo, el estudio no fue concebido para torturar a los animales, sino para ver cuáles suplementos pueden contrarrestar el decaimiento rápido de su salud.

Para el cierre del estudio, todos los efectos negativos de la dieta fueron controlados usando varios componentes de las uvas. La antocianina, de la cáscara de la uva, previno el agrandamiento del corazón y la presión arterial elevada. Las procianidinas, extraídas de la semilla, tuvieron un efecto positivo sobre los triglicéridos. Además, todas las partes de la uva bloquearon los radicales libres. La pertinencia a nuestro tema está clara, porque la diabetes conlleva varios de los síntomas de los roedores, incluyendo la presencia de radicales libres y la presión arterial elevada. Este estudio y otros proponen a los extractos de uva como valiosas armas contra la enfermedad.

NAC

Tenemos que avanzar haciendo estudios con estos compuestos en humanos, pero con respecto a la N-acetilcisteína, un poderoso antioxidante, los mejores estudios que tenemos son nuevamente en animales. Ellos cuentan una historia alentadora. En un estudio realizado con ratones diabéticos, la NAC protegió sus corazones del daño endotelial y del estrés oxidativo, dos condiciones estrechamente relacionadas a los ataques de corazón en diabéticos. En otro análisis, la NAC aumentó el óxido nítrico en ratones diabéticos, y esto mejoró su presión arterial y redujo el nivel de estrés oxidativo en sus corazones.

Coenzima Q10

La coenzima Q10 (CoQ10), al igual que la vitamina C, es otra obradora de maravillas. Es como un químico de renacimiento, pues no solo ayuda a controlar el azúcar en la sangre, sino que también disminuye la presión arterial y reduce el daño oxidativo producido por la diabetes.

Aquí sí se han hecho experimentos en humanos. En una prueba con diabéticos tipo II que tomaron 10 mg de CoQ10 dos veces al día, hubo una mejoría marcada en los niveles de glucosa. En otro estudio, de nuevo en pacientes tipo II, la CoQ10 aumentó el flujo sanguíneo.

Por su parte, en los estudios con animales encontramos que la CoQ10 nuevamente actúa como un agente multiuso: mata los radicales libres, mejora el flujo sanguíneo, baja los niveles de triglicéridos y eleva los niveles de HDL.

Cúrcuma

Como la sábila, que con frecuencia se encuentra en productos de belleza, la cúrcuma es común en la comida. Es una especia asiática que se mezcla mucho en el *curry*, un plato conocido por reducir la inflamación, sanar las heridas y aliviar el dolor.

La inflamación no se ha mencionado hasta ahora, pero, para decir algo sobre ella, recientemente ha llegado a la atención de los científicos que la diabetes tipo II interfiere con las citoquinas, agentes del sistema inmunitario que causan inflamación. Además, se ha observado que estos desequilibrios y la inflamación son particularmente prevalentes en los obesos.

Estudios en animales sugieren que la cúrcuma puede reducir ambas: la probabilidad de que ocurra diabetes con inicio en la edad adulta y la inflamación que se asocia a ella. Algunos investigadores de la Universidad de Columbia encontraron que los ratones tratados con cúrcuma fueron menos susceptibles a desarrollar diabetes tipo II. Además, llegaron a aprender que en los ratones obesos que consumieron cúrcuma se reportó una reducción considerable de la inflamación en el hígado y en los tejidos de grasa en comparación con los que no consumieron la especia. Estos científicos plantearon como hipótesis que la curcumina—el componente antioxidante activo de la cúrcuma—interfiere con la reacción inflamatoria causada por la obesidad. Al haber menos inflamación, también ser redujo la resistencia a la insulina y se ahuyentó a la diabetes tipo II.

Diente de león

Mientras que los diabéticos tipo II tienen demasiada glucosa en la sangre, porque sus células son resistentes a la insulina que transportaría el exceso de glucosa en ellas fuera de la sangre, el diente de león, con su compuesto activo, la inulina, trabaja contra ese efecto de la diabetes al atrapar las moléculas de glucosa, evitando que alcancen altas concentraciones en la sangre. Ciertos informes indican que el diente de león reduce los niveles de azúcar en la sangre hasta un 20 por ciento en un corto plazo de tiempo.

Aceite de onagra

Nuestro breve análisis del ácido alfa-lipoico señaló que ese ácido impide el daño a los nervios que está asociado con el adelantamiento de la diabetes. Este tipo de trastorno puede afectar los pies, las manos y otras partes del cuerpo. El aceite de onagra es un agente efectivo en la lucha por aliviar el daño a los nervios.

Un estudio sorprendente, realizado para evaluar este problema, observó a más de 100 pacientes con daño leve en los nervios causado por la diabetes. A los pacientes del grupo se les administraron seis pastillas de ácido gamma-linolénico—un principio activo del aceite de onagra—dos veces al día por un año. Al grupo de control se le administraron placebos. Se tomaron dieciséis medidas de la función de los nervios. El grupo que consumió ácido gamma-linolénico mejoró en cada categoría. En trece de estas, la mejoría fue significativa. Esto es prueba convincente del valor de este suplemento.

Polvo de vegetales marinos

Cuando se piensa en los vegetales marinos, probablemente el primero que se le ocurre es el quelpo, que crece en "bosques" debajo del mar. El quelpo es rico en yodo, pero también lo son otros vegetales marinos.

En la sección anterior de esta lista de protocolo, nombré entre otros puntos que el protocolo refuerza la tiroides, lo cual es un beneficio importante porque la tiroides regula todo el metabolismo del cuerpo. Cualquier disfunción en la tiroides altera enormemente la función del cuerpo. Los vegetales marinos juegan un papel importante en esto, ya que son fuentes ricas de yodo y esta sustancia trabaja para prevenir enfermedades de la tiroides.

Obviamente, un cuerpo con la tiroides debilitada no será un lugar óptimo donde batallar contra la diabetes y las condiciones asociadas a ella; por eso, el yodo de los vegetales de mar es tan crucial. Además, una dieta que incluye vegetales marinos beneficia a las personas con ateroesclerosis o enfermedades del corazón inducidas por la diabetes.

Complejo de *maitake*

Otro alimento entre los compuestos de esta lista es el *maitake*, un hongo que se ha usado extensamente en la medicina tradicional japonesa y china. Los asiáticos fueron los primeros en aprender sobre los beneficios de la planta, pero los doctores de Occidente ahora reconocen que refuerza el sistema inmunitario. Ha sido útil en el tratamiento de la diabetes, la presión alta, el colesterol y la obesidad.

Enzimas proteolíticas

Las enzimas son los catalizadores del cuerpo que promueven reacciones químicas específicas, como la descomposición de las comidas en elementos que se pueden utilizar. Las enzimas proteolíticas, las mayores, son las que controlan las reacciones que gobiernan las proteínas. Algunos profesionales de la salud natural recomiendan tomarlas después de las comidas para ayudar la digestión. Es una manera eficiente de introducir enzimas en la dieta. Sin embargo, el valor menos conocido de las enzimas proteolíticas es que reducen la inflamación asociada a la diabetes. Por eso las destaco aquí.

Complejo de fibra

Otra sustancia que es bien conocida por una de sus propiedades es la fibra. Los adultos mayores están muy conscientes de que promueve la buena digestión. Sin embargo, como las enzimas proteolíticas que acabo de mencionar, la fibra tiene un aspecto menos conocido. Tomar cantidades suficientes de fibra previene y disminuye el peligro causado por la glucosa en la sangre constantemente elevada. Su valor en este respecto fue indicado en un estudio en el que diabéticos consumieron diariamente 25 gramos de fibra soluble y 25 gramos de fibra insoluble. Esta dieta alta en fibra redujo sus niveles de glucosa en la sangre en un promedio del 10 por ciento. Ahora, tiene otra razón para incluirla en su dieta.

Acido R-lipoico

El ácido R-lipoico es otro superhéroe entre los suplementos, ya que tiene varios 'superpoderes'. Primero, es un antioxidante potente. Ayuda la absorción de glucosa, la mera cosa que esta perjudicada en los diabéticos, y resiste a la glicosilación, un proceso cuyo aspecto negativo ya ha sido observado. También tiene propiedades antiinflamatorias. El peligro de una constante inflamación leve en el cuerpo será explorado más adelante en el libro.

Carnosina

La carnosina es un antioxidante que inhibe la glicosilación—que, como ya vimos, incapacita a las proteínas—y ha demostrado proteger contra los efectos dañinos causados por la diabetes a los riñones.

DHEA

La DHEA es un esteroide que ocurre naturalmente y es producido por las glándulas adrenales. Se ha reportado que reduce el colesterol y combate la depresión, pero estos efectos aún siguen bajo estudio. Un experimento valioso fue una investigación de seis meses con ancianos a los que se les administró DHEA, y cuyo resultado final fue una reducción significativa de la grasa abdominal y una mejoría en la acción de la insulina.

Aceites de pescado EPA/DHA

Anteriormente en la lista, mencioné el valor de los AGE—los ácidos grasos esenciales—porque vimos que reducen los niveles de los triglicéridos y la presión arterial. Aprendimos en esa sección que los AGE no causan tanto aumento de peso, y que aumentan el HDL, el colesterol bueno.

Ahora quiero detallar los beneficios de un ácido graso en particular—la DHA—que ayuda a los diabéticos que también están plagados por la obesidad. Un estudio observó a pacientes obesos que tomaron DHEA diariamente por tres meses. Luego, esta dosis se suplementó con DHA (ácido docosahexaenoico), uno de los ácidos grasos en el aceite de pescado, y en muchos casos hubo una mejoría significativa en el nivel de actividad de la insulina.

Silimarina

A estas alturas, quizás ha comprendido el método que está detrás de mi protocolo. Algunas de las sustancias recomendadas funcionan para emprender un ataque completo contra la diabetes y las enfermedades que la acompañan, mientras que otras son útiles para aliviar un área específica de estrés. La silimarina es particularmente pertinente porque protege el hígado. El extracto del ardo lechoso, la silimarina, tiene su compuesto más activo, llamado silibinina. Esta refuerza la capacidad del hígado de controlar la glucosa y disminuye los radicales libres que pueden causar daño al hígado.

Extracto de té verde

Sin abarcar lo que he dicho en otros libros, déjeme decir brevemente que la naturaleza es un almacén de medicinas valiosas. Muchas de las medicinas más famosas que han sido "descubiertas," son en realidad derivados de plantas. En él te verde, el derivado especial es el epigallocatequina, que puede formar parte en la prevención de la diabetes. Aunque toda la eficacia del té verde no se atribuye a este compuesto, también sabemos que el extracto de té verde suprime la obesidad inducida por la dieta y funciona como un potente antioxidante, inhibiendo al mismo tiempo procesos que podrían perjudicar el páncreas y el hígado.

Ginkgo biloba

Los estudios sobre el *Ginkgo biloba* han evolucionado más allá de los experimentos en los roedores hasta llegar a los sujetos humanos, y han producido resultados alentadores en ambos casos. De los estudios en animales se aprendió que el *Ginko biloba* mejora el metabolismo de la glucosa en las fibras de los músculos. Otras pruebas en animales indicaron que el *Ginkgo biloba* redujo los niveles de azúcar después de una comida. De esta manera, no solo ataca la raíz del problema de la diabetes, sino que también se ha descubierto que reduce los síntomas, porque previene la retinopatía (una enfermedad de los ojos) en ratones con diabetes.

Cambiando a estudios en humanos, déjeme mencionar uno en el que a diabéticos tipo II se les administraron 120 mg de *Ginkgo biloba* por tres meses. Los sujetos experimentaron una función mejorada del hígado, relacionada al uso de la insulina y las drogas hiperglucémicas orales, que también se asoció a la reducción de los niveles de glucosa en la sangre.

Extracto de arándanos

Como con el *Ginkgo biloba*, el extracto de arándanos ha sido probado tanto en animales como en humanos. Los ratones diabéticos a los que les administró un extracto de hierbas con arándanos mostraron un descenso significativo en la glucosa en la sangre. Los humanos con retinopatía (daño a la retina frecuentemente causado por la diabetes) que tomaron arándanos como parte de un estudio científico tuvieron menos permeabilidad vascular (sangre saliendo de los vasos) y menos hemorragias.

Extracto de canela

Como ha ocurrido con varios de los suplementos de este protocolo, una sustancia bien conocida, esta vez la canela, contiene en su estructura química una o varias sustancias vitales que mejoran la salud. Un estudio realizado por el Centro de Investigación en Nutrición Humana de Beltsville (BHNRC, por sus siglas en inglés), del Departamento de Agricultura de Estados Unidos, identificó los complejos de la canela que impulsan la insulina. Estos ayudan a aliviar o prevenir la intolerancia a la glucosa y la diabetes. De nuevo, algo del mundo de las plantas—la canela se deriva de la corteza de un árbol—revela más sobre la abundancia de la naturaleza.

Extracto de baya de café

He mencionado el té, así que tengo que mencionar el café, que también posee propiedades que favorecen la salud. Me refiero a la fruta entera, no solo al grano o la semilla. La fruta está llena de antioxidantes beneficiosos, que ya sabemos que ahuyentan la creación de los radicales libres.

Suplementos adicionales

Aunque no he incluido estos suplementos como parte de mi protocolo, déjeme mencionar algunas hierbas que contienen fitoquímicos, compuestos que tienen un efecto positivo sobre la salud. Todas estas hierbas tienen propiedades antidiabéticas o promueven naturalmente la producción de insulina.

Hierbas

Cichorium intybus (achicoria) *Rauwolfia serpentina*
Thymus vulgaris (tomillo)
Arctium lappa (bardana)
Arthamus tinctorius (cártamo) *Passiflora edulis* (maracuyá)
Opunti ficus-indica (higo indio)
Taraxacum officinale (diente de león)
Tetrapanax papyriferus
Canavalia ensiformis
Linum usitassimum (linaza)
Pueraria lobata
Hordeum vulgare (cebada)
Inula helenium
Althea offincinalis (malvavisco)
Oenothera biennis (onagra)
Avena sativa (avena)
Medicago sativa (alfalfa)
Panicum maximum (pasto guinea)

Plantas que contienen altos niveles de fitoquímicos y promueven la producción natural de insulina en el cuerpo:
Cocos nucifera (coco)
Plantago major (plátano común)
Diente de león
Bayas azules
Ginkgo biloba

Banaba y ampalaya (tomaco, balsamina o chote)
Bayas de cedro
Arándano
Jengibre
Bardana
Alfalfa
Sello dorado
Palo de arco o guayacán
Bayas de enebro
Fenogreco
Raíz de unicornio falso

Lo bueno es lo rojo: el efecto curativo del resveratrol

Después de haber detallado mi protocolo completo y añadido algunos suplementos más, déjeme referir el último suplemento, otro derivado de las uvas.

Arriba, en mi discusión sobre el extracto de semilla de uva, hablé del poder curativo de la antocianina, parte de la piel de la uva, y de las procianidinas, que se encuentran en la semilla. La sustancia bajo observación aquí, el resveratrol, también es un producto de las uvas, y se encuentra en las rojas. También puede ser extraído de las semillas, de nueces y del vino tinto. Es un arma valiosa contra los problemas causados por la diabetes, porque ha demostrado proteger contra el daño a las células causado por altos niveles de glucosa en la sangre.

La forma exacta en la que el resveratrol rinde este beneficio ha sido detallada por un estudio dirigido por el Dr. Matt Whiteman, profesor titular en el Instituto de Ciencias Biomédicas y Clínicas de la Escuela de Medicina Peninsula. De acuerdo con Whiteman y sus colegas, "los niveles elevados de glucosa que circulan en la sangre de pacientes con diabetes causan complicaciones micro y macrovasculares porque dañan las mitocondrias, los diminutos generadores de energía dentro de las células. Cuando están dañadas, pueden expulsar electrones y crear radicales libres altamente dañinos." Ya hemos visto lo destructivos que pueden ser los radicales libres. Específicamente, la multiplicación de estos electrones libres puede llevar a enfermedades de los riñones o del corazón y también la retinopatía. Sin embargo, cuando entra en juego el resveratrol, "detiene el daño ayudando a las células a crear enzimas protectoras que previenen el escape de electrones y la producción de radicales libres tóxicos."

El resveratrol también parece producir resultados positivos para la pérdida de peso. Un estudio realizado por la Dra. Pamela Fischer Posovszky, una becada de investigación de endocrinología pediátrica en la Unidad de Diabetes y Obesidad de la Universidad de Ulm, en Alemania, y sus colegas observaron la capacidad del extracto de retrasar el aumento de peso. Sus conclusiones alentadoras fueron que "[el] resveratrol inhibió el aumento de las células pregrasosas y previno que se convirtieran en células de grasa maduras. El resveratrol también impidió el almacenamiento de grasa."

Llevando su discusión a una dirección cultural, los autores añaden que "estos nuevos hallazgos son consistentes con la teoría de que el resveratrol en el vino explica la paradoja francesa, la observación de que los franceses consumen una dieta relativamente alta en grasas, pero tienen una tasa baja de muertes por enfermedades del corazón."

Si tuviera tiempo, revisaría cada sustancia en mi protocolo para citar los estudios específicos que sirven de testimonio de las diferentes propiedades que refuerzan la salud de estos suplementos, vitaminas, minerales y hierbas. Pero vamos a seguir a unos puntos finales sobre la diabetes y su tratamiento.

Tratando úlceras y heridas

En este largo capítulo, además de analizar la etiología de la diabetes y las diferentes direcciones que puede tomar, incluyendo otras enfermedades que a menudo la acompañan, he estudiado maneras naturales de darle marcha atrás, incluyendo la dieta, el ejercicio y la administración de suplementos apropiados. Quiero cerrar esta sección trayendo a colación otros temas importantes, como el tratamiento de úlceras y heridas, y la necesidad de que los diabéticos y aquellos en peligro de contraer la enfermedad monitoreen cuidadosamente su condición y consumo de alimentos.

Muchos diabéticos sufren de ulceración grave; me refiero a heridas abiertas que a menudo llevan a amputaciones. Hay varias terapias que han ofrecido resultados excelentes para sanar estas heridas. Una es la ozonoterapia intravenosa, en la que una cantidad de sangre es extraída, mezclada con ozono y reintroducida al cuerpo. Si sumamos la aplicación de vitamina E de la más alta potencia al área afectada, obtenemos una combinación ganadora. Otro método sugerido, apoyado por diversos estudios, es aplicar miel pura sin procesar a la zona ulcerada. La miel mata las bacterias y, de ese modo, esteriliza las heridas y ulceras. Por último, ha habido algún éxito con la terapia de quelación, que conlleva la ingestión de agentes quelantes, como el ácido alfa-lipoico (ALA, por sus siglas en inglés), que eliminan de la sangre los metales y otros agentes adversos que pueden estar causando la ulceración.

Monitorear y prevenir la diabetes

En asuntos de pruebas de alergia y de sangre, el paciente tiene que depender de un doctor, pero de muchas otras formas, cuando se trata de cuidar la salud propia, la responsabilidad está en sus manos.

Vamos a pensar en esto desde dos perspectivas: la de la persona que está en peligro de contraer diabetes y la de la persona que ya la tiene.

Una persona que aún no tiene diabetes, pero que está monitoreando su estado de salud y nota las señales indicativas de la incipiente aparición de la diabetes, puede dar pasos para cambiar su estilo de vida y sus patrones de salud antes de que la diabetes se establezca. Esto no significa que no debe solicitar la ayuda de un doctor. Si usted es un candidato a la diabetes y no está seguro del estado de su salud, visite a un médico entrenado para examinarlo para la prediabetes o el síndrome metabólico.

Si ya es diabético, monitorear la enfermedad asumirá un papel más importante, ya que será una guía a las prácticas que ayudan o impiden la mejoría de su condición.

Uno de los indicadores claves del estado de su enfermedad es cómo las comidas afectan su cuerpo. Si una comida causa náusea, mareos, hiperactividad, letargo, dolor estomacal, dolor de cabeza o cambios de pulso, su cuerpo le está alertándolo de que no está feliz con ese sustento. Estas reacciones indican que la comida está molestando a su sistema de alguna forma. Pare de comer cosas que provocan estas reacciones y alterne las comidas en su dieta para que pueda ser consciente de lo que es saludable para usted.

Esa es solo una parte de la consciencia y, a lo largo de este libro, encontrará otros aspectos de su vida de los que tiene que estar consciente. Pero no piense en esto como otra lista de cosas que tiene— pero no quiere—hacer. Monitorearse le permitirá tener un contacto más completo consigo mismo, para que su cuerpo no sea un bulto de dolores con alegrías ocasionales, sino un acompañante que funciona inteligentemente y que tiene mucho que comunicar si abre sus oídos (los de adentro y los de afuera) para escucharlo.

En este libro he incluido recursos para ayudarle a hacer justamente esto. A lo largo del libro, encontrará herramientas para educarse sobre qué comer, recetas para preparar, qué debe evitar, cómo hacer dieta y ejercicio, y cómo comer para perder peso. Estas son las herramientas para cambiar su vida y encontrar la felicidad. Todo ello está basado en un creciente conocimiento propio y en el desarrollo de su consciencia. Como dijo Dewey en la cita al principio del texto, un ser "que será más inclusivo que el que [ahora] existe."

Nota del autor

Para poder proveer la información más actual sobre las mejores publicaciones revisadas por pares en el tema de la diabetes, hemos leído miles de estudios. He decidido no incluir las referencias ni las notas de pie de página al cierre de cada sección, sino incluirlas con los materiales de lectura adicionales y los abstractos al final del libro.

Capítulo 4

Hablan los expertos

Creo que uno se convierte en buen doctor o practicante de salud no tanto por uno mismo, sino a través de otros. ¿Le parece paradójico? Déjeme explicarlo. Durante décadas he tenido la oportunidad de entrevistar a muchas de las autoridades líderes en la medicina y en el tema de la diabetes. Algo que descubrí es que, aunque cada uno tenía su propia perspectiva sobre la enfermedad, todos llegaron a esa perspectiva como un resultado de un proceso de reflexión sobre sus interacciones con pacientes y otros trabajadores del campo de la salud, y no reflexionando solos sobre ideas sentados en sus oficinas. Todos eran hombres y mujeres que constantemente estaban desarrollando y refinando sus ideas en un diálogo.

Se cree que personas como estas, que tienen un panorama muy personal, son cascarrabias o mentecatos, el tipo de persona que aburre a todo el que conoce detallando sus propios pensamientos idiosincráticos. Pero en el caso de los doctores incluidos aquí, es todo lo contrario. Cada uno de estos hombres y mujeres, con sus propias ideas definidas—pero flexibles—sobre la enfermedad, siempre estaba listo para escuchar otros puntos de vista, porque tienen la buena voluntad de buscar terapias prometedoras en todas las direcciones.

Quizás esta actitud viene del hecho de que querían ver todos los lados de los asuntos médicos. Lo que distingue a estos individuos de su médico regular, clínico o científico es que cada uno ha adoptado métodos exhaustivos para prevenir y tratar a la diabetes. Colectivamente, han trabajado con miles de pacientes, muchos con diabetes madura, además de complicadas condiciones y enfermedades adicionales. Entre aquellos a quienes han tratado, hay personas que empezaron con un estado de salud crítico, y muchas ahora viven vidas saludables y normales.

Estos son los tipos de expertos a quienes vale la pena escuchar: los que han obtenido buenos resultados. Son los hombres y mujeres a quienes busqué para escuchar sus ideas sobre las causas de la diabetes y las maneras de combatirla.

En esta sección los expertos médicos hablan abiertamente, ofreciéndole un relato creíble sobre lo que funciona y lo que no funciona en el tratamiento de la diabetes. No todos comparten la misma forma de pensar ni promueven una sola terapia o alguna droga nueva. Al contrario, sus conocimientos representan un rango de disciplinas que están probando ser enormemente beneficiosas. Además, a lo largo de las siguientes páginas, escucharemos a los propios diabéticos y sus palabras de consejo. Eso fue parte de lo impulsó a los expertos a emprender sus propias exploraciones creativas sobre la sanación. Ellos escucharon, aprendieron y fueron inspirados por los pacientes diabéticos a quienes ayudaron a regenerar su salud de manera natural.

Dra. Jill Baron

La doctora Jill Baron es una médico de familia certificada que practica medicina integrativa en la ciudad de Nueva York. Ella combina la medicina convencional con terapias de la mente y del cuerpo, incluyendo nutrición y manejo del peso; consejería sobre estilos de vida; manejo del estrés;

visualización e imaginería; y medicina energética. Baron también es una practicante certificada en menopausia de la North American Menopause Society. Como doctora, su objetivo principal es llegar a la raíz de los problemas de salud de sus pacientes.

Uno de los aspectos más preocupantes de la diabetes es que muchas personas no están conscientes de tenerla. Estas personas tienen una condición llamada prediabetes e inadvertidamente llevan un estilo de vida que conduce al desarrollo de la diabetes, el infarto cerebral o las enfermedades cardíacas.

La prediabetes usualmente se presenta en personas que están sobrepeso y tienen obesidad visceral o abdominal, pero puede ocurrir sin síntomas.

Cuando atiendo a pacientes, les recomiendo que se hagan análisis de sangre. Creo que todo paciente debe hacerse tres pruebas para evaluar si tiene prediabetes. La prediabetes es una condición en la que el nivel de glucosa en ayunas está entre 100 y 125. La diabetes presenta un nivel de más de 126, y un nivel normal es de menos de 100.

Tras examinar los niveles de glucosa en ayunas, lo próximo que recomiendo es la prueba de fructosamina, que promedia el nivel de azúcar en la sangre en un periodo de dos a tres semanas. La tercera prueba es la de la hemoglobina A1C. Esta útil prueba mide el azúcar en la sangre por tres meses; si es de más de 6.0, la persona está en riesgo de tener prediabetes o diabetes.

Saber dónde caemos en el espectro de la diabetes es esencial para modificar nuestro estilo de vida; no solo para mejorar la salud, sino para vivir una vida feliz y más larga.

Muy similar a la prediabetes, el síndrome metabólico es el nombre clínico que le asigna a una serie de factores de riesgo que aumentan las posibilidades de desarrollar diabetes. El síndrome metabólico sirve de gran aviso para la salud, pero desafortunadamente, a causa de nuestras dietas pobres, muchas personas lo tienen y no hace caso a su advertencia.

Podemos mirar alrededor y ver muchas personas que tienen obesidad abdominal y, probablemente, también un cierto número de otros indicadores del síndrome metabólico.

El síndrome metabólico está caracterizado por tener tres o más de los siguientes rasgos:

1. Obesidad abdominal: si la circunferencia de la cintura del hombre es de más de 40 pulgadas, o 35 para la mujer, esa persona tiene obesidad abdominal.
2. Presión arterial: la presión arterial superior a 135/85 ya es alta.
3. Nivel de triglicéridos: el triglicérido es un tipo de grasa en la sangre, y, si una persona tiene un nivel de más de 150, su salud sufre.
4. Valor de azúcar en la sangre en ayunas: un nivel elevado de azúcar en la sangre (después de estar en ayunas durante la noche) de más de 100 significa que hay un alto riesgo de síndrome metabólico; un nivel de azúcar en la sangre sobre 140 indica que hay diabetes.
5. Medida de HDL: tener una medida de HDL de menos de 40 es otro indicador.

Un nivel de colesterol HDL (lipoproteínas de alta densidad) más bajo de lo normal aumenta su riesgo de padecer enfermedades del corazón y es una señal del síndrome metabólico. Si tres de estos cinco rasgos están presentes, entonces el individuo tiene el síndrome metabólico.

La inflamación es otra condición significativa que se debe considerar al hablar sobre la diabetes. Aunque la inflamación es un mecanismo protector del cuerpo—la necesitamos cuando tenemos infecciones y el cuerpo reúne glóbulos blancos—la inflamación provocada por una reacción inmunológica, a causa de un pobre estilo de vida, conduce a desarrollar resistencia a la insulina y diabetes tipo II.

Hay varias causas que pueden provocar que el cuerpo esté constante e innecesariamente inflamado. Una dieta alta en grasas animales, incluyendo carne roja y grasas saturadas, como la mantequilla y la leche entera, causa inflamación. También hay otras fuentes de inflamación, como una dieta ácida o una alta en azúcares y comida frita. Comer cosas como pizza, salchichas, hamburguesas y papas fritas también promueve la inflamación.

¿Cómo sabe una persona si tiene inflamación? Las personas que están sobrepeso usualmente sufren de inflamación. También hay pruebas de sangre que miden indicadores de la inflamación. Estas pruebas buscan proteínas cardiacas C-reactivas en la sangre. Estas proteínas aumentan cuando ocurre la inflamación. Un nivel de proteínas cardiacas C-reactivas de menos de 1 se considera óptimo. Si está entre 1 y 3, existe un riesgo cardiovascular promedio. Si la medida de proteínas cardiacas C-reactivas está entre 3 y 5, hay un alto riesgo para enfermedades del corazón.

¿Cómo podemos prevenir y tratar la inflamación? Es fundamental llevar un estilo de vida antiinflamatorio. Esto incluye reducir el estrés, ya que disminuye la inflamación, y tener hábitos alimenticios sanos. Una dieta basada en vegetales y rica en legumbres y pescados combatirá la inflamación. Por el contrario, la carne roja conduce a la inflamación; si la consume, debe hacerlo con poca frecuencia y en cantidades pequeñas.

Muchos suplementos reducen la inflamación. Los ácidos grasos omega-3, como el DHA y el EPA, dos ácidos grasos esenciales, son muy importantes para reducir la inflamación. La única manera en la que se puede recibir la combinación vital de ambos—DHA y EPA— es consumiendo pescado graso o aceite de pescado.

La vitamina D también ayuda a reducir la inflamación, pero volvamos a las pruebas por un momento. Déjeme enfatizar que es importante medir sus niveles de vitamina D, específicamente para la 25-hidroxi-vitamina D, cuyo nivel en la sangre debe estar entre 50 y 80. La deficiencia de vitamina D ha sido asociado no solo con el cáncer, sino también con la esclerosis múltiple, la depresión y las enfermedades del corazón.

Hacer ejercicio y mantener el peso ideal también previene la inflamación. Para hablar filosóficamente, terminar con la diabetes sería sencillo si los humanos no fueran, bueno, humanos. Es algo muy humano querer comer de más; es muy humano desear azúcar; es muy humano llenar nuestras necesidades emocionales con comida; y, tristemente, es muy humano hacerlo con las comidas que nos hacen el mayor daño.

Comer saludable requiere disciplina. A menudo es más fácil sucumbir a nuestros antojos y comer cosas que ponen nuestros cuerpos en peligro.

Sin embargo, también es humano cambiar patrones negativos. Se puede lograr. Siguiendo una dieta adecuada y tomando los suplementos apropiados, haciendo ejercicio y escuchando las necesidades de su cuerpo (sus necesidades, no sus antojos), y monitoreando su salud para estar consciente de sus indicadores físicos, no solo puede batallar la inflamación, sino también reducir las enfermedades metabólicas y las condiciones prediabéticas, y salir de las garras de la temida asesina silenciosa: la diabetes.

Luanne Pennesi

> *Luanne Pennesi es una enfermera certificada que ha practicado por 30 años tanto en la medicina convencional como en la integrativa. Ella fue enfermera supervisora por 18 años en un hospital de Nueva York.*

Soy una enfermera holística. Lo que la mayoría de la gente no sabe es que casi todas las enfermeras que trabajan hoy fueron entrenadas para ser holísticas. El significado de la palabra "holística" es que se considera cada aspecto del estilo de vida de la persona para explorar la causa de su desequilibrio. Por lo tanto, aprendemos sobre psicología, biología y fisiología. Tomamos en cuenta el impacto de nuestro ambiente. En la escuela de enfermería, aprendemos sobre la medicina energética. También examinamos aspectos sobre el pasado de la persona y sobre su constitución para ver qué contribuye al desequilibrio. Tristemente, una vez que las enfermeras salen de la escuela, la mayoría de ellas empiezan a trabajar en hospitales o en oficinas donde su trabajo se limita a administrar medicamentos y escribir documentos. Aunque algunas todavía hacen un poco de asesoramiento físico, pierden el elemento holístico, la parte que toma en cuenta cada aspecto de la persona antes de diagnosticarla.

Lo que amo de mi trabajo es que pueden entrar cuatro personas con diabetes y cada una se puede beneficiar usando un método diferente, puesto que cada una tiene una causa diferente de la enfermedad.

No intento tratar sus síntomas o hacer que recurran a los medicamentos como cura. En cambio, me enfoco en las causas de su desequilibrio.

Con la diabetes, lo primero que examino es la constitución. Después, examino la fisiología. La mayoría de las personas están muy deshidratadas porque no consumen suficientes líquidos saludables. La soda y el café hacen más daño que bien, mientras que el agua filtrada y el té verde (que está cargado de antioxidantes) no solo hidratan, sino que mejoran la salud.

También examino la dieta de mis pacientes y, cuando está desequilibrada, intento entender qué los llevó por el camino dietético equivocado. He notado que, como sociedad, hemos sido cuidadosamente condicionados para creer todo lo que vemos en la televisión. Los medios están infiltrados por información sobre lo que es "sano." También nos afecta lo que están haciendo quienes nos rodean. Por ende, si todo el mundo está tomando soda, entonces tiene que estar bien. Si están sirviendo pizza en las escuelas públicas, debe estar bien. En vez de preguntar, somos complacientes y comemos hasta no tener más hambre, sin poner atención al valor de la comida. El problema es que la dieta americana, en mi opinión, nos está matando a nosotros y a nuestros hijos.

Trabajo con personas para ayudarlas a integrar una dieta saludable. Llevar una dieta saludable no significa negarse todo lo dulce. El agave—que es el néctar del cacto—y la stevia—que es una hierba de sabor dulce—no elevan el azúcar en la sangre y son endulzantes naturales. Estos endulzantes no tienen los efectos secundarios del aspartamo y otros azúcares artificiales, que tienen efectos terribles sobre los nervios. Lo sé porque los usaba.

Otros endulzantes que las personas ignoran son las frutas y las bayas. Cuando las personas empiezan su día con un batido saludable que contiene proteína en polvo sana, bayas azules, fresas, frambuesas y granada, y le añaden lecitina y glutamina, ingredientes naturales que ayudan al cuerpo procesar mejor el azúcar, los que lo beben no están sacrificando el sabor por la salud. Ese desayuno es dulce y satisface. Además, cuando su día empieza con algo que contiene proteína, eso estabiliza el azúcar en la sangre de cuatro a seis horas, y puede reducir los molestosos antojos.

Pero no es solo en el desayuno que las personas toman decisiones incorrectas al comer. Piense en las cosas que suelen estar en oferta en los menús. Tenemos hambre. ¿Qué hay? Pizza. Comida chatarra. Salchichas. Hamburguesas. Emparedados grasos.

Si quiere un cuerpo sano, esas cosas no son para usted. Ayudo a las personas a entender que sí hay cosas saludables que comer, como frijoles y granos, auyamas, batatas y todos los vegetales de hoja verde. Las semillas también son buenas como merienda cuando llegan los antojos.

Otra opción importante son los jugos verdes de vegetales. A la mayoría de las personas esto les suena peculiar. Piensan "voy a cortar la grama del patio y me la voy a tomar." Déjelos probar un jugo bien preparado y se sorprenderán al descubrir que es absolutamente delicioso. Cuando los vegetales pasan por el exprimidor, sale una bebida potente y concentrada que oxigena el cuerpo: exactamente lo que necesitamos.

Déjeme hablarle de otro ángulo. Como enfermera, con las largas horas que a veces nos piden que trabajemos, tengo bastante experiencia combatiendo la falta de sueño y energía. Ya saben a qué me refiero: por la tarde, entre las 3:00 y las 7:00, cuando se necesita algo para despertar y se espera recibirlo de la cafeína y el azúcar. Yo también lo esperaba. Cada tarde, cuando trabajaba, me tomaba una taza grande de café y me comía algún tipo de barra de chocolate para mantener alta la energía. Ahora lo sustituyo por un jugo verde grande. Me despierta, pero no me deja caer luego, como hacen las comidas y bebidas malsanas que suben el nivel de energía temporalmente.

Después de examinar las dietas, lo próxima que hago es averiguar si la persona se está moviendo. La mayoría de nosotros somos sedentarios. Manejamos el carro o tomamos transporte público hasta el trabajo, donde estamos sentados en un escritorio o parados en un estante durante largas horas. En otras palabras, no movemos suficientemente los cuerpos y no hacemos ejercicio.

Entonces, desarrollar un régimen sano e *individualizado* es el próximo paso para tratar la diabetes. Enfatizo en que es individualizado. Cuando conozco a un paciente que tiene 200 libras de sobrepeso (lo que sucede mucho), ayudo a tal paciente a planificar un horario de ejercicios que es completamente diferente del que haría para alguien que tiene 20 libras de más.

Además de hacer ejercicio, manejar el estrés también es importante. Parte de un programa completo para lograr esto es tomarse un tiempo de silencio cada día, por lo menos durante 30 minutos, y quizá escuchar música bonita, meditar o hacer algún ejercicio relajante.

Mientras sigo trabajando con un paciente, me aseguro de examinar todos los aspectos ambientales de su vida. Un elemento que a menudo se ignora es que el estrés puede causar desorden. Tenemos desorden en nuestro ambiente, tenemos desorden en nuestras mentes y desorden en nuestros cuerpos. Una forma de enfrentar este triángulo de desorden es organizar nuestro ambiente físico y limpiarlo con productos naturales. Esto asegura que vivamos en un entorno de paz y limitemos los químicos que entran a nuestros cuerpos.

Analizando todos estos aspectos, entre ellos la salud, el ejercicio, el ambiente, el estrés y la organización—es decir, tomando el camino holístico—podemos evitar tapar los problemas de salud con una curita y realmente resolverlos.

Dr. David Edelson

El Dr. David Edelson es el fundador y director médico de Health Bridge. Es un profesor clínico auxiliar de Medicina en la Escuela de Medicina Albert Einstein y es médico asociado en el Centro Médico North Shore-LIJ. Es ampliamente conocido como uno de los expertos en pérdida de peso de esta nación. Esta certificado en medicina interna y medicina bariátrica, y ha recibido dos veces el Faculty Teaching Award en Centro Médico LIJ.

Cuando se habla de la diabetes, primero es necesario distinguir entre sus dos formas y reconocer que la aquella que la gente padece con más frecuencia es la diabetes tipo II, en la que hay demasiada insulina en el cuerpo. Es útil mirar la situación como una cronología, en vez de un evento singular.

Para empezar, muchas personas tienen una predisposición genética a desarrollar diabetes, pero aún no la tienen o no muestran ninguno de los síntomas. Con el paso del tiempo, al sumar los problemas ambientales, el estilo de vida pobre, la actividad sedentaria y la dieta pobre con muchos carbohidratos glucémicos y grasas transinflamatorias, vemos las primeras etapas de la resistencia a la insulina.

Como doctores, hacemos pruebas usando varios indicadores, incluyendo la proteína C-reactiva y los niveles de insulina en ayunas, para ver si el paciente ha llegado a esta etapa. Podemos empezar a ver los inicios de los cambios que llevan a la diabetes. Desde el punto inicial, cuando el paciente empieza a experimentar la resistencia a la insulina, el nivel de la glucosa empieza a aumentar y los niveles de hemoglobina A1C o de fructosamina, dos indicadores de la cantidad de glucosa en la sangre, empiezan a dispararse fuera del rango normal.

Esto lleva al paciente al próximo paso: el síndrome metabólico. El síndrome metabólico es un grupo de síntomas en el que, tradicionalmente, el paciente presente tres de los siguientes cinco factores: 1) presión arterial elevada, 2) nivel bajo de HDL (el colesterol bueno), 3) medidas altas de triglicéridos, 4) azúcar sobre 100 en ayunas y 5) obesidad abdominal. [Más detalles sobre esta lista aparecen en la sección de la Dra. Jill Baron].

Cuando vemos estas señales, sabemos que el paciente ha cruzado el umbral de las etapas tempranas de la prediabetes, pasando al proceso de desarrollar la enfermedad. Si los problemas de estilo de vida, dieta y ambiente continúan y progresan más en el espectro, pasamos ese punto hasta que finalmente podemos decir que el paciente es completamente diabético.

Sin embargo, este no es el final. Cuando llegan a este punto, *las personas aún pueden progresar en ambas direcciones*. Este es un aspecto clave cuando se enfrenta la diabetes.

Entender qué es un espectro no solo nos ayuda a tomar a los que han llegado al fin de la línea y empujarlos hacia atrás, hacia el principio, sino a algo *más importante*: el espectro nos advierte que el paciente está encaminado a desarrollar diabetes por completo si no da ciertos pasos de inmediato. La prevención temprana facilita el detener y revertir el progreso de la diabetes para que el paciente evite tener que tomar medicamentos diarios y sufrir las complicaciones asociadas a la diabetes.

Así que, como médicos y curanderos, tenemos una gran tarea: lograr que la gente no se limite a tratar la condición una vez se establezca, sino que empiece mucho antes a prevenir que la enfermedad se desarrolle.

Para entender mi método para tratar la diabetes y la obesidad— me gusta usar el término "diabesidad" porque creo que realmente describe el problema adecuadamente—será útil mirar mi trayectoria personal.

Me fui directamente de la secundaria a un programa médico de seis años en la Universidad Northwestern. De ahí, empecé un internado tradicional en medicina interna. Fui ascendido a jefe de los residentes y después completé mi especialidad médica sobre la diabetes en Israel. Finalmente, regresé a Nueva York a comenzar mi práctica.

Cuando comencé a ver pacientes en mi práctica como médico primario, empecé a ver las cosas desde una perspectiva diferente. Día tras día, veía a pacientes con enfermedades crónicas: enfermedades del corazón, hipertensión, obesidad y diabetes. Me sentía más como bombero que como doctor: apagando fuegos todo el día y recetándoles medicamentos, intentando tratarlos rápidamente, porque era tanta la gente que necesitaba ayuda.

Después de unos diez años de esto, me sentía insatisfecho con lo que estaba haciendo porque no podía transmitirles a mis pacientes el valor de mis propias prácticas y mi estilo de vida. Creía en un estilo de vida sano: comía tan sano como podía, hacía ejercicio, corría maratones y participaba en triatlones. Sin embargo, no era capaz de transmitir el valor de todo eso a mis pacientes.

Como resultado, me uní a un grupo llamado el American Board of Bariatric Medicine. Me certifiqué en la pérdida de peso y la bariatría, una rama de la medicina que se enfoca en las causas y los tratamientos de la obesidad. Mi nuevo método había empezado.

Déjeme hablarle de mi primer caso. Una mujer llegó con su hija que pesaba alrededor de 240 libras y medía cinco pies con cuatro pulgadas. A la edad de dieciséis años, ya había desarrollado diabetes. Se sentó en la silla frente a mí y empezó a comerse un paquete de dulces. La madre me miró y dijo: "Necesito que ayude a mi hija."

Me di cuenta de que no estaba preparado. Como médico primario, trabajando solo, no tenía las herramientas para darle ayuda duradera. Me di cuenta de que tenía que haber una forma mejor. Entonces, decidí trabajar con otros para construir un centro de "medicina integrativa" donde pudiéramos reunir a practicantes curanderos de métodos diversos.

Ahora, en este nuevo centro, tenemos nutricionistas y psicólogos, así como entrenadores físicos. Hasta construimos un gimnasio para que los pacientes hagan ejercicio bajo nuestra supervisión. Trajimos fisioterapeutas y quiroprácticos para ayudar a los heridos. Añadimos un centro para trastornos del sueño, porque tantas personas obesas los habían desarrollado. Con eso, descubrimos que los trastornos del sueño eran una de las causas de su obesidad.

Como equipo, en nuestro centro tenemos un sistema llamado la "teoría del rompecabezas." Esta teoría comprende que nunca existe un solo problema que lleva a la obesidad. En cambio, es una combinación de muchas piezas diferentes. Las cosas pequeñas empiezan a fallar, los problemas se enredan y, con el tiempo, el paciente responde de manera negativa y desarrolla condiciones peligrosas: la obesidad y la diabetes.

Entonces, empezando con este sistema de rompecabezas, tratamos de dividir a la persona en todas las piezas pertinentes. Nuestro equipo de especialistas luego evalúa cada área individual. El nutricionista examina la dieta, los entrenadores miden la capacidad física y el equipo de medicina física examina las heridas.

Hacemos evaluaciones del sueño y también pruebas de sangre, incluyendo el perfil completo de lípidos, los niveles de insulina, las proteínas C-reactivas y el perfil hormonal con desequilibrios de la tiroides. Buscamos las hormonas de la menopausia, porque muchas mujeres aumentan de peso después de la menopausia. También analizamos las hormonas del crecimiento y la leptina.

Gracias a todo esto, entendemos mejor a la persona y conocemos todas las piezas del rompecabezas. La meta es identificar las señales de la diabetes temprano, antes de que el individuo pese de 300 a 350 libras y tenga diabetes en estado de maduración. Esperamos encontrarla en etapas tempranas para poder intervenir con cambios en el estilo de vida, como la adopción de dietas más saludables que reducen la cantidad de carbohidratos con un índice glucémico alto y la eliminación de las grasas trans de la vida del paciente. Enseñar a las personas sobre el ejercicio también tiene un impacto gigante para combatir a la diabetes.

De modo similar, ayudar a los individuos con asuntos psicológicos, que a menudo se asocian a los problemas de peso con la diabetes, es fundamental para ayudarlos a resolver sus problemas de salud.

Es interesante que uno de los problemas de los medicamentos frecuentemente recetados para tratar la diabetes es que, efectivamente, causan un aumento de peso, lo que provoca una mayor resistencia a la insulina. A menudo, las inyecciones de insulina para diabéticos tipo II pueden tener un resultado desastroso. Aunque hay algunos casos en los que las inyecciones son necesarias, el 90 por ciento del tiempo, cuando veo a un paciente tomando insulina o un medicamento llamado sulfonilurea, no solo es innecesario, sino que, además, los medicamentos están subiendo los niveles de insulina debido al aumento de peso causado.

Este es el ciclo. A medida que el cuerpo empieza a almacenar grasa alrededor de la cintura, la grasa lo hace resistente a la insulina. Una mayor resistencia requiere mayores niveles de insulina, desde la perspectiva del doctor tradicional. Los medicamentos administrados para mejorar esta situación causan aumento de peso y, entonces, aumentan la necesidad de insulina. Es un clásico ciclo vicioso que, trágicamente, tiene los peores resultados.

Cuando interrumpimos este ciclo, eliminando el agente de ataque y revirtiendo las causas fundamentales de la diabetes con terapias naturales, podemos ver resultados tremendos.

Mi meta como doctor es ayudar a la gente a entender sus problemas y formar parte de un equipo médico holístico con un método transformado para tratar la diabetes. Esta es la ola del futuro en la medicina. No tratar las enfermedades, ¡sino cuidar verdaderamente de la salud!

Dr. Chris Cortman

El Dr. Christopher Cortman lleva 23 años trabajando como psicólogo licenciado en Florida. Ha ofrecido más de 80,000 horas de terapia psicológica en su oficina y residencia, y provee servicios de consulta psicológica en cinco hospitales locales. También ejerce como consejero para agencias gubernamentales y de la ley, y a menudo comparece como testigo experto en cortes civiles y criminales.

¿Por qué la diabetes es un problema tan grande hoy día? ¿Por qué esta generación está sobrepeso? ¿A qué se debe la prevalencia de la diabetes tipo II? Las respuestas tienen todo que ver con el estilo de vida y las prioridades.

Actualmente, el niño ve más de treinta horas de televisión por semana. Entonces, ¿quién es el narrador en nuestra sociedad? Los medios. ¿Y qué tipo de historia nos cuentan? 1) Que necesitamos poseer cosas, 2) que las necesitamos rápido y 3) que esas cosas tienen que gratificarnos ahora, a corto plazo.

Los niños aprenden que merecen aquello que ven o desean. En sus mentes, merecen ser gratificados ahora. Cuando buscamos quién está patrocinando los programas de niños, vemos que es la industria de la comida rápida.

Leal a su nombre, la comida rápida gratifica inmediatamente y se consigue en un instante. Es fácil de agarrar y tragar. Solo conduces hasta la ventanilla, recoges la bolsa y alimentas a tus hijos en unos minutos. Con el ritmo agitado de la vida de hoy, cuando la gente no tiene tiempo, esto se convierte en la opción fácil. Para muchos padres, es difícil preparar una comida equilibrada. Es más fácil pasar por el restaurante de comida rápida.

La comida insalubre es la responsable de una gran parte—aunque no es la única causa—del ascenso repentino de la diabetes tipo II. Otro aspecto es que los niños de hoy son sedentarios.

Hace una generación, nos echaban de la casa y nos decían que no regresáramos hasta que los faroles de la calle se prendieran. Estábamos afuera jugando y quemando constantemente miles de calorías al día haciendo deporte y corriendo con los amigos. No nos conducían a todas partes, y caminábamos a la escuela. Lo último que queríamos hacer era estacionarnos frente al televisor.

La generación de ahora es diferente. En vez de estar afuera, el niño promedio está adentro, sentado o acostado delante de un televisor o monitor de computadora. Hay padres que me dicen—con las caras muy serias—¡que son buenos padres porque empezaron a limitar a sus hijos a tan solo cuatro horas de televisión o de juegos electrónicos al día!

En el verano, los niños se quedan en casa mientras sus padres trabajan. Los jovencitos recurren a sus aparatos eléctricos. Pueden jugar con ellos hasta dieciséis horas diarias. Eso no quema muchas calorías, y los vuelve adictos a una forma pasiva de entretenimiento.

Entonces, no es difícil entender cómo surgió el problema de la diabetes. Los niños han dejado de ser activos. Han dejado de comer bien. Han dejado de ser saludables.

Si aquí es donde estamos ahora, entonces ¿qué lleva a que la gente cambie? Muchos doctores dicen que lo mejor que podemos hacer es promover la detección y prevención temprana de la diabetes. Eso suena bien en papel, pero hay una barrera psicológica, principalmente porque la gente no hace nada hasta que casi es muy tarde.

He ofrecido más de cincuenta mil horas de psicoterapia y todavía estoy esperando que llegue un paciente y me diga "Quiero hablar sobre cómo mejorar mi vida." ¡Nadie hace eso! Ellos vienen porque están en crisis, porque tienen algún trauma. No vienen porque tienen miedo de desarrollar alguna enfermedad en veinte años; vienen porque *ya la tienen.*

Ahí es que están dispuestos a cambiar. Necesitan que un doctor les diga: "Si quieres venir a tu próximo examen físico anual, tienes que perder 100 libras. Si no, no lograrás llegar." Eso hace que una persona finalmente empiece a cambiar.

Incluso cuando se tiene el deseo de cambiar, existen obstáculos: algunos externos, otros internos. Sí, internos. Yo creo que todos tenemos a un saboteador por dentro, un personaje astuto que intenta de todas formas bloquear cualquier cambio que queramos hacer. ¿Y porqué crearíamos una parte de nosotros para prevenir que mejoremos nuestras vidas? El miedo.

Puede ser aterrador cambiar las cosas, incluso lo que uno come. Suena ridículo, ¿no? Puede ser inconveniente o requerir creatividad, pero ¿qué puede ser aterrador de cambiar la dieta?

Primeramente, muchos recurren a la comida para mucho más que la nutrición. Algunos buscan consolación en lo que comen. Un amigo me dijo que la comida no solo era su confort, sino un mejor amigo. Una mujer a quien traté lo puso de forma humorística diciendo: "Mis dos mejores amigos son Ben y Jerry." Son ellos de quienes ella depende. Decir adiós a su helado es como decir adiós a dos amigos.

Sin embargo, si un paciente ha decidido firmemente enfrentar su miedo y hacer un cambio, aún hay problemas prácticos. El paciente suele hacer preguntas como las siguientes: *¿Cómo encuentro tiempo para hacer todo este ejercicio en mi vida tan ocupada? Trabajo a tiempo completo. Tengo hijos. Estoy tratando de hacer lo mejor que puedo en esta economía difícil. ¿Dónde y cómo voy a incorporar este ejercicio?*

Y hasta cuando encuentra tiempo para una rutina nueva, el individuo aún tiene otro obstáculo: necesita romper con los hábitos viejos. La manera más fácil de hacerlo es con un plan, y ese plan tiene que ser incorporado a la rutina.

Les digo a mis pacientes que hoy, después del trabajo, voy a levantar pesas. No depende de mi estado de ánimo. No importa lo que esté sucediendo en mi vida, yo voy a levantar pesas. ¿Y sabe por qué? Porque no es una opción. Es obligatorio. Para hacer los difíciles cambios de vida requeridos para combatir una enfermedad como la diabetes, tenemos que empezar ahora, y tenemos que crear un plan sólido, consistente y determinado.

Cuando llego al trabajo, si no planifico comer un almuerzo saludable, no lo haré. Tengo que anticipar lo suficiente como para que ese almuerzo saludable ocurra. Un plan de comida exitoso tiene que tomar en cuenta todos los días de la semana. Tengo que decidir lo que voy a desayunar, lo que voy a almorzar y lo que voy a cenar.

Entonces, ¿qué mentalidad se requiere para hacer cambios en el estilo de vida? Primeramente, el individuo tiene que creer que cambiar para bien es posible, y que puede desarrollar un plan que le va a servir.

En segundo lugar, la persona necesita una perspectiva honesta que le permita decir: "Bien, lo puedo hacer." Y tiene que existir el sentido realista de que solo se va a lograr gradualmente. Una persona no aumenta 200 libras de la noche a la mañana y, por consiguiente, tampoco las pierde tan rápido. Va ser difícil y trabajoso, pero es algo que se puede lograr.

En tercer lugar, si vamos a lograr algunos cambios significativos en nuestras vidas, necesitamos un sistema de apoyo. Al construirlo, el individuo tiene que distinguir entre las personas a quienes puede acudir para asistencia y aquellas que han sido parte del problema.

En este contexto, podemos pensar en la diabetes como una enfermedad de familia, ya que es muy probable que los hábitos alimenticios de la familia contribuyeran inicialmente a la diabetes. Entonces, la batalla contra la diabetes de una persona debe ser peleada por la familia entera, con todos dispuestos a ayudar al diabético.

Finalmente, es importante manejar los problemas fundamentales, como las cicatrices psicológicas. Ahí es donde la consejería o la psicoterapia pueden ayudar. Actualmente, estoy trabajando con una mujer que ha entendido que busca ser obesa porque fue abusada de niña. Para evitar que suceda de nuevo, no quiere ser atractiva para los hombres. Siente que al estar gorda no es deseable, por lo que nadie la volverá a herir.

Estoy diciendo que hay problemas detrás de los trastornos alimenticios: las razones por las que la gente hace lo que hace. Incluso cuando los hechos parecen irracionales en la superficie, como comer demasiado de una comida, generalmente ese comportamiento tiene sentido como respuesta a ciertos sentimientos o situaciones. A menudo, todo lo que hace la persona es para llenar alguna necesidad. La consejería puede identificar esa necesidad para sugerir formas más sanas de satisfacerla.

Concluyo hablando del tema con el que empecé: los niños. Muchas de nuestras figuras públicas son unos charlatanes, porque con la mitad de la cara hablan de que necesitamos enfatizar que los niños hagan deportes y con la otra mitad les dicen a los niños que sacien su sed después de ejercitarse con una bebida llena de tanta fructosa y tantas calorías que contrarresta muchos de los beneficios del ejercicio.

Como respuesta a mi caracterización anterior, cuando mencioné que los americanos están criando niños malnutridos y sedentarios, quiero ofrecer una ruta alternativa. Tenemos que darles una dieta saludable y sólida desde el principio, con mucho ejercicio y tiempo activo para jugar. Los niños tienen la capacidad de comer cosas saludables desde una edad temprana y lo harán; y aprenderán a tomarles el gusto a las cosas que les hacen bien, como el ejercicio.

Dr. Harold Shinitsky

El Dr. Harold Shinitsky practica medicina privada en Florida. Es psicoterapeuta certificado y actualmente asesora a varios países, estados, condados y escuelas sobre el desarrollo, la implementación y la evaluación de iniciativas de prevención para adolescentes. Previamente, fue director del Equipo de Evaluación e Intervención de Servicios de Prevención en el Departamento de Pediatría de la Escuela de Medicina de la Universidad Johns Hopkins.

¿Por qué tomamos decisiones pobres? No es algo que solo ocurre por la noche. Si tiene diabetes tipo II, es muy probable que la haya desarrollado mediante una serie de hechos permisivos que lo han llevado hasta su condición actual.

Hay muchas personas con diabetes tipo II. Cada vez más en este país. ¿Por qué? La realidad es que estamos comiendo y creando la situación. Nuestros estilos de vida sedentarios nos han llevado a esto.

Déjeme compartir un poco de mi historial. Fui parte de la facultad en la Escuela de Medicina de la Universidad Johns Hopkins y fui el director de los Servicios de Prevención en el Departamento de Pediatría. Cuando trabajaba con adultos, veíamos muchos pacientes con problemas médicos, de comportamiento y sociales. Cuando los evaluábamos, descubríamos que en las etapas tempranas de sus vidas habían estado bien. Algo sucedió durante la transición.

Así que decidí hacer una rotación electiva en pediatría para intentar averiguar lo que pasó. "Una onza de prevención es mejor que una libra de la cura," pensé. Lo que terminamos haciendo fue establecer varios programas de prevención para jóvenes en el departamento de la Escuela de Medicina.

No nos limitamos a enfrentar la situación desde el punto de vista del niño. Nuestro pensar era que el paciente no era solo el niño, sino la familia completa. De esa experiencia, pude sacar conclusiones sobre cómo la gente se permitía tener ciertos comportamientos, como comer en exceso.

Podemos empezar a entenderlo analizando la autojustificación. Las personas justifican su comportamiento. Se dan racionalizaciones, excusas y coartadas para explicar por qué se merecen ese bizcochito, por qué no tienen que hacer ejercicio, etc. En la medida en que mantienes una narrativa que te permite aprovechar oportunidades pobres, estableces un ciclo o lo que se llama comportamiento compulsivo.

Pero ¿por qué la persona encontró una racionalización al principio? Cuando examinamos este comportamiento, vemos a un individuo que probablemente está tratando de esforzarse lo más posible por vivir la vida y le aparece un estresor, una presión emocional que el individuo intenta manejar dándose permiso para ignorar una norma saludable. Aunque parezca extraño, este estresor puede ser el miedo al éxito. La persona encuentra el éxito difícil de enfrentar porque él o ella tienen la autoestima baja, así que su vida es incongruente. La autoestima del individuo no combina con lo que está logrando. El comportamiento negativo se permite no solo porque la persona siente que lo necesita para lidiar con el estrés, sino también porque puede sabotear directamente el logro de la meta positiva.

Otra pregunta es: ¿cómo llegaron a esa autoimagen negativa? Esto me hace regresar a la situación de la familia. La autoestima baja claramente viene de su crianza. He visto familias que traen a sus infantes a nuestra sala de espera y les dan papas fritas como comida. Un niño cuyos padres fueron tan descuidados con su alimentación puede desarrollar sentimientos de baja autoestima.

Entonces, ¿cómo trabajamos con un joven que ha sido afligido con una autoestima pobre? Tienes que demostrar a los individuos que tienen potencial y que hay metas que pueden lograr. Lo más importante es que tienen que entender que hay facultades que poseen o tienen la habilidad de encontrar. Esto se llama autoeficacia.

Por ejemplo: yo sé que el comportamiento A lleva al resultado B y tengo el comportamiento o sé cómo tenerlo. Si solo sé que un comportamiento conduce a algo, pero no sé hacerlo, estoy estancado. Si tengo el comportamiento, pero no sé que en realidad conduce a algo, estoy estancado. Necesito unir las dos cosas. Y los padres tienen que reconocerlo, para que puedan proveer esta lección temprano.

Vamos a regresar a la situación de encontrarse con un estresor, lo cual conduce a algún comportamiento disfuncional. El primer caso en el que observamos esto fue el caso en el que había una incongruencia entre el nivel de autoestima y los logros. Un joven le tenía miedo al éxito. Pero hay muchos estresores, además del miedo, que afectan a la gente y que los conducen al camino equivocado.

Tenemos a un individuo que enfrenta una situación que *percibe* como estresante. Para otras personas la situación no es estresante, pero para esta persona sí lo es. El individuo afectado reacciona manifestando el comportamiento que le hace daño.

La consejería y la terapia nos pueden enseñar formas alternativas de manejar estas situaciones difíciles. Una forma de manejar una situación estresante es hablar y pensar sobre ella antes de que ocurra. Si sabemos que una situación difícil se aproxima, podemos crear un plan para manejarla. Esto se llama orientación anticipada. Los consejeros utilizan este método pidiéndoles a sus pacientes que piensen en lo que harían si algo fuera a suceder. Los ayudan a planificar un resultado nuevo, diferente a usar al estresor como una racionalización. Pueden preguntar: ¿qué vas a hacer en ese momento?, ¿cómo vas a manejar las cosas para no repetir lo que hiciste anteriormente? Esta planificación anticipada de respuestas es necesaria para que los individuos no sucumban a conductas negativas.

Pero eso no es todo sobre los estresores. Si no comprendemos por qué hicimos algo, especialmente si es algo perjudicial, entonces somos más propensos a repetirlo y, por ende, necesitamos entender la dinámica fundamental. Nuestro papel no es decirle a alguien "No haga eso," sino ayudarle a comprender por qué lo hizo. Ahí es que la consejería a fondo y la autobúsqueda facilitada son útiles.

Ahora hablaremos un poco más sobre el ciclo compulsivo, porque hay un paso que aún no se ha mencionado. Este es un escenario típico: un pensamiento lleva a alguna conducta y, a menudo, esa conducta es inapropiada. Digamos que después de tal conducta, como comer excesivamente, aparecen sentimientos negativos de remordimiento. La persona empieza a autoabusarse por haber caído en la conducta.

Usemos para nuestro ejemplo a una chica adolescente. Esta tan harta que dice: "Nunca más volveré a hacer eso. ¡Voy a cambiar mi conducta!" En la superficie esto es muy positivo. Y, mejor aún, por un tiempo, no repite la conducta. Sin embargo, no ha desarrollado las herramientas para manejar ese tipo de situación, como la autoeficacia de la que hablamos anteriormente. Cuando aparezca un estresor en su vida de nuevo, es probable que sufra un momento de debilidad y recurra al comportamiento negativo.

Entonces, es ese punto—el momento de debilidad—el que tenemos que entender. Cualquier solución apropiada que permita a la persona cambiar una conducta compulsiva tiene que impulsarla a rechazar, en el momento crítico, la "tentación" de caer en su comportamiento viejo y cómodo, pero muy contraproducente.

¿Cómo los ayudo a que enfrenten ese momento? Sé que hay una variedad de cosas que se pueden hacer con los pacientes. Con el manejo del peso, por ejemplo, que es un gran problema con la diabetes, les pregunto dónde están actualmente y a dónde quieren llegar. Entonces, encontramos la forma de dividir el camino hacia lo que desea el paciente en pasos objetivos, medibles y cuantificables que aumentan su probabilidad de tener éxito. Esto se tiene que planificar para que cada paso a lo largo del camino sea uno que aumente su éxito. En esencia, nadie planea fracasar, pero muchos fallan al planificar.

Otro aspecto del asunto que se debe manejar, dado que el estresor causa decisiones pobres en nuestros pacientes, son los problemas emocionales que crean estrés. Recuerde que el mismo estrés, antes de que cause la reacción negativa, es malo para el cuerpo. Cuando un individuo está sobreestresado y abrumado por ansiedad o depresión, esto causa un aumento en las toxinas. Bajo estrés, las glándulas adrenales producen la hormona cortisol. La sobreabundancia de esta hormona en la sangre ha sido vinculada a la obesidad. Aquí también la consejería puede ayudar al individuo a canalizar y disminuir la ansiedad.

Mirándolo todo con más amplitud, y regresando a mi punto sobre la necesidad de un plan que proceda a mejorar la salud a través de pasos calculables e incrementales, diría que hay cinco etapas por las que tiene que pasar una persona si va a progresar de una salud perjudicada a la buena salud.

La primera etapa es precontemplativa. El paciente no está pensando en el problema. Es como si el individuo necesitara que algo o alguien lo despertaran. Por ejemplo, el doctor puede decir: "Tiene obesidad mórbida. Come mal. No hace ejercicio. Tiene un historial familiar de esta condición. Debe considerar hacer unos cambios en su vida."

Esa persona quizás responda diciendo: "¿Yo? ¿Estoy comiendo mal? No tenía idea." Por lo menos ese individuo está dispuesto a entretener ideas nuevas sobre la salud. Hay otros pacientes que son más resistentes. Es como si hubieran pervertido la idea del libre albedrío. Elegir, en el mejor sentido, ocurre cuando una persona elige la mejor alternativa para vivir una vida completa. Para los hiperresistentes, hay otra versión, más obstinada, de tomar decisiones. La he visto en pacientes que, cuando intento de sacarlos de la fase precontemplativa, dicen: "Puedo hacer lo que me da la gana con mi cuerpo. No me vas a decir más nada."

Si una persona es capaz de despertar de esta etapa, la próxima es la etapa contemplativa. La gente en esta etapa ha entendido que tiene problemas de salud. Han empezado a pensar sobre lo que más les conviene, a pensar en el futuro, en lo que tendrá los mejores resultados, y, de lo contrario, imaginándose lo peor. Después de algún tiempo, estas personas repentinamente están preparadas para tomar la decisión de cambiar sus hábitos.

Esta es la etapa de preparación, cuando las personas se organizan. Se aseguran de tener el apoyo de sus familias y amistades. Pueden eliminar toda la comida dañina de sus refrigeradores. Sin embargo, aunque ven y saben lo que tienen que hacer, se preparan sin tomar acción.

Luego, el individuo entra en la etapa de acción. Él o ella hacen las cosas de otra forma, incorporando maneras nuevas y más responsables de hacer las cosas. Habrá contratiempos y recaídas, pero se han embarcado en una nueva etapa en la trayectoria de su vida.

Después de par de meses de hacer lo correcto, la persona entra en la etapa de mantenimiento. Ahora, las conductas que mejoran la salud se han convertido en parte de su estilo de vida. Es en esta etapa que hemos cambiado nuestras vidas permanentemente. Esta es la etapa que todos necesitamos buscar y asegurar. Todos los que tienen diabetes o aquellos encaminados a tenerla pueden lograr esta etapa.

Ciertamente, es difícil, y las personas se pueden estancar en las primeras tres etapas o recaer en la cuarta o quinta, pero he visto un sinnúmero de pacientes alcanzar la quinta etapa y continuar en ella. Llegar a ese punto es difícil y, aunque todo cambio es dificultoso, sí es posible y necesario para quienes quieren sobrevivir y vivir más tiempo.

Dr. Chris Calapai

Chris Calapai, DO, está certificado en medicina antienvejecimiento y en medicina familiar.

Déjeme ir directo al punto y proyectar primero mi entendimiento sobre cómo los jóvenes llegan a tener una salud pobre. La dieta y las actitudes hacia lo que comemos tienen mucho que ver con la razón por la que cada vez más jóvenes se están convirtiendo en diabéticos.

Típicamente, con un diabético joven, vemos que su consumo de carbohidratos como niño fue demasiado. Cuando esos azúcares y carbohidratos entran a la sangre, aumenta el nivel de azúcar en la sangre. Según se eleva la glucosa, esta empieza a dañar el revestimiento de los vasos sanguíneos. Mientras tanto, el cuerpo secreta más insulina para tratar de mantener el azúcar en la sangre dentro de un rango apropiado.

Esto no sería tan malo si fuera una ocurrencia infrecuente u ocasional, pero sucede con cada comida, tres o cuatro veces al día, añadiendo hasta 300 gramos o más de azúcares o carbohidratos por día. Ahora estoy llegando al corazón del asunto. Con estas cantidades mayores de carbohidratos, hay una sobreproducción de insulina. La insulina disparada baja el azúcar en la sangre a un nivel por debajo del que estaría en un metabolismo normal, y eso causa que estas personas deseen más azúcar.

Este es el punto crítico. La hiperglucemia, un estado en el que el azúcar en la sangre está debajo de los niveles normales, hace que una persona quiera comer carbohidratos, que, cuando son digeridos, vuelven a subir el azúcar en la sangre. El ímpetu de comer azúcar y subir el azúcar en la sangre sigue surgiendo, porque años de una dieta alta en carbohidratos han creado una situación en la que se produce demasiada insulina y esto sigue bajando los niveles aumentados de azúcar, que se reponen con más carbohidratos.

Cuando hablamos con los pacientes y les preguntamos lo que sus padres les daban de comer cuando eran pequeños, y les preguntamos a los padres lo que ellos comían de niños, empezamos a ver una tradición de sobreabundancia de carbohidratos.

Digamos entonces que tengo un paciente, un hombre que ha estado enfermo y debilitado por años de consumo elevado de carbohidratos. ¿Cómo le llego? Le diría que tenemos que hacer pruebas exhaustivas.

Lo primero que hay que examinar aquí es el azúcar en la sangre. También tendría que hacer una prueba química, el conteo sanguíneo completo o CSC, que cuenta todos los glóbulos y examina la distribución de los diferentes tipos de células en la sangre. Pero lo más importante que haría es una prueba de la sangre para examinar las vitaminas y los minerales.

Sus nutrientes protegen cada célula y tejido de su cuerpo. Si toma algunos nutrientes, casi al azar, pero nunca ha sido examinado para ver sus niveles de vitamina B, vitamina C y otras, no conoce las áreas en las que puede tener deficiencia y lo que esa deficiencia puede hacerle a su salud.

También le diría al paciente que quiero ver los niveles de sus hormonas, particularmente aquellas producidas por la tiroides. Le diría que si su nivel de tiroides decae, a su cuerpo se le hace más difícil quemar azúcar, colesterol y grasa. Es decir, que se vuelve más difícil convertir la comida en componentes útiles para el metabolismo.

Cundo los doctores examinamos la tiroides, típicamente hacemos las pruebas TSH y T4. La TSH (la hormona que estimula la tiroides) es una secreción que regula la tiroides. La T4 mide la tiroxina (o T4), una de las hormonas producidas por la tiroides para regular las funciones del cuerpo. Aun si el cuerpo produce suficientes cantidades de T4, hay otras pruebas de la tiroides que vale la pena hacer. Tenemos que analizar la T3 (otra hormona producida por la tiroides) y estudiar cómo se asimilan la T3 y T4.

En otras palabras, la tiroides se tiene que evaluar de manera exhaustiva. A lo largo de mis veintiún años en este campo, he visto miles de pacientes con TSH y T4 normales, pero con la T3 baja. Esto indica que la tiroides aún no funciona bien. Es fundamental hacer exámenes completos y apropiados para entender la condición de salud de cada paciente.

Cuando evaluamos los niveles de las hormonas, no podemos limitarnos a la función de la tiroides. También tenemos que hacer pruebas de testosterona, tanto en hombres como en mujeres. La testosterona es importante por muchas razones: una de ellas, es que ayuda a quemar grasa y azúcar, disminuyendo el uso de estas sustancias por el cuerpo. Aquí, un desequilibrio puede contribuir a una capacidad debilitada de mantener los niveles apropiados de azúcar en la sangre.

Además de investigar sobre las vitaminas y los minerales, y de examinar las hormonas y el azúcar en la sangre, también me gusta examinar los diferentes factores de riesgo cardiovasculares. Algunos de ellos pueden ser mencionados aquí, entre los cincuenta que influyen. Un factor es el nivel de homocisteína. Los niveles altos de esta hormona en el cuerpo se han correlacionado con un mayor riesgo de enfermedades cardiovasculares [como se mencionó anteriormente en este libro]. Ahora, se está relacionando la homocisteína con la enfermedad de Parkinson y el alzhéimer. La proteína C-reactiva debe analizarse porque se crea cuando hay inflamación. También ocurre en cantidades elevadas cuando el exceso de azúcar ha dañado el revestimiento de los vasos sanguíneos.

Además de estas pruebas, también buscaría la presencia de bacterias, virus y parásitos. Una bacteria notable, la *Helicobacter*, ha sido implicada en el aumento de peso. Puede irritar el revestimiento del estómago, haciendo que la persona sienta más hambre.

El nivel de azúcar en ayunas, que simplemente es la presencia de glucosa en la sangre después de no comer durante un intervalo de tiempo, es otro factor que se debe examinar cuidadosamente. Para una medida, observaré el nivel de azúcar dos horas después de que la persona ha comido. Para otra medida, primero tomaré el nivel de azúcar en la sangre en ayunas y, si está un poco elevada, pediré que la persona salga a hacer ejercicio durante media hora. Luego, la tomaré de nuevo para ver cuánto se redujo el azúcar con la actividad.

Mientras más información recolectemos, mejor. Con frecuencia, esta es una herramienta educativa muy importante para el paciente.

Para continuar con mi paciente imaginario, después de examinarlo le pediría que escriba todo lo que come durante el día: desayuno, almuerzo, cena y meriendas. Entonces, me sentaría con él o ella para identificar las comidas malas que son altas en carbohidratos y las que tienen muchos radicales libres. Trabajaríamos para establecer metas para reducir el consumo de carbohidratos; inicialmente hasta 60, después 50 y quizás hasta 30 gramos por día. Entonces, el cuerpo podrá quemar tranquilamente el azúcar producida por esos carbohidratos. Mientras tanto, los triglicéridos se estarán desplomando. Los triglicéridos son grasas que en sí son un riesgo para el corazón. Con una dieta baja en carbohidratos, el cuerpo quema azúcar y triglicéridos rápidamente. No solo se bajan los niveles de colesterol y LDL, sino que el peso también baja.

Tras haber trabajado en esta rutina con el paciente, entonces el paciente tiene que volverse proactivo. El camino no es todo cuesta arriba. Psicológicamente, según empieza a progresar, se sentirá fortalecido para continuar y seguir con la nueva dieta y medir su progreso, ver adelgazar la cintura y sentir más energía. He visto que a medida que las personas documentan los cambios positivos que vienen de mejorar sus dietas, esto refuerza su voluntad de continuar haciendo cambios positivos.

Déjeme pasar de lo imaginario a un caso real. Tengo un caso buenísimo. Era un estibador de setenta y cinco años, un hombre muy grande y fuerte. Fue diabético durante treinta años y tenía el colesterol elevado desde hace muchísimo tiempo. Llego a mí diciendo que tenía la presión arterial alta y al menos cincuenta libras de sobrepeso, y que quería cambiar. Hicimos las pruebas de sangre y examinamos su azúcar. Hice que regresara en una semana para ver lo que comía en ese tiempo.

Después, analizamos su dieta y hablamos sobre su consumo de proteína, carbohidratos y grasas. Para él fue muy educativo y le abrió los ojos. Empecé a prepararle un plan y le expliqué lo que quería que hiciera, diciéndole yo lo encaminaría durante todo el proceso. Empezó a bajar su azúcar y a adelgazar. Un mes después, ya no era diabético. Fue asombroso. Después de treinta años de ser diabético, ya no lo era. Para el tercer mes, había perdido cincuenta y cinco libras. Esta es solo una de tantas historias.

Los pacientes como él están mejor preparados para tomar decisiones porque están educados sobre el resultado de tales decisiones. No solo escribo recetas y les digo a los pacientes qué hacer; sino que también les explico las cosas para que, por ejemplo, aprendan la importancia de las vitaminas B, la vitamina C, el magnesio, el potasio y todos los minerales.

Por poner un ejemplo, le menciono al paciente diabético que el cromo es ideal porque ayuda a estabilizar el azúcar en la sangre. El sulfato de vanadio también parece tener este efecto. También enfatizo en que la vitamina C intravenosa puede revertir el daño al revestimiento de los vasos sanguíneos producido por la diabetes.

Una vez que el paciente ha establecido una dieta nueva y ha sido educado sobre cómo equilibrar sus niveles de vitaminas, minerales y hormonas, tenemos que abarcar el tema de los hábitos de ejercicio. Para los que están relativamente en buena forma, les recomiendo que caminen un poco todos los días. Si los pacientes tienen problemas con las piernas, les recomiendo que prueben una bicicleta de ejercicio. Lo importante es que completen por lo menos una actividad física al día. En la medida en que hagan eso, podemos seguir adelante. Para progresar, les digo que sumen cinco minutos adicionales a sus regímenes cada semana. Pronto son capaces de completar rutinas más agotadoras y los resultados se tornan más dramáticos.

De aprender sobre mis métodos, el paciente verá que el verdadero éxito depende de usar una combinación de terapias. Estas deben implementarse monitoreando y observando cuidadosamente los resultados para que, en caso de que la salud de la persona no mejore, sea posible hacer los cambios y aliviar las condiciones del paciente. Para revisar los pasos una vez más, he encontrado el éxito de esta forma: aprendo sobre el paciente, examino su salud y después trabajo con el individuo para desarrollar un plan integral de dieta, ejercicio y cambio de estilo de vida. Luego, después de que el plan se ha implementado, vuelvo a examinarlo todo para asegurarme de que estamos logrando los resultados deseados. Así es cómo podemos conquistar la diabetes.

Dra. Patricia Gerbarg

Patricia L. Gerbarg, MD. es profesora clínica auxiliar de Psiquiatría en la Universidad Médica de Nueva York y ha mantenido su práctica privada por 25 años. Gerbarg ha tenido numerosas posiciones académicas.

Soy una psiquiatra integrativa, lo que significa que he sido entrenada tradicional y clásicamente, y que también estoy educada en tratamientos complementarios. Como psiquiatra, aspiro a mejorar la salud de mis pacientes y a reducir su necesidad de medicamentos. Una de las áreas en las que tomo un interés particular es observar el sistema de respuesta al estrés y cómo el estrés nos afecta psicológica y físicamente.

Entonces, ¿qué es el estrés? Cuando las personas están bajo estrés, se sienten ansiosas, preocupadas, asustadas y, a menudo, abrumadas. Sus sentimientos se pueden sumar diciendo que se sienten *inseguras*.

Vamos a tener presente que todo en nuestro cuerpo está equilibrado. Hay un *yin yang* para todo, incluyendo la respuesta del cuerpo al estrés, que se puede dividir entre las acciones de los sistemas simpáticos y parasimpáticos.

El sistema simpático responde a las amenazas o el peligro, es decir, a la sensación de inseguridad, preparándonos para pelear o escapar. Hay una cantidad de adrenalina aumentada, y se aceleran el ritmo cardiaco y la frecuencia respiratoria. Esta preparación es algo que los humanos desarrollamos para sobrevivir cuando se enfrentaban amenazas intermitentes, de corto plazo, como cuando el tigre diente de sable salía brincando de la jungla y el humano naciente tenía que salir corriendo. Una vez que la amenaza ha pasado—cuando se había escalado un árbol hasta que se fuera el tigre—el sistema simpático se vuelve a tranquilizar.

Un problema en nuestra cultura es que el sistema no tiene suficiente tiempo de tranquilizarse, porque las personas se ven amenazadas por todas partes, como si hubiera un tigre diente de sable detrás de cada árbol.

El contrapunto al sistema simpático es el sistema parasimpático, que se activa cuando ya ha pasado la amenaza. Mientras que el sistema simpático acelera al corazón, el parasimpático lo devuelve a su ritmo. Lo mismo ocurre con la respiración: el simpático la acelera y el parasimpático la reduce. Este es el balance del cuerpo que mencioné.

Nuestras vidas modernas no tienen estresores ocasionales de amenaza para la vida como los que tenían nuestros ancestros por la existencia de los depredadores prehistóricos. Sin embargo, tenemos diferentes tipos de estresores, particularmente las amenazas a la estabilidad. Nos preocupamos por la pérdida del trabajo o los seres queridos y tenemos miedo por nuestra salud. Cualquiera de estas cosas puede ser exacerbada por un evento, como si su compañía anunciara que van a eliminar posiciones. Cuando los miedos repentinamente se vuelven agudos, lo que ocurre constantemente en las vidas de las personas, el sistema simpático se altera. Cuando esto sigue ocurriendo—imagine, por ejemplo, el estado de nervios de los trabajadores de una compañía que tiene dificultades financieras que pueden causar que cierre, dejándolos sin trabajo—el sistema simpático esta crónicamente sobreactivado. Un sistema simpático que está constantemente alarmado inhibe la producción de insulina y afecta negativamente el metabolismo de la glucosa, como también la presión arterial.

Como los sistemas parasimpáticos y simpáticos están conectados para funcionar en armonía, entonces, si uno se desequilibra, el otro pronto le sigue. Con un sistema simpático sobreactivado, el sistema parasimpático usualmente responde volviéndose menos activo. Todo se alborota.

Vamos a examinar el sistema parasimpático más cuidadosamente para ver el papel clave que puede desempeñar, cuando no funciona bien, en el desarrollo de la diabetes. Puede parecer que este sistema, que baja los niveles de agitación del cuerpo, sea menos crucial que el otro. Después de todo, es el otro el que protege a la persona cuando sale un tigre diente de sable. Sin embargo, como esta discusión ha sugerido, los dos sistemas que controlan el estrés son de igual importancia.

Quiero hacer un comentario sobre la forma en la que funciona el sistema parasimpático. Los dos nervios vagos son las vías principales del sistema parasimpático. Salen del tronco cerebral y viajan por el pecho hasta la cavidad abdominal, donde se dividen hacia todos los órganos y tejidos internos. La palabra vago viene del latín *vagus*, que significa 'viajero'; un nombre apropiado porque estos nervios viajan a todas partes haciendo conexiones en el cuerpo.

Para devolver el cuerpo a un estado más tranquilo, estos nervios llevan mensajes del cerebro abajo, hasta el cuerpo, y, al mismo tiempo, llevan información sobre el estado del cuerpo arriba, hasta el cerebro, que usa la información para tomar decisiones sobre las reacciones internas y externas. De este proceso se puede ver que el sistema parasimpático es de importancia crítica.

Si, en un estado excitado, el cuerpo tiene un exceso de glucosa en la sangre, entonces cuando pasa la emoción y es tiempo de que el cuerpo se calme, la glucosa tiene que ser eliminada. El proceso de calmar es controlado por el sistema parasimpático y, siguiendo su función, el nervio vago estimula el páncreas. Cuando el nervio vago se activa, se dispara la insulina, cuya función, como ya sabemos, es eliminar la glucosa de la sangre. Además, aparte de tranquilizar al cuerpo después de reacciones al estrés alto, el sistema parasimpático y el nervio vago son críticos en el manejo óptimo del nivel de glucosa en la sangre después de que usted come.

La próxima parte es fácil de entender. Se requiere un sistema parasimpático bueno y robusto para tener una respuesta sana a la insulina y un manejo apropiado de la glucosa. Cuando el sistema parasimpático está lento o eclipsado por el sistema simpático, como en los escenarios que tratamos, esto provoca trastornos del metabolismo de insulina, que contribuyen a la obesidad, factores de riesgo cardiovasculares y diabetes.

Ahora vamos a ver cómo se puede reparar el desequilibrio entre los dos sistemas que responden al estrés. En la siquiatría existen medicamentos para el sistema simpático: se trata de fármacos ansiolíticos que funcionan para amortiguar temporalmente el sistema simpático. Tristemente, no hay medicamentos para reforzar o impulsar al sistema parasimpático. Sin embargo, hay otras formas, no basadas en medicamentos, de reforzar y activar el sistema parasimpático, un área de investigación en la que me he enfocado por más de diez años.

Ciertas actividades ayudan al sistema parasimpático. No es sorprendente que estas actividades incluyan establecer lazos, el amor y las relaciones íntimas. Por ejemplo, acurrucarse con alguien a quien se ama y compartir sentimientos de amor normalmente activa el sistema parasimpático. Este es el tipo de sentimientos que tradicionalmente hacen que una persona se sienta mejor, porque, después de todo, si uno se siente amado y aceptado, es más fácil tolerar los ataques a la autoestima causados por cosas como la pérdida del trabajo o un evento menos drástico, que son tan comunes hoy en día. Por eso es que las señales de amor, intimidad, conexión y seguridad asisten al sistema parasimpático. Y puedo añadir que no es un tratamiento desagradable, como tantos otros remedios para la salud. Por el contrario, es placentero y divertido.

Más allá de estas prácticas, a las que se les puede llamar "remedios caseros," mis investigaciones me han llevado a examinar una serie de prácticas en la conexión entre mente y cuerpo, y creo que algunas de ellas pueden ayudar a equilibrar el sistema simpático/parasimpático que está alborotado. No soy el único que ha investigado esta rama; ya otros científicos han seguido el camino de examinar los beneficios del yoga y otras prácticas de la mente y del cuerpo. Investigadores de la Universidad de Virginia revisaron más de setenta estudios y concluyeron que estas prácticas pueden reducir significativamente los factores de riesgo en personas con síndrome metabólico, resistencia a la insulina y problemas cardiovasculares. Y se pueden añadir los veinticinco estudios que demuestran el impacto positivo de estas prácticas en personas con diabetes tipo II.

Mi investigación me llevó a buscar entre las diferentes prácticas de la mente y del cuerpo para encontrar las que proveen el mayor impacto en el menor plazo de tiempo. Esto lo hice porque reconozco que la gente de hoy que quiere practicar yoga no puede dedicarle ocho horas, como hacían los maestros indios en sus *ashrams*. He descubierto que, incluso en un intervalo limitado, ciertas prácticas hechas con movimiento, respiración y meditación particular pueden ofrecer múltiples beneficios.

Voy a concentrarme aquí en la respiración. Da la casualidad de que tuve el privilegio de trabajar en un estudio sobre personas que sobrevivieron el tsunami de 2004 en el sureste de Asia. Y déjeme decirle que, si podemos estudiar a personas que tienen trastornos de estrés extremos y encontrar cosas que les ayudan, entonces esas mismas prácticas valiosas beneficiarán a individuos que están sufriendo del estrés diario, menos severo.

En nuestro estudio de 183 refugiados, aprendimos que con un programa de respiración de ocho horas obtuvimos una reducción de los síntomas de trastorno de estrés postraumático y una reducción sorprendente del 90 por ciento en los síntomas de la depresión.

También hicimos un estudio con veteranos de la guerra de Vietnam que tenían trastorno de estrés postraumático resistente al tratamiento y que mostraron una reacción increíble a las prácticas de mente y cuerpo, especialmente a los programas de respiración. Más recientemente, en los últimos años, hemos estado trabajando con personas afectadas por los ataques al Word Trade Center. Aquí también hubo reducciones en muchos de los parámetros de estrés y de ansiedad postraumática después de talleres que les enseñaron métodos de respiración y otras prácticas de la mente y el cuerpo. Estos estudios ciertamente son alentadores.

Los más obvio es que cuando una persona que está sintiendo estrés se detiene y se concentra en su respiración, él o ella está escuchando su cuerpo y no participa en actividades de angustia o distracción, como ir corriendo al refrigerador a comer cosas poco saludables para consolarse.

Sin embargo, hay más. De todas las actividades automáticas del cuerpo, como el latir del corazón o la digestión, la única que puede ser voluntariamente controlada es la respiración. Cuando se cambia determinadamente el patrón y la velocidad de la respiración, se cambian los mensajes enviados a miles de receptores en los pulmones, la cavidad del pecho, la faringe y la garganta, y todos están conectados al nervio vago y el sistema parasimpático. Un patrón de respiración relajado, profundo y fluido envía por el nervio vago un mensaje que dice: "¿Sabes qué? En realidad, todo está bien. No hay peligro, ya te puedes relajar." Idealmente, esto anula los otros mensajes que el cuerpo puede estar enviando para correr en la otra dirección.

La respiración es poderosa. Lo que nosotros los científicos quisiéramos encontrar es la piedra de Rosetta, el descubrimiento arqueológico que permitió que se tradujeran los jeroglíficos egipcios. ¿Cuál es el lenguaje de la respiración? ¿Qué ritmo y velocidad comunican cuáles mensajes al cerebro? Si pudiéramos entender qué patrones de respiración interactúan con el cerebro para que este responda ejecutando las funciones fisiológicas de la manera más terapéutica y tranquilizante para que el cuerpo se sienta seguro, esto tendría múltiples e increíbles beneficios, incluyendo revertir el descarrilamiento parasimpático que contribuye tan fuertemente al desarrollo de la diabetes.

Dr. Richard Brown

El Dr. Richard Brown es profesor clínico auxiliar de Psicología en la Universidad de Columbia. Después de recibir su título de MD en 1977 de la Escuela de Médicos y Cirujanos de la Universidad de Columbia, Brown completó su residencia y su especialidad en Psicología y Farmacología en el Hospital de Nueva York. Ha recibido numerosos premios y ha escrito más de ochenta artículos y capítulos en libros sobre tratamientos farmacológicos, estudios clínicos y métodos complementarios en la psiquiatría.

El estrés es un factor en la mayoría de las enfermedades. El estrés surge como reacción a cualquier cambio que experimentamos, tanto los que ocurren dentro de nosotros como los que ocurren en nuestro entorno. El mayor estrés que veo viene de la separación y la pérdida emocional, pero cualquier cambio, hasta uno positivo, activa el sistema de reacción al estrés.

Por ejemplo, casarse puede ser un gran estrés para la gente. Mudarse a un mejor lugar o aceptar un trabajo que se quería puede causar mucho estrés.

Cuando el sistema que responde al estrés está activado por demasiado tiempo, como suele ocurrir en nuestra sociedad, quema mucha energía. Como respuesta, es común que consumamos alimentos como fuente de energía, tales como los carbohidratos, que son energía rápida. Pero la comida es solo una de las fuentes de las que cobramos energía. La energía también viene de dormir, del balance apropiado entre descanso y ejercicio, y de la respiración. Me pregunto si las personas adquieren la energía que necesitan reemplazar de las fuentes correctas. Se puede estar treinta o cuarenta días sin comer y quizás cinco o seis sin dormir. En cambio, en nuestra sociedad muchos duermen lo suficiente, pero no pueden pasar media hora sin comer algo.

La respiración es aún más esencial. Solo se pueden pasar unos minutos sin respirar. Sí, la calidad de su respiración juega un papel importante para determinar el balance de su sistema de reacción al estrés. Si es calmada y relajada, esto ayudará al sistema parasimpático que, a su vez, relaja y recarga al sistema antiinflamatorio.

Ahora bien, cuando una persona está bajo estrés, él o ella frecuentemente se enfoca en el mundo externo. No debe sorprender que en una sociedad como esta, en la que nos bombardean con anuncios de productos que supuestamente resuelven todos los problemas, alguien influenciado por esta propaganda ubicua busque inmediatamente una solución afuera. En esta forma de operar externamente, uno no es consciente de las señales del cuerpo, y rara vez se pregunta, cuando va a tomarse un refresco azucarado: ¿Realmente necesito esto? ¿O será que me siento solo o vacío emocionalmente y necesito un poco de confort?

Lo que mis pacientes están aprendiendo es que, en vez de usar ese refresco, pueden obtener resultados similares ¡simplemente usando la respiración!

La persona promedio respira de quince a dieciocho veces por minuto. Cuando respira cinco o seis veces por minuto, su sistema cambia el ritmo. Comunica tranquilidad al cuerpo y empieza a equilibrar su sistema de reacción al estrés y su sistema reparador tranquilizante. [En la sección previa, la Dra. Gerbarg los llamó los sistemas simpáticos y parasimpáticos]. Estos se armonizan al ralentizar su respiración.

Déjeme citar un caso. Una mujer de 300 libras de peso fue obligada a ir a uno de nuestros talleres de respiración y meditación, que combinan técnicas de yoga con el *qi gong* de China. Le digo que estaba aterrorizada de ir, pero no había forma de que participara en un programa de caminar o montar bicicleta. Se esforzó por ir y se veía muy asustada cuando llegó.

Al cierre del curso de varios días, ella dijo: "¡Ahora estoy tan consciente de mi cuerpo, después de hacer este curso! ¡Y amo mi cuerpo de nuevo!" Hablé con ella sobre su nuevo sentimiento sobre sí misma y, muy pensativa, tuvo una respuesta muy articulada. Continuó: "Odiaba mi cuerpo y evitaba pensar en él. Una forma en la que evitaba hacerlo era usando la comida como distracción. Todo el tiempo quería estar separada de la gente porque pensaba que no le gustaría a nadie de la forma en que soy. Esto me hacía sentir más sola, otra cosa en la que intentaba no pensar."

Con una consciencia nueva, impulsada por el taller, pero que fue desarrollada con el tiempo, empezó a escuchar las señales de su cuerpo cuando le indicaban no solo la hora adecuada para comer, sino la cantidad correcta que debía consumir. Normalmente, cuando comía, no le ponía atención a las señales de su cuerpo. Era como si no estuviera presente cuando estaba comiendo. Estaba viendo televisión o hablando con amigas. Es difícil controlar las porciones o velar lo que comes cuando no prestas atención.

Esta mujer casi se convierte en modelo a seguir. Según se volvía consciente de los mensajes de su cuerpo, que le decían, por ejemplo, cómo los alimentos que comía la afectaban, estaba mejor preparada para discernir, y pudo diferenciar entre las comidas que la saciaban a largo plazo y las que solo le daban un poco de energía rápida.

Todo esto significa que desarrolló una relación muy diferente con su complejo mente-cuerpo-espíritu, y se sintió empoderada para continuar haciendo cambios en su vida. Cada día practicaba un poco más y hacía un poco más de movimiento. No le tomó mucho tiempo. También empezó a implementar la meditación pacífica y la oración. No estaba comiendo tanto; no le hizo falta porque se sentía más conforme con su vida, que por fin marchaba en la dirección correcta, y estaba más conectada a las señales de su cuerpo. Entonces rebajó, como cuestión de hecho. Y todo empezó con su respiración.

Los bebés tienen una respiración muy relajada que equilibra sus sistemas, pero como adultos tenemos que esforzarnos para recuperar ese tipo de respiración. Hasta los científicos están estudiando esta entrada relajada del aire, a la que llaman respiración coherente o resonante. Su meta es respirar de una forma que ayude a sincronizar el cerebro, el corazón y los pulmones utilizando el flujo sanguíneo como uno de los reguladores. Las investigaciones de los científicos modernos que miran hacia el futuro de este tema están relacionadas con el pasado, ya que este tipo de respiración fue recomendada en los antiguos textos chinos.

Una forma sencilla de trabajar hacia patrones mejores y más resonantes de respiración es practicar respirar alrededor de cinco veces por minuto. En este ejercicio, el punto no es solo calmarse lentamente, sino llevar la atención hacia adentro. Es importante sentarse de manera cómoda y fácil, pero con la columna recta. Con los ojos cerrados, ponga su atención a sentir el aire entrando a su nariz, garganta, pecho y barriga. Trate de reemplazar el ruido mental con esta consciencia del movimiento de ese suspiro por todos los canales del cuerpo.

Esta, por cierto, es la rutina de respiración que siguió mi paciente que anteriormente pesaba 300 libras. Haciéndolo, ella se volvió tan sintonizada a las señales de su cuerpo que pudo dejar atrás los antojos que su cuerpo no quería, dejando de usar la comida para sentirse mejor. En cambio, encontró otras formas de confortarse: relacionarse con la gente, dormir bien, salir a caminar o simplemente ponerse en contacto con su cuerpo a través de movimientos leves. Ella utilizó el tiempo de respirar para escuchar las señales que se había acostumbrado a ignorar.

Ella llegó a nuestra clase asustada y salió hecha una modelo tanto para mí, al demostrar la forma en que la gente puede hacer cambios positivos acumulativos que los sacan de un estado deprimido, como para los lectores, que pueden emularla en su forma de coordinar la mente, el cuerpo y el espíritu en el proceso de volverse conscientes de su mundo interior, como camino real hacia el crecimiento personal y la salud.

Dra. Sabina Grochowski

Sabina Grochowski es una internista que ha tenido su práctica privada durante los últimos trece años. Después de graduarse de la escuela de medicina, completó su residencia en medicina interna y su especialidad en medicina pulmonar. Mientras desarrollaba su práctica, trabajó como doctora de emergencia durante muchos años. Ella cree que la medicina tradicional no atiende al paciente entero. Es un modelo en blanco y negro que dice que el paciente está en buena salud o está enfermo. Para ella, hay un lugar entre ambas cosas, un lugar de movimiento hacia una mejor salud cuando el paciente modifica o cambia la dieta y el comportamiento para mantener la mocedad, la vitalidad y la alegría.

Hoy, muchos asignan firmemente la responsabilidad de adquirir enfermedades debilitantes sobre los hombros frágiles de los pacientes, pero nadie habla sobre los practicantes del cuidado médico. No pienso tanto en las intervenciones de los practicantes, sino en sus mentalidades.

En un caso típico, un paciente tiene unos resultados de sangre normales, así que el doctor le dice a él o ella que todo marcha bien. En un par de años, extrañamente, no todo marcha bien. El paciente tiene diabetes, cáncer o ataques al corazón. Esto se debe a una mentalidad médica que considera que la gente solo puede estar en una de dos categorías: enferma o saludable.

Yo creo en otro modelo. Creo que hay un punto medio cuando una persona no tiene una enfermedad, pero está progresando hacia tenerla. Ciertamente es difícil diagnosticar una enfermedad en su etapa más temprana; sin embargo, cuando se agarra al principio, es muy fácil de curar. Al contrario, es fácil diagnosticar, pero muy difícil curar, una enfermedad en maduración. Los doctores que he mencionado esperan hasta que una enfermedad llegue a su etapa final antes de intervenir, y a esas alturas hay muy poco que hacer para curarla.

Para atrapar a la diabetes en su etapa temprana, hace falta realizar pruebas exhaustivas. Me gusta examinar la fatiga adrenal (cuando las glándulas adrenales funcionan insuficientemente), el intestino permeable (cuando el revestimiento del intestino está dañado) y la disbiosis del estómago (un desequilibrio de bacterias en el intestino). Me enfoco en el estómago porque juega un papel importante en la mayoría de las enfermedades. De hecho, con las dietas de este país y las toxinas a las que estamos expuestos—incluyendo metales pesados—todo lo cual es procesado por el intestino, la mayoría tenemos algún problema de intestino permeable.

Debido a estos problemas del tracto digestivo, empiezo buscando la disbiosis del estómago. Me gusta hacer una prueba exhaustiva de las heces para ver si hay una sobreproducción de bacterias u honguillos—que son índices negativos—y, por el lado positivo, para ver si los lactobacilos y otros probióticos (microorganismos sanos) están equilibrados. Si existen complicaciones, empiezo reparando primero el tracto digestivo.

Siguiendo a los exámenes del tracto digestivo, examino la posibilidad de que el paciente tenga el síndrome metabólico [que es, como vimos anteriormente en el libro, el nombre de un serie de factores de riesgo que aumentan su posibilidad de tener diabetes]. Esto compagina con mi filosofía de identificar la enfermedad en sus etapas tempranas. El aumento de peso, por ejemplo, es una posible señal de que el paciente está progresando hacia la enfermedad. No he visto muchos diabéticos tipo II flacos.

Analizo la glicohemoglobina (la cantidad de glucosa en la sangre) y la glucosa postprandial (el nivel de azúcar en la sangre después de que el paciente ha comido), que deber ser de menos de 110. Todas estas medidas pueden ser utilizadas para determinar si el paciente tiene el síndrome metabólico.

Los exámenes deben ser exhaustivos, así que mientras inspecciono los elementos obvios, como los niveles de insulina, también analizo si hay disfunción endotelial—el endotelio es la capa de células que reviste los vasos sanguíneos—y otros indicadores, como la interleucina 6, una señal de inflamación.

Otro factor a considerar es que todas las personas que padecen de diabetes probablemente tengan hipertensión, así que observo las características clásicas de esta enfermedad. Entonces, busco evidencia de la disfunción diastólica ventricular izquierda, que ocurre cuando hay un trastorno en el ventrículo, que se llena de sangre (fase de la diástole). Esto suele ser causado por la presión alta (conocida como hipertensión).

Al finalizar los exámenes, llego a mis conclusiones y empiezo el tratamiento. Para comenzar, abordo principalmente asuntos sobre el estilo de vida, incluyendo la dieta y el ejercicio. También implemento un programa de suplementos.

Soy extremadamente consciente del peligro de los metales pesados en esta etapa, porque pueden desplazar los nutrientes del individuo. Por ende, le hago una desintoxicación de los metales pesados. Con algunos pacientes he utilizado la terapia de la quelación, introduciendo nutrientes y suplementos al cuerpo para sacar los metales pesados.

Con un paciente, usé una combinación de n-acetilcisteína, ácido alfa-lipoico, cardo lechoso y otros nutrientes. Para complementar estos suplementos, le receté aceite de pescado, CoQ10, cromo y quercetina. Su cuenta de glicohemoglobina, la medida de la glucosa en la sangre, bajó de 11.5 a 6.5. Todos nos sentimos orgullosos de su logro.

Los éxitos como este ocurren cuando la enfermedad de una persona está progresando y es contrarrestada en una etapa temprana. Ser consciente de peligros potenciales antes de que se convierten en peligros reales es la mejor formar de combatir a la enfermedad.

Dr. Martin Feldman

El Dr. Martin Feldman es un pionero en medicina complementaria y ha desarrollado terapias naturales a lo largo de más de veinte años de carrera médica. En su oficina, en

*el lado este de Manhattan, aplica su amplia experiencia a
una extensa base de clientes con problemas relacionados
a la digestión, la energía, la inmunidad, la alergia, la piel
y la artritis.*

Cuando la gente dice correctamente que hay una epidemia de
diabetes en América, generalmente miran el tema de manera muy
limitada. El problema principal es una epidemia de glucosa mala
en la sangre. Si la diabetes, que es el nivel elevado de azúcar en
la sangre, representa un lado del problema, entonces el otro es la
hipoglucemia, que significa que el azúcar está baja. La hipoglucemia también se encuentra en proporciones epidémicas en este país.
El cuerpo tiene un termostato que controla la glucosa en la sangre
minuto a minuto, y la glucosa tiene que mantenerse a cierto nivel. Si
sube mucho o baja demasiada, el individuo tiene problemas.

La hipoglucemia es más fácil de pasar por alto que la hiperglucemia (cantidades excesivas de azúcar en la sangre) porque ocurre
por episodios, es decir, que el nivel de azúcar puede estar muy bajo
durante parte del día y regresar a niveles normales más tarde ese
mismo día. Hasta los síntomas, como los dolores de cabeza, son
episódicos. Muchos aprenden que si comen un poco, los síntomas
se desvanecen.

Ambos factores, la esencia transitoria de los síntomas y el descenso temporal del azúcar, hacen que la hipoglucemia sea difícil de
detectar. Por ejemplo, observe cuando un doctor prueba el azúcar
en sangre. El nivel está determinado por un solo momento: cuando
la aguja se inserta en el brazo para sacar sangre. Generalmente, la
glucosa en ese punto es lo único que el doctor toma en cuenta. Esto
estaría bien si el nivel de azúcar en la sangre fuera inmutable, pero,
como hemos visto, este no es el caso con la hipoglucemia.

La única forma de llegar realmente al grano del asunto y ver si la
persona sufre de azúcar baja es administrar una prueba de tolerancia a la glucosa. Si es hecha apropiadamente, se toma durante cuatro

o cinco horas porque la glucosa puede estar normal en las primeras dos horas y luego, digamos que en la cuarta o quinta hora, la hipoglucemia es aparente.

Si el doctor quisiera llevar los exámenes más lejos, podría examinar algunos de los problemas de la sangre observando, por ejemplo, la hemoglobina HgbA (la parte de la sangre que carga el oxígeno) y darle una prueba de A1C (para medir el nivel de azúcar a lo largo de un periodo de tiempo).

Como pocas personas se hacen la prueba de tolerancia a la glucosa, y pocos doctores la ofrecen o evalúan los demás parámetros para ver si la persona tiene hipoglucemia, un paciente que sospecha que tiene un problema debe empezar haciendo su propio diagnóstico. ¿Cómo? Siendo consciente de su propio comportamiento y de ciertos síntomas. Los hipoglucémicos a menudo cargan comida con ellos porque saben que cuando se sienten mal tienen que comer algo. Este tipo de persona tiende a sentir antojos por carbohidratos. También siente la necesidad de tomar cafeína. Si un individuo está haciendo estas cosas: cargando comida para emergencias y deseando cafeína y carbohidratos, es probable que la persona sea hipoglucémica.

En un autodiagnóstico, los síntomas clave que se reconocen están relacionados con el cerebro porque, si el nivel de glucosa baja demasiado o muy rápidamente, afecta al cerebro. El cerebro funciona con la glucosa. Así que un hipoglucémico experimenta dolores de cabeza episódicos, que vienen y van según las fluctuaciones del nivel de glucosa. Tal persona también sufrirá momentos de ofuscamiento y mareos.

El autodiagnóstico es extremadamente útil, pero autotratarse no lo es. Muchos piensan que pueden aliviar la hipoglucemia sencillamente comiendo comidas pequeñas, frecuentes y llenas de proteína. Eso ayudará, pero no hará nada para arreglar el problema.

¿Por qué el azúcar de una persona baja demasiado? Hace un momento me referí al termostato del azúcar. Este termostato controla la producción de insulina y de glucagón en el páncreas, la producción de hormonas de las glándulas adrenales y el papel del hígado en el glucógeno. Estos tres componentes son muy significantes. Para remediar la hipoglucemia, hay que recalibrar el termostato. Esta es la raíz del problema que comer pequeñas comidas no aborda ni alivia.

Déjeme analizar cada uno de estos tres componentes, sugiriendo terapias que ayudarán a cada órgano.

Al páncreas le gustan muchísimo los siguientes nutrientes. El primero es el cromo. Una buena dosis para empezar es la de 200 microgramos. Para algunos individuos, esta cantidad debe ser el doble o hasta el triple. El picolinato de cromo y otros tipos de cromo son efectivos, además de económicos y seguros de tomar. El próximo es el zinc. Los pacientes de hipoglucemia deben empezar con 20 miligramos, y puede que necesiten aumentar la dosis a 40 o hasta 60 mg para tonificar el páncreas. Luego viene el manganeso. Comúnmente, se requieren 10 miligramos para ayudar a reequilibrarlo. El complejo de vitamina B (50 miligramos por cápsula o más) de tres a cuatro veces al día es sumamente útil.

Vamos a pasar a las glándulas adrenales. Mientras que las complicaciones con las glándulas adrenales pueden ser más complejas que aquellas relacionadas con el páncreas, responden bien al tratamiento.

Antes de abundar sobre las medidas terapéuticas, es necesario investigar el estado de este órgano. Se puede empezar con una evaluación DHEA-S, una simple prueba de sangre que mide la función adrenal. Si las adrenales están debilitadas, el DHEA-S estará bajo.

Otra cosa que se debe observar es el cortisol, una hormona producida por las adrenales. Es mejor probarlo por la mañana, cuando los niveles de cortisol están más altos. Es difícil probarlo en una oficina médica, porque sube a su máximo como treinta minutos después de que el paciente despierta. No sería fácil despertarse, vestirse y llegar a la clínica en media hora, pero es posible evadir esta dificultad recolectando una muestra de saliva treinta minutos después de que despierte. La muestra se envía por correo al laboratorio en un frasquito adentro de un sobre regular. Para un análisis más exhaustivo, el individuo puede recolectar muestras cada par de horas a lo largo del día, guardándolas en frascos para enviarles después al laboratorio.

Una prueba útil de las adrenales es la prueba de presión arterial Ragland. Un paciente se toma la primera medida acostado y, luego, se pone de pie rápidamente y se toma la segunda medida. Bajo circunstancias normales, cuando un individuo se para de esa manera, el cerebro requiere un aumento repentino de glucosa y la presión arterial debe subir. Sin embargo, cuando las personas tienen una función adrenal insuficiente, comúnmente no hay un cambio en la presión arterial cuando se pasa de estar acostado a estar de pie porque el azúcar en la sangre no es regulada de manera apropiada por la glándula. Inclusive, la presión puede caer, dejando a la persona mareada.

Una vez que las pruebas se han completado, podemos pasar al proceso de sanación. Aquí he encontrado que la vitamina C es de sumo valor, como el ácido pantoténico y la hierba *Rhodiola*.

El hígado es la tercera parte del termostato regulador de la glucosa y, como ocurre con las adrenales, uno tiene que evaluar su estado cuidadosamente. Un peligro aquí es que cuando un doctor sospecha que el hígado está desequilibrado, evalúa dos enzimas del hígado: la AST y la ALT. Sin embargo, el hígado tiene que estar en un estado deplorable para que aparezcan estas enzimas. Es necesario usar otras pruebas que revelan problemas del hígado antes de que llegue a un estado de crisis. Una de estas es hacer un chequeo de los meridianos del hígado con un acupunturista. Esto ayudará a detectar el problema temprano.

Como ocurre con otros elementos en el sistema, el hígado se puede equilibrar. Yo recetaría el cardo lechoso como una hierba sanadora excelente para este problema. Comoquiera, el principal objetivo es limpiar el cuerpo de todo veneno, aclarar la mente de revoltijos y ansiedad, y limpiar el ambiente de influencias nocivas. En otras palabras, hacer una desintoxicación completa de la mente, el cuerpo y el ambiente. El individuo puede trabajar con el terapeuta para implementar el programa.

Aunque puede dar la impresión de que la hipoglucemia—tener el azúcar baja—es opuesta a la diabetes, que está caracterizada por el azúcar alta en la sangre, en el espectro cualquier trastorno de la cantidad óptima de glucosa en la sangre llevará a la enfermedad. Después de que una persona ha sido hipoglucémica por muchos años, él o ella terminan con diabetes. Lo he visto en cientos de pacientes.

Las causas de ambas, hipoglucemia e hiperglucemia, han sido brevemente explicadas. Hay un triángulo de órganos—el hígado, las glándulas adrenales y el páncreas—que trabajan en conjunto para regular el azúcar en la sangre, formando, como dije, el termostato de glucosa del cuerpo. Aquellos que están en peligro de desarrollar diabetes, especialmente los que a través del autodiagnóstico han despertado a la posibilidad de tener hipoglucemia, deben examinar todos estos órganos para ver si funcionan bien. Y, si hay función reducida en uno o en todos ellos, hay que tomar medidas sanas y apropiadas para revigorizarlos y asegurar que el termostato esté funcionando bien para tener una vida sana y balanceada.

Capítulo 5

¿Las vacunas contribuyen a la diabetes?

En esta encrucijada, deseo encaminar la discusión de dos formas. Primero, déjeme hablar sobre las causas de la diabetes de una manera un poco diferente. Hasta ahora, al examinar estas causas, he considerado los hábitos, como un estilo de vida sedentario y comer mal, que, aunque forman parte del estilo de vida del individuo, son fuertemente promovidos por los medios de comunicación y por muchas prácticas institucionales. Pero aún no he hablado de la posibilidad de desarrollar diabetes por ignorancia médica *involuntaria*.

También he prestado casi toda mi atención a la diabetes tipo II, que es la forma que se contrae más tarde en la vida y está asociada con el estilo de vida. Esta es la forma de la enfermedad que, en la superficie, es más receptiva al tratamiento. Por la otra parte, la diabetes tipo I (diabetes juvenil) a veces parece estar predestinada, porque un niño la puede contraer (como se teorizó en un escenario) de una infección que causa daño permanente al páncreas, inhabilitándolo para que no pueda repartir cantidades adecuadas de insulina. En esta sección, pondré mi atención en la diabetes tipo I y consideraré si su ocurrencia ha sido provocada por ciertas prácticas médicas.

En otras palabras, he considerado lo peligrosas e ineficientes que son muchas vacunas, pero en este libro el enfoque se centrará en las vacunas que la evidencia vincula a la ocurrencia de diabetes en animales o humanos. Lo que dicen los investigadores que he destacado aquí es que ha habido algunos casos de poca significancia estadística en los que la enfermedad sigue a las vacunas, pero no una epidemia de diabetes juvenil impulsada por las vacunas.

Como mencioné anteriormente, la diabetes tipo I se considera una enfermedad autoinmune. En tal caso, el sistema inmunitario, cuyo propósito es pelear contra los virus y otras entidades invasoras, equivocadamente percibe a algunas de sus propias moléculas como invasores ajenos y las ataca. Para los diabéticos tipo I, lo que el sistema inmunitario está atacando son las células pancreáticas que producen insulina. Por eso es que, como dije, los que sufren de diabetes juvenil probablemente tengan que inyectarse insulina durante toda la vida para reemplazar la insulina que sus cuerpos no pueden producir. También abundé sobre algunas de las complicaciones que pueden desarrollar quienes padecen de esta condición. La enfermedad puede llevar a la pérdida de la vista y la audición, enfermedades del corazón y riñón, infartos cerebrales, cataratas, daño a los nervios, parálisis del tracto intestinal y gangrena, que requiere amputación.

Para abundar un poco sobre los efectos desastrosos de esta forma de la enfermedad, déjeme decir, como mencioné en la primera página, que la diabetes en general es la tercera causa de muerte en este país; la diabetes tipo I (note que solo es responsable por 5 % de toda la diabetes), solo es la séptima causa. Encima de eso, es la causa número uno de ceguera e insuficiencia renal. Por último, una estadística que da mucho que pensar es que la mitad de todas las amputaciones practicadas en Estados Unidos son hechas en diabéticos.

Obviamente, con tasas de muerte y discapacidad como estas, la diabetes hará una mella en los costos de cuidado médico del país. En 1997, se estimó que la diabetes le costó a Estados Unidos $85 billones para tratamientos médicos y unos $47 billones adicionales por tiempos de ausencia laboral, pagos por discapacidad y muertes prematuras.

Para ampliar los datos sobre las cifras presentadas en la introducción, los Centers for Disease Control anunciaron en 1997 que la incidencia de diabetes había aumentado seis veces desde 1958. Aproximadamente dieciséis millones de americanos están sufriendo de la enfermedad y hay cinco millones más que la tienen y no han sido diagnosticados.

Así que vamos a regresar a mi comentario sobre las vacunas, ya que algunos lectores que no conocen la evidencia pueden considerarlo un poco inflamatorio.

Los primeros informes de un posible vínculo entre la diabetes y las vacunas surgieron en 1949, cuando algunos estudios demostraron que niños que habían recibido la vacuna de la tos ferina tenían dificultades para mantener niveles normales de glucosa en la sangre. Investigaciones hechas en animales demostraron que la vacuna de la tos ferina alteraba el azúcar en la sangre y podía causar diabetes en ratones.

Previamente, mencioné una teoría derivada de investigaciones que se llevarán a cabo durante las siguientes cuatro décadas: la hipótesis de que las infecciones virales son un cofactor en el desarrollo de diabetes. Estas infecciones dañan el páncreas y posiblemente causan respuestas autoinmunes. Entonces, ¿de dónde vienen los virus?

Como sabemos, el principio de las vacunas es infectar a la persona con una forma debilitada de una enfermedad temida para que el cuerpo desarrolle inmunidad, formando un almacenamiento de anticuerpos que pelearán contra la forma robusta de la enfermedad. Sin embargo, hasta una forma debilitada de una enfermedad, administrada a un niño muy pequeño, puede ser peligrosa.

Pensando en estos términos, algunos investigadores se han preguntado si la introducción de vacunas de virus atenuadas, como las vacunas de sarampión, paperas y rubeola, puede ser un cofactor para el desarrollo de una enfermedad crónica como la diabetes tipo I. Cabe señalar que digo cofactor, y no causa principal, porque se cree también que algunas personas tienen una predisposición genética a la autoinmunidad, como aquellos que tienen un historial familiar de enfermedad autoinmune.

Entonces—ahora estoy especulando—si combinas una predisposición genética a la enfermedad autoinmune con un virus vivo, aunque debilitado, ese virus puede atacar el páncreas y, por tanto, facilitar el camino hacia la diabetes juvenil.

Piense en los siguientes cuatro puntos por un momento y considere si pueden estar relacionados. Se ha demostrado que el virus de la rubeola persiste en el cuerpo incluso años después de la vacunación. También se ha demostrado que el virus de las paperas y la rubeola infecta el páncreas y causa una reducción marcada en los niveles de insulina secretada. Los niños con síndrome de rubeola congénita, que no se adquiere por la vacuna, sino de una madre infectada con rubeola, a menudo desarrollan diabetes tipo I. Ha habido varios informes en la literatura médica sobre la ocurrencia de diabetes después de la vacunación contra los virus de la rubeola y el sarampión vivos. Estos datos definitivamente merecen tomarse una pausa para pensar.

Ahora, veamos un estudio particularmente descorazonador. En 1996, el Dr. Classen, un antiguo investigador de los Institutos Nacionales de la Salud (NIH, por sus siglas en inglés), hizo un estudio que conectó la iniciación en Nueva Zelanda de una campaña masiva para inocular a bebés con la vacuna de la hepatitis B con un aumento del 60 por ciento en la diabetes tipo I.

El estudio (citado en la bibliografía) reveló que, entre un grupo de 100,000 niños seguidos desde 1982, la incidencia de diabetes aumentó de 11.2 casos anuales, antes del comienzo del programa de vacunación contra la hepatitis B en 1988, a 18.2 casos por cada 100,000 niños después de la campaña de vacunación.

Luego, Classen investigó más profundamente la posibilidad de una conexión entre las vacunas y la diabetes, manteniendo el método de examinar las estadísticas antes y después de que se implementara la vacunación en una nación, o después de realizarse cambios en el programa de inoculación de un país.

Observó que en 1974 Finlandia empezó a experimentar con una vacuna de *Haemophilus influenzae b*, dándosela a 130,000 niños de tres meses a cuatro años de edad. En 1976, la nación escandinava hizo otro cambio a su programa de salud, añadiendo otro tipo de bacteria a su vacuna de la tos ferina. Tras estos cambios, Finlandia experimentó un aumento del 64 por ciento en la incidencia de diabetes juvenil.

Como dije, la vacuna *Haemophilus influenzae b* (HiB) fue llevada a Finlandia a modo de prueba, pero en 1988 se incorporó al programa de vacunación, haciéndola obligatoria. Años antes, en 1982, se había añadido la vacuna de sarampión, paperas y rubeola. No solo hubo un aumento de diabetes en el grupo de niños de cero a cuatro años, sino un ascenso del 147 por ciento en la incidencia de diabetes mellitus insulinodependiente (DMID). Es un nombre antiguo para la diabetes tipo I.

Noté la siguiente serie de estadísticas porque las dos vacunas nuevas solamente fueron administradas a niños pequeños. Como dije, el grupo de niños más jóvenes tomó las dos vacunas (con un aumento del 147 por ciento en la incidencia de diabetes), mientras que el grupo de cinco a nueve años solo recibió una. La incidencia de diabetes entre ellos subió un 40 por ciento. Los niños de diez a catorce años, que no recibieron las vacunas nuevas, tuvieron un aumento de diabetes mellitus insulinodependiente de solo un 8 por ciento entre los intervalos de 1970-1976 y 1990-1992. La conclusión de Classen: el aumento de la diabetes mellitus insulinodependiente de los diferentes grupos estaba correlacionada al número de vacunas que cada grupo recibió.

Ya hemos enfatizado que las tasas de diabetes tipo II se han disparado exageradamente, pero un proceso similar está ocurriendo en relación a la diabetes tipo I. En muchos países europeos, durante los últimos veinte o treinta años, los índices de diabetes juvenil se han duplicado. Típicamente, este tipo de aumento se había visto en Inglaterra en el periodo de 1985 a 1996, en relación con el índice de casos de DMID en niños de cero a cuatro años de edad. Un aumento menor, pero aún significativo, también ocurrió en niños de cinco a nueve años y de diez a catorce años. En Estados Unidos, según un estudio publicado, "se observo un aumento excepcionalmente mayor (en casos de DMID) en el grupo más joven."

Como es altamente improbable que hubiera una aparición repentina de muchas personas genéticamente predispuestas a la diabetes tipo I, las tasas disparadas probablemente se deben a influencias ambientales que ocurrieron muy temprano en la vida. Las investigaciones de Classen achacan atribuyen a las vacunas la influencia trastornadora, y otros estudios han contribuido a este pensamiento. La aparición de más casos después de la introducción de una vacuna no comprueba que la vacuna causó la incidencia exagerada de la enfermedad. Puede haber otro factor desconocido que sea el responsable. Pero en la superficie, las estadísticas de Classen y otros hacen que uno piense en la posibilidad de que estas vacunas tengan efectos secundarios muy peligrosos que no habían sido considerados anteriormente, como promover la diabetes tipo I en algunos de los inoculados.

Otras estadísticas que se han de investigar conciernen a Inglaterra. La introducción de la vacuna HiB en 1985 fue seguida por un aumento anual del 11 por ciento en la incidencia de diabetes entre niños de cero a cuatro años de edad, quienes comúnmente reciben la vacuna antes de cumplir los quince meses. Los niños mayores, entre cinco y nueve años y entre diez y catorce años, experimentaron un aumento menor, del 4 y del 1 por ciento, respectivamente.

Acabo de comentar que, hasta este punto, la evidencia sugiere una relación causal entre las vacunas y la diabetes tipo I, aunque todavía no la comprueba. Classen y sus colegas intentan dejar atrás este tipo de insinuación en un nuevo artículo en el que argumentan que, en un caso particular que analizan, hay una relación causal entre la inmunización contra la *H. influenzae* tipo B y la diabetes tipo I. En una carta publicada por el *British Medical Journal* (23 de octubre de 1999), los autores presentan resultados preliminares de su estudio (sometido para publicación), que evaluó la incidencia de diabetes entre 116,000 niños aleatorizados para recibir cuatro o una dosis de la vacuna para la influenza, y la comparó con la incidencia en 128,500 niños que recibieron la vacuna porque nacieron durante los dos años previos a su estreno.

Encontraron que, antes de la edad de siete años, la incidencia de diabetes por cada 100,000 individuaos era de 261, 237 y 207 entre aquellos que recibieron cuatro, una o ninguna dosis de la vacuna, respectivamente, mientras que la incidencia en los mismos grupos a la edad de diez años había subido a 398, 376 y 340. Tomando el promedio de estos datos y asumiendo que las figuras más altas fueron causadas por los efectos de la vacuna, Classen y sus colegas investigadores dicen que esto significa que debemos esperar por lo menos 58 casos más de diabetes por cada 100,000 niños que son completamente vacunados. El costo de tratar a estos nuevos pacientes de diabetes excede grandemente los beneficios potenciales que supuestamente ofrece la vacunación (la prevención de siete muertes y de 7 a 26 discapacidades graves por cada 100,000 niños no vacunados).

De acuerdo con las conclusiones de los autores, "la investigación sobre la inmunización se ha basado en la teoría de que los beneficios de la inmunización superan ampliamente los riesgos de eventos adversos retratados; por eso, no hace falta actualizar los estudios a largo plazo. Cuando analizamos la diabetes, un solo evento adverso potencial [porque las vacunas pueden causar otras enfermedades además de la diabetes], encontramos que el ascenso en la prevalencia de diabetes contrarresta ampliamente el descenso anticipado en complicaciones de meningitis por *H. influenzae*. Entonces, la diabetes inducida por la vacuna no debe ser considerada como un evento adverso potencial raro. La incidencia de muchas otras enfermedades crónicas, incluyendo asma, alergias y cánceres mediados por la inmunidad, ha subido rápidamente y también puede ser vinculada a la inmunización."

Quizás uno o más de los puntos preocupantes planteados en esa conclusión, aparte del vínculo entre esta vacuna y el aumento de diabetes juvenil, sea el pensamiento de que estas conexiones nunca se habían investigado porque se *asumía* que eran insignificantes. Anteriormente, en varios comentarios hechos por los profesionales de salud destacados, salió a relucir que algunos pacientes con problemas de salud rehusaban analizar sus decisiones imprudentes en cuanto al estilo de vida hasta que era casi demasiado tarde; en otras palabras, cuando ya tienen diabetes. Hasta que no despertemos y hagamos los estudios necesarios, parece que el uso de las vacunas seguirá un camino similar. Los efectos deletéreos que algunas aparentemente producen, al subir los índices de diabetes juvenil, no serán escrudiñados hasta que la ocurrencia se torne tan alarmante que los efectos causales posibles tengan que ser enfrentados y analizados hasta el punto de ser eliminados.

Capítulo 6

No es su culpa ser gordo

Quiero hablar sobre la conexión entre la obesidad y la diabetes, pero empezaré desde un ángulo poco usual, diciendo algunas palabras sobre las decisiones. Como mencioné en la introducción, cuando nombré al filósofo americano John Dewey dije que se esforzó en todo momento por lograr una perspectiva integrada. Cuando hablo de la manera en que la gente toma decisiones, desarrollo la idea de la *decisión holística*. En *Human Nature and Conduct*, Dewey diferencia entre una decisión tomada por impulso, sin reflexionar, y una decisión inteligente e integrada. ¿Qué es lo que las distingue?

En une decisión tomada por impulso, sin pensar, "el objeto del pensamiento puede sencillamente estimular algún impulso o hábito hasta un nivel de intensidad que temporáneamente se vuelve irresistible." Considere, por ejemplo, la compra impulsiva de un refresco azucarado. Este objeto deseado "flota amenazante en la imaginación; crece hasta llenar el espacio... nos absorbe, nos embelesa, nos captura, nos enamora con su propia fuerza atractiva." Entonces, lo compramos y consumimos sin pensar.

Pero hay otra forma de elegir. Para apreciarla, Dewey dice que tenemos que aceptar que todos estamos compuestos por una mezcla de deseos. Por ejemplo, digamos que una mujer quiere vivir sanamente, pero en el momento también quiere tomar algo dulce; también puede ser una ambientalista que no quiere comprar algo en una botella plástica que será descartada y sumada a la carga de contaminantes de la tierra. Esta mujer, cuando quiere una bebida dulce, toma la decisión holística de usar un extracto en casa para producir una bebida fresca de frutas. Esta decisión es una que funciona "unificando y armonizando diferentes tendencias competidoras." Sus tres deseos (de algo sano, dulce y benigno para el ambiente) están unidos en uno, en vez de darle prioridad al deseo de algo dulce, como en el último ejemplo.

Esta decisión holística "puede crear una actividad en la que todos [sus deseos] son satisfechos, no necesariamente en su forma original, pero sí de una forma sublimada, de una manera que modifica la dirección original de cada uno reduciéndolo a un componente combinado con los otros en una acción de calidad transformada." Esta integración hace que la decisión sea profundamente satisfactoria.

Dos puntos planteados anteriormente por los expertos que compartieron sus opiniones están relacionados con la idea de la decisión holística.

El Dr. Shinitsky habló de pacientes de salud perjudicada que estaban en un estado precontemplativo. En estos casos, dijo, "el paciente no está pensando sobre el problema. Es como si el individuo necesitara que algo o alguien lo despierte." Una forma de pensar en esto es decir que el paciente está ignorando a su propio cuerpo, que le está enviando señales de angustia desatendidas.

Si despierta, el paciente empieza a percibir los mensajes del cuerpo. El Dr. Brown reportó sobre una de sus pacientes que sí escuchó su voz interior. Para citar sus palabras, "según se volvía consciente de los mensajes de su cuerpo, que le decían, por ejemplo, cómo los alimentos que comía la afectaban, estaba mejor preparada para discernir, y pudo diferenciar entre las comidas que la saciaban a largo plazo y las que solo le daban un poco de energía rápida.

Con estas reflexiones presentes, podemos reinterpretar la idea de la decisión integrada. Una decisión pobre no se toma tan solo porque un impulso supera a todos los demás, sino porque una persona no ha considerado la totalidad de sus deseos, no ha escuchado a su cuerpo, por ejemplo, ignorando al cuerpo cuando señala que está harto de la dependencia de las comidas rápidas. Solo cuando uno conoce todas las opciones, puede practicar la toma de una decisión holística.

Regresaré a este tema luego, pero aquí, y también a lo largo del texto, abordaré el tema más amplio de conocer las opciones, algo extremadamente importante cuando hablamos sobre la pérdida de peso.

Tome la dieta sencilla de restringir calorías. Rara vez funciona porque la gente piensa que su única opción es limitar su consumo de calorías en general. No reconocen que su otra opción es reducir *ciertas* calorías. La segunda opción es distinguir, por ejemplo, entre el azúcar natural en una manzana y el azúcar blanca granulada. La limitación en general tampoco distingue entre la fibra que se encuentra en una cápsula de laxante y la que ocurre naturalmente en el forraje, como la que existe en los granos, las legumbres, los frijoles, las frutas y los vegetales. Sin saber que existe la opción de elegir una reducción selectiva de calorías, una persona que quiere bajar de peso a menudo se encuentra haciendo una dieta que está destinada a fracasar.

Otro punto que se debe considerar es la pregunta sobre los deseos que compiten que se presentó al principio de esta sección. La dieta típica solo considera un deseo del que la practicará: el de perder peso. Sin embargo, esto significa que otros deseos y sentimientos, como la soledad que compele a la persona a comer exageradamente, no entran en el cálculo. Pero ¿será exitoso un programa para perder peso si solo considera un deseo? Quizás el hecho de que tantas dietas—algunas que se ven muy bien en papel—seguidas por tantos americanos solo hayan tenido un éxito marginal significa que estas dietas no han intentado trabajar con toda la gama de factores relacionados a la pérdida de peso, que incluyen las necesidades emocionales y físicas.

Es muy improbable que alguien tome las mejores decisiones de estilo de vida cuando está estresado por penas como la pérdida del trabajo, las facturas que no ha pagado o las relaciones tensas. Entonces, si no hablamos de mejores formas de enfrentar el tema, socavamos hasta la dieta antidiabetes más cuidadosamente construida. Para protegernos de esto, parte de esta sección aborda los problemas que enfrentan la mayoría de los americanos, los que crean el estrés que los compele a usar "comidas de confort" como manera de calmar sus ansiedades. El objetivo de este capítulo es ayudar a los individuos a nivel emocional para que tengan la fortaleza emocional de responder de manera sostenible a sus dietas.

En este capítulo, primero analizaremos las causas y las consecuencias de ser estar sobrepeso. Dedicaremos especial atención a los jóvenes y niños con sobrepeso. Después, discutiremos sobre hacer dietas, una práctica que casi nunca tiene éxito, en comparación con hacer cambios de vida y de hábitos alimenticios, que suelen ser muy beneficiosos. También abundaré sobre la importancia de aumentar el ejercicio, de la desintoxicación y de las técnicas de relajamiento profundo. Analizaré algunos problemas de salud que frecuentemente acompañan a la obesidad, incluyendo la depresión y la disfunción de la tiroides. Los trastornos de la alimentación también serán examinados.

No cabe duda. Si continuamos por el camino actual de obesidad creciente en los jóvenes y niños, el futuro será sombrío. A raíz de la tasa de obesidad en 2000, la Dra. Kristine Bibbins Domingo de la Universidad de California, trabajando con colegas del Hospital General de San Francisco y la Universidad de Columbia, estimó que antes de 2020 hasta un 44 por ciento de las mujeres americanas y un 37 por ciento de los hombres estarán obesos, y por lo tanto enfermos, a los 35 años de edad. Para 2020, escribe: "encontramos, no inesperadamente, que la prevalencia de las enfermedades del corazón subirá hasta un 16 por ciento y las muertes por enfermedades del corazón, hasta un 19 por ciento entre las edades de 35 y 50 años." Esta incidencia aumentada en los EE. UU. ha igualado el número creciente de casos de diabetes. Durante los últimos cuarenta años, los americanos de todas edades han ido aumentando de peso y, por primera vez, tenemos una epidemia de diabetes adulta (tipo II) en niños y adolescentes. Dudo que usted se sorprenda de aprender que la mayoría de las personas con diabetes tipo II tienen sobrepeso, son obesas no hacen ejercicios.

Déjeme decir un poco más sobre esta conexión. De acuerdo con los Centros de Control y Prevención de Enfermedades, "comparados con adultos de peso sano, los adultos obesos tenían dos veces el riesgo de colesterol alto, tres veces el riesgo de asma y cuatro veces el riesgo de artritis. La correlación más fuerte está entre la obesidad y la diabetes: las personas obesas exhibieron más de siete veces el riesgo de diabetes que las personas de peso normal."

Antes di una pista sobre una posible conexión fisiológica entre el peso de más y la enfermedad. Mencioné que a veces se bloquea la insulina y se le impide llevar la glucosa a células de almacenamiento porque los receptores están tapados por colesterol. Ahora debo añadir un segundo problema con la asimilación de glucosa. Según las células de grasa crecen, especialmente las de grasa visceral, el número de receptores de insulina cae, dejando menos de ellos abiertos para absorber la glucosa. Esto también puede llevar a la diabetes.

Uno se puede preguntar qué cambio tan catastrófico en nuestra sociedad ha catalizado estas epidemias de la obesidad y la diabetes. Previamente en el libro, el Dr. Chris Cortman proveyó parte de la respuesta designando el mayor consumo de "calorías vacías" de comidas chatarras y los estilos de vida sedentarios, promovidos por las computadoras y otros juegos electrónicos, como los dos principales culpables.

Él pudo haber ampliado el segundo punto diciendo que los aparatos electrónicos, desde la Internet hasta los teléfonos celulares y otras nuevas tecnologías, son ladrones del tiempo. Los individuos dedican cantidades de tiempo desfavorables del día a estar conectados y, cuando baja el sol, niños, adolescentes y adultos a menudo se quedan despiertos hasta tarde conectándose a Twitter y Facebook, y hablando por los celulares. El valioso tiempo para dormir es reemplazado por distracciones. Peor aún, como los que usan aparatos electrónicos están tan absortos con sus juguetes, no se pueden molestar en cocinar una comida y recurren a la comida chatarra para obtener energía. Además, según estos aparatos absorben el tiempo, poco tiempo queda para las actividades esenciales, como hacer ejercicio. Un individuo a menudo termina con esta combinación perjudicial a la salud: falta de sueño, altos niveles de estrés (porque se ignoran las actividades esenciales), ejercicio insuficiente y una dieta de comida chatarra altamente procesada.

Lo que acabo de intentar hacer es rendir una imagen integral del problema. No solo dije que los factores implicados son las ocupaciones sedentarias, la comida chatarra, la falta de sueño y así por el estilo. Por el contrario, intenté demostrar cómo estos componentes trabajan juntos, en sinergia, para agotar su salud. En otras palabras, mi presentación pudo ser visualizada de la siguiente manera: ocupaciones sedentarias / comida chatarra / falta de sueño.

Un problema con las estrategias de recuperación en nuestra sociedad es que no aspiran a una visión tan integral y exhaustiva y, por ende, les faltan las conexiones interiores. Los problemas de un paciente son divididos, en lugar de verlos como parte de un solo paquete. Si está sobrepeso, verá a un especialista en bariatría. Si está estresado, verá al sicólogo. La presión arterial alta la pone en las manos de un internista o cardiólogo.

Piense en esto. Antes de que una persona sea diagnosticada con diabetes, él o ella normalmente 1) está sobrepeso, 2) tiene algún tipo de reacción inflamatoria, 3) frecuentemente tiene presión alta con infecciones crónicas regulares y 4) manifiesta síntomas de depresión. Si la persona con estos problemas interrelacionados está viendo a cuatro especialistas—uno que trata el peso, otro que trata la reacción inflamatoria, y así sucesivamente—se ignora la patología fundamental. Tendríamos que juntar a los cuatro en un cuarto para que descubran que la persona tiene prediabetes.

Para solucionar el problema, no servirá esta dispersión de la atención médica. Para sanar verdaderamente, hay que conectar los puntos para ver cómo cada condición conduce a la diabetes o la exaspera. Con esta forma de pensar, manteniendo en mente el síndrome completo en todo momento, la prevención o el tratamiento de una condición ayudan, por extensión, a prevenir o mejorar todas las condiciones. Las dietas holísticas y los regímenes de ejercicio están diseñados no para enfrentar una sola condición, sino para reforzar el cuerpo para resistir múltiples factores potenciales que socavan la salud. Por ejemplo, la dieta que recomiendo para diabéticos ayuda a prevenir:

- Enfermedades del corazón
- Presión arterial elevada
- Colesterol elevado
- Artritis
- Cáncer
- Obesidad

Esta dieta depende de los superalimentos, y utiliza un gran número de comidas que promueven la inmunidad y son energizantes naturales. Elaboraré más sobre estas comidas en otro capítulo. Otra sección que asume una perspectiva holística es "No más excusas." Ahí enfatizo que si tomamos las decisiones equivocadas cada día—decisiones en una multitud de niveles, desde qué comer hasta cómo reaccionar a nuevos estresores—terminamos en una cascada negativa que solo empeora nuestra condición.

Los sistemas de salud y bienestar de este país han sido administrados por demasiado tiempo con una visión compartimentada de la condición humana. La perspectiva integral presentada aquí es una que ha apoderado a muchos practicantes de salud alternativos que buscan alternativas mejores. En mi propio trabajo, debo decir que miles de individuos de mi propio grupo de apoyo a la salud han reportado que condiciones tan diferentes como el eczema, el acné, la soriasis, la fatiga y el dolor, así como condiciones respiratorias como el asma y el enfisema, y muchas otras condiciones, incluyendo el alzhéimer, la demencia y la enfermedad de Parkinson, han sido aliviadas o completamente eliminadas tratando la salud de forma holística.

Cómo nuestra comida y el ambiente nos impactan

En pocas palabras, hasta la persona que come más sano en este país está siendo envenenada. Muchos de los alimentos que comemos contienen pesticidas, herbicidas, tintes, preservativos, saborizantes, hormonas de crecimiento y antibióticos. Hasta un vegetariano cuidadoso, que busca comida cosechada sin pesticidas, inadvertidamente consume venenos de la contaminación del aire y del agua. De estas fuentes, las toxinas ambientales entran a nuestros cuerpos a través de los pulmones y la piel. Con la entrada de estos elementos tan malos, los órganos responsables de la desintoxicación, principalmente el hígado, los riñones, y la piel, están trabajando de más. En el peor caso, estos se debilitan y la persona termina con un sistema inmunitario perjudicado.

Atacados por tantas toxinas, algunas de las cuales (como las del aire) son inevitables, es prudente intentar evitar al menos las que se puedan, como las que contienen las comidas poco saludables, optando por consumir las que favorezcan la salud. Para encontrar comidas que ayudan a la salud, hay que patrocinar las tiendas de comida saludable, que le permiten acceso a ingredientes de calidad, entre ellos los alimentos bajos en calorías, altos en fibra, llenos de proteína de calidad y algunos que están libres de gluten y azúcar.

Si va a tomar esta ruta de comer sin toxinas, debe evitar las carnes, los lácteos, el azúcar procesada, los endulzantes artificiales, la harina blanca, las carnes enlatadas, las comidas procesadas con alcohol, los cereales, el café y el arroz blanco. Todas estas cosas contribuyen a un estado ácido en el cuerpo.

Una condición muy ácida es enfermiza, y está causada por comer cosas ácidas, como las que acabo de detallar, porque dejan un residuo de ácido (opuesto a los residuos alcalinos) cundo se digieren. Esto tiene efectos adversos sobre el pH de la sangre, que óptimamente necesita un equilibrio entre los ácidos y los álcalis. La acidez crónica contribuye a una enfermedad o la exacerba. Un estado alcalino es mejor para la salud y se puede cultivar consumiendo una dieta de alimentos enteros, crudos, orgánicos y derivados de plantas.

Y, si el peligro del exceso de acidez y de las hormonas y otros aditivos encontrados en la leche y la carne no es suficiente para ahuyentarlo de comerlos, piense por un momento en cómo afectan al medio ambiente.

Las industrias de la carne y los lácteos nos hacen daños por dos lados. Primero, pocos saben que están devastando el mundo natural. Estas industrias son los principales generadores de contaminación del agua en los Estados Unidos, utilizando un 50 por ciento del suministro del agua como aliciente. La deforestación en todo el mundo, como la de la selva amazónica, es causada parcialmente por la necesidad de crear más espacio para criar animales para comer.

En América, las vacas, los cerdos y otros animales son encerrados y criados en corrales pequeños, e inyectados constantemente con hormonas de crecimiento y químicos antibióticos suficientes para mantenerlos vivos solo por el tiempo necesario para matarlos y obtener su carne. Con este trato, la carne está cargada de organismos que causan enfermedades, incluyendo pesticidas y herbicidas, hormonas de crecimiento y tranquilizantes.

Por otro lado, el consumo de esta carne "enfermiza" contribuye a las enfermedades en el cuerpo del consumidor.

La leche de vaca no es menos dañina que la carne, porque está sobrecargada de proteínas. La leche materna humana está compuesta por un cinco por ciento de proteína; la leche de vaca tiene un 15 por ciento de proteína. Esto es excesivo, dado que demasiada proteína en el cuerpo estresa los riñones. Consumir lácteos también contribuye al ambiente ácido en el cuerpo. Si hay demasiado ácido, el cuerpo saca calcio de los huesos para equilibrar el nivel de pH. La pérdida de calcio en los huesos contribuye a la osteoporosis. Encima de eso, los ingredientes tóxicos de la carne de vaca, como las hormonas de crecimiento y los tranquilizantes, también se encuentran en la leche. Por todas estas razones promuevo el reemplazo de la leche de vaca con la de soya, arroz, almendra, y/o avellana, que son alternativas deliciosas y nutritivas.

Para cerrar esta sección, puesto que hemos hablado sobre algunos de los peligros y escollos de comer carne y tomar leche, déjeme enseñarle el otro lado de la moneda enumerando algunos de los beneficios de una dieta basada en plantas y mejoradas por el consumo de suplementos. En vez de darle una lista exhaustiva, solo mencionaré algunos suplementos y alimentos que fácilmente se me ocurren, dejando la explicación completa para la sección sobre los superalimentos.

Tome la *Chlorella*, una especie de algas verdes. Contiene mucha más clorofila que las verduras de hoja verde y también sirve para la desintoxicación, combinándose con los metales pesados y escoltándolos fuera del cuerpo. Esta alga también tiene altos niveles de ácidos nucleicos, el ADN y el ARN, que son críticos para la recuperación y el crecimiento de las células.

Otros suplementos valiosos son los *acidophilus* y los *bifidus*, dos probióticos. Los probióticos son las bacterias agradables, que forman cuatrocientas microespecies que habitan los intestinos, ayudando a la digestión. El *acidophilus* es como algunos de los otros suplementos de "renacimiento" en mi protocolo. No solo ayuda a prevenir enfermedades, también favorece la producción de vitaminas, aumenta la absorción de calcio, ayuda a normalizar los niveles de colesterol en la sangre y promueve la producción de enzimas digestivas. El *bifidus* también desempeña muchos papeles, asegurando evacuaciones regulares y estimulando la producción de vitamina B. Estos dos suplementos realmente realizan varias tareas.

Las semillas de linaza también son indispensables, porque proveen ácidos grasos esenciales, principalmente las variedades omega-3 y omega-6. Todas las células contienen estos ácidos grasos esenciales como componentes de la membrana, y, si faltan los ácidos, las membranas se dañan. Como consecuencia, las células se desequilibran, perdiendo la habilidad de comunicarse con otras células y de regular las hormonas. Cualquier dieta alta en comidas con omega-3 bajará el colesterol, la presión arterial, el riesgo de diabetes; ayudará a prevenir los ataques de corazón y el cáncer; protegerá contra las alergias; y rechazará la inflamación. El aceite de linaza es la mejor forma de mantener un flujo constante de ácidos grasos omega-3 en el cuerpo.

Otras cosas que deben añadirse al son las enzimas. Estas moléculas de proteína energizadas asisten en la regulación de toda célula viva. En ambos, plantas y animales, proveen la energía para las reacciones bioquímicas, como aquellas involucradas en la absorción de los nutrientes que ocurre durante la digestión de comida. Mientras que los vegetales frescos, crudos o levemente cocinados al vapor están llenos de enzimas, cocinarlos a más de 100 grados Fahrenheit destruye la mayoría de ellas. Este es otro factor que apunta a la sabiduría de la naturaleza, o quizás a la forma en que nuestros cuerpos están diseñados para adaptarse a las comidas en el ambiente natural, ya que mientras una fruta o un vegetal se mantiene en su estado original, o cerca de este, provee más cualidades de salud.

Mencioné estas pocas comidas y suplementos solo para darle un aperitivo de lo que vendrá luego, cuando hablemos de los superalimentos y temas relacionados. El punto es doble. Quiero que empiece a progresar hacia una dieta vegetariana o semivegetariana, pero también quiero que lo haga de una forma educada. Estoy de acuerdo con lo que dijo el Dr. Calapai anteriormente: "no solo escribo recetas y les digo a mis pacientes qué hacer." En pocas palabras, si uno actúa de acuerdo con lo que sabe, aprende más y se sana más.

La obesidad clasificada

"Obesidad" no debe ser un término insultante para las personas que están sobrepeso; es parte de una clasificación derivada de una medida aproximada llamada el índice de masa corporal. Este es comúnmente utilizado para dar una medida aproximada de la obesidad, aunque, como indicaré más adelante, no sustituye otras ideas para determinar cuán peligroso es el exceso de peso para la salud. El índice de masa corporal se calcula dividiendo el peso entre la altura cuadrada con la siguiente fórmula: $IMC = kg/m^2$. Originalmente, fue desarrollado por un belga, y por eso la formula está en el sistema métrico. Para traducirla a pies, pulgadas y libras, use la siguiente fórmula: peso en libras/altura en pulgadas cuadradas × 703. Usando este cálculo, se ha desarrollado una clasificación: peso normal, anormalmente delgado o pesado.

Rango de obesidad	IMC kg/m²	Estado de salud
Peso insuficiente	18.5	Riesgo elevado
Normal	18.5–24.9	Riesgo normal
Sobrepeso	25–29.9	Riesgo elevado
Obeso 1	30–34.9	Riesgo alto
Obeso 2	35–39.9	Riesgo muy alto
Extremadamente obeso	≥40	Riesgo extremadamente alto

Menciono que esta gráfica no está completa en términos de determinar la condición de la salud porque ciertos tipos de grasa son más dañinos para la función del cuerpo que otros. La grasa visceral que rodea la cintura, como la que se encuentra en un hombre con una panza de tomar cerveza, es peligrosa porque esa grasa rodea los órganos, como el corazón y el hígado, de cerca. Este tipo de obesidad está asociado con con las enfermedades del corazón y la diabetes. La grasa periférica, por otra parte, es grasa que está por debajo de la superficie de la piel sin empujar hacia el interior del cuerpo; es menos peligrosa y está menos relacionada a las enfermedades mencionadas. Los luchadores de sumo tienen este tipo de grasa.

¿Qué tipo de grasa carga?

Sin embargo, algunos investigadores han sacado a relucir que la grasa visceral, por mala que sea, no es el tipo más preocupante de grasa. El investigador Samuel Klein, profesor Danforth de Medicina y Ciencias de la Nutrición en el Centro de Nutrición Humana y Geriatría de la Universidad de Washington, señala a la grasa en el hígado como la más peligrosa.

Él nota que cuando los individuos cargan un exceso de grasa en el hígado, esto conduce a la resistencia a la insulina, un precursor o acompañamiento de la diabetes. También argumenta que el mayor peligro en el cuerpo es este tipo de peso, diciendo que "aquellos sin un hígado graso no tenían indicadores de problemas metabólicos. Sin importar si tienen forma de pera o manzana, es la grasa en el hígado la que influye en el riesgo metabólico." (Sus alusiones a cuerpos con formas de frutas se refieren a términos médicos comunes que comparan a las personas en forma de manzana, con grasa en la cintura, con personas en forma de pera, que cargan la grasa en los muslos y el trasero).

Es particularmente descorazonador cuando la enfermedad del hígado graso, causada porque el hígado está sumergido en grasa, ocurre en jóvenes. Klein dice: "múltiples sistemas de órganos se vuelven resistentes a la insulina en estos adolescentes con enfermedad del hígado graso. El hígado se vuelve resistente a la insulina y los tejidos de los músculos también."

Esto no significa que la grasa abdominal pueda ser ignorada como indicador y causante de enfermedad, como reconoce Klein. Él señala, citando algunos de los datos de la sección anterior, que una panza gorda es un indicador importante de la inflamación que está presente en las enfermedades del corazón, la diabetes y la presión arterial alta. Como se ha demostrado en numerosos estudios, la grasa alrededor de la cintura y el abdomen indica un defecto en general en la reacción del cuerpo a la insulina.

Normalmente, el peso en exceso siempre es malo; pero, como estos investigadores dejan claro, no toda la grasa es igual. La etiología multifactorial de la obesidad incluye: genética, ambiente, sicología, conducta, aspecto emocional, estilo de vida, medios y factores socioeconómicos.

Cuando empezamos este capítulo, presenté varios factores que ya deben ser evidentes tras la incidencia en aumento de la obesidad en nuestra sociedad. Estos son un estilo de vida sedentario y el consumo de comida chatarra. Digo, "deben ser" solo porque la gente tiende a negar la influencia de estos factores, y ciertos intereses, como los de aquellos que venden bebidas carbonatadas y papas fritas, se esmeran por fomentar esta negación.

Pero esa no era la historia completa, ya que existen varios otros factores que han sido identificados como parte de la etiología de la obesidad. De hecho, se han incluido una serie de factores que contribuyen a la enfermedad, desde aquellos genéticos internos y más profundos hasta los que parecen ser mayormente socioeconómicos y externos, como el efecto del estatus económico bajo en el tiempo de ejercicio, que analizaremos luego, como algo que distingue el cuidado integral de la salud de la medicina tradicional.

Interesantemente, Dewey hizo esta misma distinción al contrastar la educación progresista que él ayudó a fundar en la década de

1920 y los métodos antiguos de la pedagogía. El modelo antiguo nunca examinó a fondo los factores que necesitaban ser comprendidos sobre el historial del niño para que el proceso educativo fuera exitoso. La educación progresista intentó ser multifactorial en su análisis. Como lo puso Dewey forzosamente en *Experience and Education*:

> "La educación tradicional no tuvo que enfrentar este problema [observar todos los factores que determinaban si la educación era efectiva]; pudo ignorar sistémicamente esta responsabilidad. Se suponía que el ambiente de la escuela, con escritorios, pizarras y patio, era suficiente. No se exigió que cada maestro conociera íntimamente las condiciones físicas, históricas, económicas, ocupacionales y de la comunidad para utilizarlas como recursos."

Aunque el tema es diferente, de este párrafo se desprende que, al igual que los practicantes del cuidado de salud integral, Dewey se preocupaba por examinar cada componente disponible de una situación para seguir adelante con la mayor lucidez. Este tipo de examen exhaustivo es el que quiero llevar a cabo aquí, en nuestro análisis de las raíces de la obesidad.

Un factor adicional que tenemos que considerar es la genética. Seis genes que contribuyen a la obesidad han sido descubiertos. Se ha encontrado que del 8 al 10 por ciento de los pacientes obesos tienen una predisposición a ganar peso, algo que parece estar conectado a dificultades con el metabolismo.

Quiero hablar un poco sobre cómo esta falla genética se manifiesta en el cuerpo; esto requiere una breve explicación sobre cómo las hormonas regulan el consumo de comida. Cuando el estómago de una persona está relativamente vacío, se secreta la hormona ghrelina, que le dice al cerebro que tiene hambre y tiene que comer. Una vez que se han consumido los alimentos, la leptina, una hormona creada por la grasa, llega hasta el cerebro y le dice al cuerpo que deje de comer. En el cerebro, esto es controlado por una serie de entidades, incluyendo el hipotálamo, que registra la entrada de las hormonas y le dice al cuerpo cuándo comer y cuándo terminar de comer. Por ejemplo, hacia el final de una comida, la ghrelina deja de ser secretada y el cerebro ordena una ralentización. Se ha teorizado que algunos individuos con una disposición genética a la obesidad no tienen suficiente leptina o no tienen los receptores para agarrarla, así que sus cerebros no están recibiendo el mensaje que les advierte de que están llenos.

Mencionando otros factores que conducen a la obesidad, déjeme regresar a algo que dije en la introducción a esta sección. Hablé de lo fácil que es para la gente comerse una merienda azucarada o salada mientras están absortos en sus juguetes electrónicos. No mencioné nada sobre los intereses de la industria de la comida rápida y sobre cómo hacen todo posible para prevenir la consideración de lo que le cuesta al cuerpo consumir demasiado sus productos. Estos intereses tampoco consideran el costo cuando estrenan algún producto o accesorio de un producto que promete ser lucrativo. En la década de 1980, por ejemplo, los productores de soda empezaron a poner fructosa en sus refrescos. Esto aumentó significativamente la carga de azúcar.

Y estos intereses empresariales hacen sentir su voz. Carteleras, anuncios y comerciales proclaman los beneficios de comprar combinaciones y hablan sobre las ventajas de comer más. Desde su punto de vista, mientras más se come, mayores son sus ganancias, así que ofrecen combinaciones económicas, comidas para niños y porciones gigantes.

Los intereses que favorecen estas comidas representan uno de los factores económicos que figuran en la promoción de la obesidad. Otro se encuentra en la presión económica que sienten muchas personas, particularmente cuando la economía misma está bajo estrés. Esto afecta a los pobres desproporcionadamente. Por ejemplo, individuos con solo un diploma de escuela secundaria reportan que no tienen tiempo de hacer ejercicio. Una razón por la que sienten esta falta de tiempo es que tienen que trabajar largas horas para ganar lo suficiente. Tener varios empleos es la prioridad, y el ejercicio se pospone para tiempos mejores. Puede ver esto por estados. Aquellos con los niveles de ingreso más bajos son los líderes en las tasa de obesidad: Luisiana y Mississippi, contra Colorado y Connecticut, representan, respectivamente, los estados con los más altos y los más bajos niveles de obesidad. La forma en que los datos de la obesidad se compaginan con los datos económicos se puede confirmar en el censo del año 2000. De acuerdo con sus encuestas, la cantidad de personas que ganaron menos de $10,000 por año en Luisiana y Mississippi era del 15 y del 16 por ciento, contrastando significativamente con Colorado y Connecticut, que tuvieron alrededor del 7 por ciento en la categoría más baja.

Si el trabajar de más evita que las personas hagan ejercicio, las escuelas también fallan. Aunque las clases de educación física eran requeridas antes de 1991, entre 1991 y 2003 estas clases se volvieron opcionales en muchas escuelas. Es irónico por muchas razones; no solo porque hay un énfasis en el deporte estudiantil al mismo tiempo que muchas de estas clases son eliminadas, sino también porque las investigaciones demuestran que los jóvenes que están en forma están más alertas en clase y tienen mayor aptitud para aprender.

Como anteriormente comentaron algunos expertos, las emociones juegan un papel importante en la conexión con la comida. Recuerde la paciente que contaba con sus "amigos" Ben y Jerry cuando se sentía mal. Esto es comer emocionalmente, no para llenar el estómago, sino para aliviar sentimientos de tristeza, ansiedad o miedo. También hay una situación paralela relacionada a las amistades. Si uno está con amigos ineducados, por ejemplo, que salen a comer sus hamburguesas favoritas con papas fritas, para encajar con el grupo uno come lo mismo. Pero por otro lado, si alguien se siente solo, como la amiga de Ben y Jerry, come para mitigar los sentimientos de no sentirse querido.

Uniendo todos los elementos, vemos que la obesidad está vinculada a una serie de factores: la posible predisposición genética, una sociedad que tiene muchas actividades sedentarias y comidas chatarras que ofrecer, una estructura comercial de anuncios y una filosofía de satisfacción instantánea que promueven el comer mal. A esto hay que sumarle los factores económicos, como la cantidad anormal de horas de trabajo y la eliminación o reducción de la educación física en las escuelas, a menudo por limitaciones de presupuesto. Además, está el hecho de que las comidas malsanas a menudo levantan el estado de ánimo emocional, algo deseado por muchos en una sociedad emocionalmente empobrecida. Estos múltiples factores son la potencia detrás de la actual ola de obesidad.

¿Estoy lleno? Los mensajeros del cuerpo se tienen que comunicar

En la sección previa, mencioné el papel que juega la leptina en la regulación del consumo de alimentos. Como lo puse, "una vez que los alimentos se han consumido, la leptina, una hormona creada por la grasa, llega hasta el cerebro y le dice al cuerpo que deje de comer." Para algunos esta explicación probablemente fue suficiente, pero como tanto trabajo ha sido elaborado recientemente sobre la posición de la leptina en la etiología de la obesidad, pienso que debo decir algunas cosas más sobre ella.

Los científicos en el Centro Nacional de Investigación de Primates de Oregón (ONPRC, por sus siglas en inglés) examinaron la función de la leptina y llegaron al hallazgo sorprendente de que la obesidad en ratones estaba correlacionada a niveles excesivos de leptina. En la superficie, puede parecer que la leptina, que le dice al cerebro que es hora de dejar de comer, debe ser escaso, no abundante, en los que están sobrepeso. Sin embargo, la investigación reveló que "altos niveles de leptina pueden causar resistencia a la leptina. Resistencia a la leptina significa que el cuerpo ya no responde al efecto supresor de peso de la hormona."

Como el doctor Michael Cowley y científicos asociados a la División de Neurociencias del ONPRC, quienes estaban estudiando la reacción de células del cerebro, células que normalmente responden a la leptina enviando señales al cuerpo de dejar de comer, explican que "eventualmente las células se comportaron como si no hubiera leptina presente, aunque los niveles eran de cuarenta veces más de los que son en animales."

Notando el problema causado por el exceso de leptina, investigadores en la Escuela de Medicina de la Universidad de Florida, dirigidos por el profesor de Farmacología y Terapéutica, el Dr. Phillip Scarpace, quiso ver si había alguna forma que la leptina podía ser utilizada para prevenir el aumento de peso, aunque su valor pareciera ser disminuido por el hecho de que los obesos parecen ser insensibles a su función de señalamiento. Como lo pusieron los investigadores francamente, "científicos [una vez] esperaban usar a la leptina como un arma de bajar de peso. Estudios en animales delgados eran prometedores, pero animales y personas sobrepeso no reaccionan de la misma forma, probablemente porque sus cuerpos ya sobre producen a la leptina, causándolos a desarrollar una resistencia a la hormona."

Sin embargo, el grupo de Scarpace encontró que, como esperaron, ratones obesos administrados leptina no tuvieron una reducción de peso, si ratones sobrepesos fueron puestos en un régimen de ejercicio y también administrados la leptina, entonces sí lograban bajar de peso. "Lo que hace el hecho de correr [el ejercicio de los ratones] parece hacer es permitir que la leptina funcione de nuevo. Es una demostración de que una simple acción puede reversar la resistencia a la leptina. Los ratones obesos que corrieron y tomaron leptina se mantuvieron delgados."

Hasta hoy, los científicos no pueden localizar exactamente por qué las personas obesas desarrollan la resistencia a la leptina y qué papel la hormona realmente forma en la obesidad. Las investigaciones reportadas aquí, rinden una comprensión parcial de esta hormona y también de un estímulo poderoso a personas, como yo, que ven al ejercicio como un elemento de suma importancia en cualquier programa de perder peso en el sentido de que la resistencia a la leptina fue reversada en los individuos que hicieron ejercicio.

La globalización de la obesidad

Mientras que los párrafos anteriores se enfocaron en la salud pobre de los Estados Unidos, en este texto mencioné la propagación de la diabetes por todo el mundo. En esta sección hablé de la regla de los 20 años, el concepto que las enfermedades del corazón y la diabetes aparecían en países fuera del occidente 20 años después de que una dieta occidental, alta en comida chatarra, se adapta. Aquí voy a elaborar como la obesidad también está en el proceso de la "globalización."

Alguna de la gente más sana en la tierra son los ciudadanos de Okinawa, unas islas en la costa de Japón. Los residentes de estas islas son de descendencia japonesa, pero viven mucho más tiempo y tienen mejor salud que los japoneses. ¿Por qué?

Tradicionalmente, la dieta de los okinawenses es baja en grasa y sal, y rica en cosas como el pescado, el tofu, y las algas marina. Esta dieta no solo los mantiene en forma, pero les otorga la longevidad. Los okinawenses son cinco veces más propensos a vivir hasta los 100 años comparados a los japoneses del continente, y ¡los japonenses son la gente de más larga vida en el mundo! Claro, no solo es el buen comer, estudios han demostrado que los okinawenses no han sido afectados por altos niveles de estrés, una existencia muy ajetreada, o por sucumbir a una dieta occidental.

Tristemente, los de Japón continental, quienes tenían estilos de vida o por lo menos estilos de comer similares a los de las islas ya están sucumbiendo a las mismas enfermedades, y significativamente, la misma obesidad que se encuentra en Estados Unidos, porque han adaptado los hábitos desgraciados de dieta del occidental.

Lo mismo está sucediendo en China y en India donde están apareciendo los mismos problemas de obesidad y las enfermedades acompañantes. Ambos países tienen aproximadamente 1.2 a 1.3 billones de ciudadanos. La gran mayoría de ellos son muy pobres en ambos países. Obviamente, hay numerosas desventajas a la pobreza extrema, pero tradicionalmente estas no incluyen la adicción a la comida chatarra o a la carne, porque estas cosas eran muy costosas.

La dieta tradicional en India, con la excepción de freír algunas comidas y añadir mucho azúcar a otras, es muy sana. Los indios dependen mucho en las legumbres y arroz basmati, tanto como las papas y vegetales con almidón como base de su dieta. La dieta tradicional china, aunque varía ampliamente por región en esta nación tan grande, tiene a los granos, como el arroz, en el centro y también usa mucho los vegetales.

En los dos países, en algunos sectores ha habido un cambio a carnes pesadas, cerdo, queso, y una dieta de comida procesada. De manera repentina y previsible, ahora hay una epidemia de obesidad en estos países. También se pudo esperar que estos resultados estén ocurriendo entre los que tienen educación y ganancias suficientes como para permitirse las dietas altas en carne y comida chatarra. Son menos propensos a ser físicamente activos y más propensos a estar mucho tiempo estacionados delante de una computadora.

En una nota personal, tengo varios amigos médicos de origen indio. Están descorazonados por este crecimiento de la obesidad y las enfermedades acompañantes en su país natal. Estos asuntos de dietas pobres simplemente no surgían cuando eran niños o en los primeros años de su práctica médica porque no tenía gracia comer al estilo occidental o llenarse de carne.

Hasta en los países mediterráneos conocidos por sus dietas más sanas, como España, Grecia e Italia, las cosas están empezando a cambiar. Hablando en sentido general, tradicionalmente tenían una dieta que consistía de granos enteros, muchas frutas y vegetales, vino tinto, y pescado, y sus vidas estaban basadas en la familia extendida, estar relajados, y mantenerse físicamente activo a lo largo de la vida.

Aquí de nuevo, las cosas han cambiado, por lo menos en los grupos más adinerados, donde de pronto la obesidad entre los niños y adultos es común, causada por la comida chatarra. Como indicador de esto, Francia, por tiempo considerado centro de alta cocina, comida cara pero saludable, un país cuyo ciudadanos rechazaban las comidas consumidas por los americanos, ya es anfitriona de numerosos McDonald's, lugares que usualmente están llenos de clientes. Este es el sello de la globalización, que ha sido un desastre para la salud.

Los síntomas, estigmas, y el costo humano de la diabetes y la obesidad

En la última sección fue revelado que la epidemia de la obesidad es global, y las desventajas son múltiples, y no se puede descontar el hecho de los observadores de la situación, ignorando el origen polifacético de la condición de la obesidad, ponen toda la culpa de la epidemia sobre los individuos.

Si un joven ineducado ve a un niño obeso caminando, le grita "gordito" o "grandote." Los adultos, quienes tienden a ser un poco menos crudos, juzgan a estas personas como perezosos o de poca voluntad. El resultado, como la forma en la que le gente lo percibe tiene tanto que ver en cómo se percibe usted, es la autoestima baja para los obesos. Una revelación de Dewey, del libro *Human Conduct* ya mencionado, refleja como la gente define lo que es correcto de hacer para ellos. La mayoría de la gente deriva sus ideas de lo que es correcto e incorrecto de lo que les dicen los demás (verbalmente o tácitamente). Hacer lo correcto "es lo único abstracto [en expresión] para la multitud de demandas concretas en acción que los demás nos imponen, y alas que estamos obligados, si viviéramos para tomar un poco de cuenta." Para poner esto en términos sencillos, como Dewey se preocupación la presión que sienten las personas a hacer lo correcto, digamos que la gente también se siente empujada a "hacer lo incorrecto," como el ejemplo previo de una persona que sigue la corriente y acompaña a amigos que están comiendo comida chatarra. Lo mismos aplica cuando un niño sobrepeso, tal vez sintiendo un poco de confianza en sí mismo, entra en un ambiente donde la obesidad es ridiculizada. En poco tiempo, cumpliendo con las demandas inconscientes de los demás, el niño será "obligado" a aceptar la opinión del grupo y mirarse negativamente.

Debido a que las primeras impresiones de las personas obesas a menudo son negativas, como se ve en su forma de esquivar las miradas y ser desdeñosos, las personas obesas constantemente enfrentan obstáculos en socializar, encontrar empleo, comprar ropa, y establecer relaciones sanas. Los patronos, especialmente en las industrias de servicio, donde su personal está atendiendo o interactuando con el público de alguna manera, tratan de ignorarlos, son resistentes a contratarlos porque no encajan con la imagen de una persona vibrante y energética. Hasta los asientos públicos, como un asiento de avión tamaño estándar, un asiento en el cine, o un banquillo en el parque, parecen rechazarlos.

Esto es particularmente malo para los jóvenes, porque, como en mi ejemplo del ostracismo deja claro, entre los jóvenes y niños, ese tipo de insultos son comunes. Cuando esto ocurre, los niños y adolescentes se sienten marginados. Ser excluidos de eventos sociales y de grupos de amigos hace que muchos sufran con sentimientos de soledad.

El aislamiento social que a menudo acompaña a la obesidad es uno de muchos factores acompañantes. La gente que está sobrepeso tiende a sufrir de fatiga, que afecta la claridad mental, el vigor, y la habilidad de participar en actividades cotidianas. Una persona obesa quizás no pueda completar actividades tan mundanas come hacer una fila larga en la caja, subir escaleras, o caminar la distancia de un estacionamiento. Apnea del sueño, en la que el sueño se interrumpe por pausas extendidas en tomar un respiro, que despiertan a la persona, también es común en las personas sobrepeso. El peso demás también contribuye a problemas de la columna y a la osteoartritis, porque hay demasiada presión en las articulaciones.

Para resumir algunas discapacidades de salud, comparados a individuos que no son obesos, los obesos son:

- Cuatro veces más propensos a tener presión arterial alta
- Ocho veces más propensos a desarrollar diabetes
- Diez veces más propensos a sufrir de hiperlipidemia (una cantidad alta de lípidos en la sangre, que está asociada con contraer enfermedad del corazón)
- Dos veces y media más propensos a tener problemas del hígado

Además, las enfermedades comunes y condiciones asociadas con la obesidad incluyen:

- Enfermedades de la piel
- Trastornos del flujo sanguíneo
- Trastornos en las articulaciones
- Problemas menstruales
- Infertilidad
- Cáncer del ceno
- Cáncer endometrial
- Un descenso en la libido
- Estrés mental y emocional

La juventud de hoy: cubiertos de azúcar, altamente procesados y muy estresados

En discutir el estigma atada a la obesidad en la sección anterior, puse atención especial en los niños, que a menudo sienten más dificultad en manejar el rechazo y soledad que son los acompañantes usuales de la obesidad. En esta sección, quiero hablar del estado de ser sobrepeso, como se encuentra en los niños y jóvenes, destacando lo que les espera si continúan siendo obesos y notando como los padres y consejeros pueden trabajar con ellos para revertirla situación.

Vimos como la diabetes tipo II, una vez desconocida en la juventud, ha estado creciendo cada vez más en los grupos jóvenes. También vimos como la obesidad infantil está ascendiendo de la misma manera. En los últimos treinta años, el número de niños con sobrepeso en Estados Unidos se ha duplicado.

Y recuerde que ser obeso frecuentemente es la pre-condición para enfermedades mortales más tarde. Mientras más alto sea el IMC de un niño entre las edades de siete a trece años, mayor es su riesgo de enfermedades del corazón para el individuo. Más específicamente, para niñas que son obesas desde temprana edad, la probabilidad de desarrollar enfermedades del corazón como adultas es 24 por ciento más de lo que es para niñas no-obesas, y en los varones hay un riesgo de 33 por ciento más de desarrollar enfermedad cardiaca coronaria que sus pares más delgados.

Un dato particularmente preocupante en que aunque se puede pensar que los padres tratarían de informar a sus hijos sobre el peligro de aumentar de peso, nuevas investigaciones han revelado que los padres a menudo no lo reconocen o simplemente niegan que sus propios hijos están en riesgo. Este es el caso especialmente si las madres y los padres también son obesos. Como los padres son los principales modelos a seguir para los niños, este problema es muy inquietante.

Los investigadores Jessica Doolen, MSN, FNP; Patricia T. Alpert y Sally Miller, llegaron a estas conclusiones espantosas tras examinar las percepciones de obesidad infantil en Estados Unidos, Gran Bretaña, Australia, e Italia:

- Mujeres negras eran más conformes con su peso extremo, comparadas a mujeres blancas de gran tamaño.
- Niños de padres más educados eran menos propensos a estar sobrepeso o en riesgo de serlo.

- Si los padres eran sobrepeso, el riesgo de los niños era pronunciado.

Como enfatizaron las autoras, si los padres no asimilan estos problemas de salud y se ayudan, e instan a sus hijos a superar los riesgos asociados con la obesidad, entonces los problemas de salud en este país continuarán creciendo y la diabetes se pondrá peor.

Déjeme cerrar esta sección enfatizando de nuevo que la obesidad y la diabetes van de la mano, lo que se demuestra mejor citando algunas de las estadísticas resumidas en un excelente trabajo llevado por la doctora Lena Liu del Centro de Salud, Comportamiento y Desarrollo Infantil del Hospital de Niños de Seattle. Empieza con unos datos interesantes sobre las diferencias entre los niños y las niñas.

- Los niños blancos no hispanos entre las edades de tres a once años con diabetes tipo I eran más propensos a estar obesos/sobrepeso que las niñas (34 por ciento versus 27 por ciento), mientras que las niñas eran más propensas a estar obesas/sobrepeso cuando tenían entre doce y diecinueve años (37 por ciento versus 29 por ciento).
- Las niñas afroamericanas eran significativamente más propensas a estar obesas/sobrepeso en ambas poblaciones, que los niños (54/55 por ciento versus 36/36 por ciento), pero un hubo una diferencia significativas entre niños y niñas hispanos.
- Aproximadamente uno en ocho niños y jóvenes con diabetes tipo I (13 por ciento) eran obesos, menos que el 79 por ciento de sujetos con diabetes tipo II y el 17 por ciento sin diabetes.
- Los números para niños y jóvenes con diabetes tipo II mostraron que 91 por ciento de afroamericanos eran obesos, como eran 88 por ciento de indios americanos y 75 por ciento de hispanos.

Entonces, después de haber visto los peligros de la diabetes y otras enfermedades que pesan sobre las cabezas de los jóvenes obesos y de haber visto la prevalencia creciente de obesidad infantil y adolescente, uno se puede preguntar, ¿cómo las cosas llegaron a este punto?

¿Cómo las cosas llegaron a este punto?

Una razón por la que el ascenso en la obesidad ha sido tan inesperada es que las condiciones que característicamente precedían a la enfermedad han cambiado, haciendo que surja en grupos inesperados. Ahora, la obesidad típicamente se encuentra entre los hijos de los adinerados, niños que tienen el dinero y el tiempo de comer comida chatarra, mientras están hipnotizados por sus dispositivos electrónicos.

Este fenómeno es relativamente nuevo. Históricamente, el perfil socioeconómico de los obesos era muy diferente. Hasta hace poco, la mayoría de las situaciones de obesidad, incluyendo tener diabetes o ser sobrepeso, eran asociadas con condiciones de vida inadecuadas o ser pobre.

Esta asociación fue comprobada, en un estudio de la doctora Siobhon Maty, una epidemióloga de la Escuela de Salud Comunitaria de la Universidad Estatal de Portland, en Oregón. Ella evaluó datos de un estudio de adultos entre las edades de diecisiete a noventa y cuatro años de 1965 a 1999. Por ende, sus encuentros son basados en personas que se criaron antes de se establecieran los patrones de comer diferentes y los estilos de vida sedentarios. De 5, 1913 individuos en el estudio, 307 desarrollaron diabetes durante los 34 años. Sesenta y cinco por ciento de los que la desarrollaron eran de hogares de bajo ingreso, y, en particular, se criaron en pobreza. Cincuenta y cuatro por ciento de aquellos que desarrollaron diabetes eran mujeres.

Maty concluye de sus encuentros, que "la diabetes da más duro en quienes eran pobres de niños. Los participantes que padecieron necesidad en su infancia, eran más propensos a desarrollar diabetes que sus pares de mejor posición." Estoy argumentando que estos encuentros no son transferibles en el presente ya que los hijos de los de buena posición están desarrollando diabetes y mostrando el aumento de peso asociado con ella en cifras sin precedentes. Lo que me llevo de este estudio, lo cual no es su objetivo principal, pero es fácilmente extraído al leerlo, es que como la diabetes y la obesidad eran principalmente encontradas en las clases bajas (y aún está ahí), su expansión repentina a través de las líneas de clase, que ha hecho que sea un gran problema para la clase media y hasta personas de estratos más altos, ha agarrado a muchos sin preparación.

A propósito, estas últimas reflexiones no deben ser tomadas para indicar que ahora que la obesidad y la diabetes han cruzado a la clase media y clase alta, y se han reducido en la clase baja.

Tener un ingreso bajo, aun esta correlacionado con niveles altos de obesidad infantil. Otro profesor de epidemiología, el doctor Adam Drewnowski, director del Centro de Investigación de la Obesidad de la Universidad de Washington, ha puesto esta conexión clara en este comentario. "La batalla contra la obesidad y la erradicación de la pobreza son de hecho la misma. La pobreza infantil está creciendo. ¿Esto significa que nosotros [estamos en proceso de] convertirnos en una nación obesa? Temo que sí." Entonces, mientras la obesidad se propaga hacia arriba de los pobres, también continua entre los sectores económicos más bajos.

Sin embargo, hay otra razón para la falta de atención a este aumento fenomenal de la obesidad, más allá de los factores socioeconómicos. La obesidad ha sido ignorada como precursor de enfermedades en el futuro. En América, muchos practicantes del cuidado médico creen en la idea que si sus pacientes no tienen una enfermedad definida, claramente indicada por síntomas obvios, entonces están bien. Digamos que un paciente hombre va a ver al doctor. Pesa alrededor de 300 libras y está cansado todo el tiempo. Si su doctor no puede diagnosticarle una enfermedad clásica, le dará el certificado de buena salud. Pero sería un error, un error que amenaza la salud. Déjeme ponerlo claro. No es posible estar sobrepeso y en buena salud.

¿Recuerda cuando el presidente Bill Clinton, un individuo sobrepeso, tuvo su chequeo anual como es requerido de todos los presidentes, y fue pronunciado en buen estado físico? Al poco tiempo, fue llevado a un hospital de Nueva York de emergencia para una cirugía de bypass cuádruple que le salvaría la vida.

(Como punto aparte, déjeme decir que si realmente tuviéramos un modelo de medicina preventiva—algo muy discutido entre políticos y proveedores del cuidado médico, pero algo a que rara vez le dan seguimiento—a toda persona con sobrepeso, diabética o con cualquier forma de enfermedad del corazón se le harían pruebas de la química de la sangre como de la proteína C-reactiva, homocisteína, fibrinógeno, triglicéridos o exámenes de la tiroides. Este tipo de persona también sería examinado para sus niveles de testosterona libre, citoquinas, y otros marcadores pro-inflamatorios. Examinar a toda esa gente sería caro, pero es muy poco en comparación con el dinero ahorrado que de otro modo se gastaría en el cuidado de las enfermedades, que estas pruebas ayudarían a diagnosticar para que el practicante pudiera atenderles temprano).

Para continuar con mi punto anterior sobre los estragos causados por los médicos y otros trabajadores del sistema de salud que se rehúsan a considerar a la obesidad como indicador de enfermedad, déjeme sacar a colación algo que dijeron gran cantidad de los expertos explícitamente en un capítulo anterior. Una enfermedad es un proceso. No es como el sustantivo, que define un estado dado, estático, más bien es como un verbo, que describe el movimiento y la transición. Una enfermedad se toma su tiempo en llegar a su estado completamente desarrollado. Según se acumulan más estresores negativos y síntomas invisibles, mayor es la probabilidad de que en algún punto el individuo tendrá un cambio biológico, hormonal, fisiológico, y surgirá una crisis física peligrosa. Solo cuando llega la crisis, él o ella recibirá un diagnóstico de un trabajador de salud. "Eres diabético," aprende el paciente de pronto.

De hecho, de acuerdo con la doctora Maty, se puede tomar de diez a quince años "para que la diabetes tipo II se desarrolle hasta el punto en que el individuo está consciente de las señales y los síntomas y busca cuidado médico. Estar sobrepeso o ser obeso como adulto incrementa más el riesgo de la diabetes."

Otra voz en este asunto es la endocrinóloga pediátrica Joyce Lee, MD, MPH, del Hospital de Niños C.S. Mott de la Universidad de Míchigan. Ella comenta sobre el peligro de ignorar a la obesidad ahora, y de ese modo asegurar costos grandes de cuidado médico para individuos con sobrepeso en el futuro, enfatizando el intervalo entre las primeras señales y la aparición eventual de la enfermedad. En sus palabras, el "impacto completo de la epidemia de obesidad infantil no se ha visto porque puede tomarse hasta diez años o más para que individuos obesos desarrollen diabetes tipo II." Esto significa, como hemos visto, como niños se están haciendo obesos a una edad más temprana, la edad del inicio típico de la diabetes tipo II está bajando. Lee dice, "niños que hoy son obesos son más propensos a desarrollar diabetes tipo II como adultos jóvenes. Estudios recientes sugieren que ha habido incrementos drásticos en diabetes tipo II en individuos en sus 20 y sus 30 mientras que antes los individuos la desarrollaban en sus 50 o 60."

¿No estaría este individuo a quien acabamos de mencionar, mejor si hace quince años, a él o ella, que para entonces ya era obeso, le hubieran dicho, "eres pre-diabético, y debes tomar pasos para corregir la situación?" Ciertamente no solo el individuo sino toda nuestra sociedad se beneficiaría de este tipo de intervención temprana.

Causa y consecuencias, predisposición genética y tasa baja de natalidad

Anteriormente, pude dar un poco de atención a las causas de la obesidad, donde hice algunos comentarios sobre la juventud. Ahora quiero poner el enfoque en asuntos de la vida temprana, unos que no hemos discutido, pero que pueden influir en el desarrollo de la obesidad más tarde. Estos factores incluyen una tasa baja de natalidad y una posible predisposición al aumento de peso.

Investigadores del Centro de Genómica Aplicada del Hospital de Niños de Filadelfia, en un estudio llevado por Struan F.A. Grant, han notado que la única variante que ha sido asociada con diabetes tipo II también se encuentra en niños obesos.

No obstante, es importante acordar, que aunque algunos genes han sido conectados a la obesidad y el riesgo de ser sobrepeso, los hábitos de comer son el factor principal, el que se torna en potencial para la obesidad al aumento de peso actual.

Estudios recientes (2009) reportados en el *American Journal of Clinical Nutrition* y realizados por el grupo Marju Orho-Melander del Centro de la Diabetes de la Universidad de Lund, en Suecia, destacan el rol jugado por la comida. Hablando para el grupo, Emily Sonestedt MSc y Ph.D. dijo, "este es el primer estudio en el que el efecto del gen ha sido estudiado en relación a los hábitos de la comida."

El gen de la pre-disposición ha sido llamado el gen FTO (masa de grasa y obesidad asociada), y es uno que está generalizado. Diecisiete por ciento de la población tiene copias dobles, lo cual significa que lo recibieron de ambos padres, y otro 40 por ciento tiene una sola copia. En fin, el gen FTO es poseído por el 57 por ciento de la población estudiada. Sin embargo, agraciadamente, el 57 por ciento de esta población no está sobrepeso. El estudio Lund sugiere por qué.

Sonestedt provee la clarificación: "cuando los hábitos de comer de los portadores del variante de doble riesgo para la obesidad fueron analizados... [vimos] que el riesgo de la obesidad era dramáticamente incrementada solo en el caso de alto consumo de grasas." Sin hábitos pobres de comer, una persona no se volvería gorda aunque tuviera un gen asociado con la obesidad. De hecho, esto es verdad hasta cuando el gen estaba en fuerza doble. Según Sonestedt, "para quienes la dieta era menos de 41 por ciento energía consumida de la grasa, la obesidad no era más común que en el grupo de la población que no tenía el gen."

Mientras que esta investigación trae buenas noticias sobre que la predisposición genética no predetermina que alguien será obeso, otro vínculo preocupante a algo fuera del control de la persona, es el peso bajo al nacer, que también se ha vinculado con la diabetes. Primeramente, vamos a cambiar un poco de tema para hablar del peso bajo al nacer y la inflamación. Entonces veremos cómo estos dos factores afectan a la obesidad.

El Dr. Dexter Canoy de la Universidad de Manchester señala que "el peso más bajo al nacer puede aumentar los procesos inflamatorios en la edad adulta, estas son asociadas con enfermedades crónicas como las del corazón y la diabetes." Ya hemos visto que las personas obesas a menudo tienen inflamación. También hemos notado anteriormente el hecho de que la inflamación es una reacción normal fisiológica del cuerpo cuando está ocupado en una reacción protectora a infección o daño a los tejidos. Sin embargo, si la infección o daño no es sanada por el sistema inmunitario y la inflamación dura por largo plazo, puede promover el desarrollo de enfermedades cardiacas o diabetes.

Entonces, ¿cuál es la conexión que encontró Canoy? Él quiso explorar el vínculo ya establecido entre nacer pequeño, que típicamente conlleva tener un sistema inmunitario débil, y el desarrollo típico más tarde de la inflamación. Esta conexión se mencionó en estudios que, por ejemplo, encontraron un exceso de glóbulos blancos en la sangre de niños de seis años que nacieron con peso bajo. El exceso de glóbulos blancos es un indicador de inflamación.

El trabajo de Canoy duplicó estos estudios anteriores, usando un grupo diferente de población de 5.619 niños que nacieron en 1966. Sus resultados compaginaron con los estudios previos. Él explicó que "nuestros encuentros sugieren que la conexión entre el crecimiento pobre temprano en la vida y estas enfermedades adultas crónicas pueden tener a la inflamación como factor subyacente común."

Hasta ahora, este trabajo no está directamente relacionado con la obesidad, pero otras investigaciones un poco diferentes han establecido la conexión. Como reporta el *Science Daily*, "otro grupo de investigadores...ha encontrado evidencia que sugiere que el bajo peso al nacer y el aumento excesivo de peso durante la adolescencia y edad adulta temprana pueden llevar a inflamación leve, que, a cambio, está asociada a un riesgo elevado de tener enfermedades cardiacas." Aquí la obesidad entra al estudio.

Puede parecer contraproducente que el peso bajo al nacer lleve a la obesidad en la infancia y la adolescencia, pero este tipo de patrón es destacado con frecuencia en las investigaciones. Aun o se sabe si hay una influencia causal (como si el peso bajo al nacer predispone a la persona a ser obeso). Sin embargo, si sabemos que ambos estados están correlacionados con instancias anormalmente altas de inflamación en el cuerpo.

Por ejemplo, un estudio revisó la cantidad de PCR (proteína C-reactiva) en el cuerpo, con la comprensión que esta proteína se ve a niveles elevados en tiempos de inflamación. Los encuentros fueron que "personas que eran los más pequeños al nacer, pero quienes aumentaron el mayor peso hasta la edad de treinta y uno, tenían los niveles promedio más altos de PCR." Puede ver que los autores están encontrando conexiones entre el peso bajo al nacer, obesidad más tarde, y la obesidad. Resulta que la conexión obesidad/inflamación es la más notable. Siguen a decir, que "cada kg/m2 (IMC) ganado de la edad de catorce a treinta y uno fue asociada con un ascenso de 16 por ciento en los niveles de PCR; esta asociación fue mayor para personas que tenían el mayor IMC a los catorce años."

Paul Elliot, profesor de Epidemiología y Medicina de Salud Pública y director del Departamento de Epidemiología y Salud Pública en el Imperial College, en Londres, comenta sobre las implicaciones de tratamiento de estos encuentros, que conectan la obesidad a la inflamación crónica. "Es esencial que los niños, adolescentes y adultos jóvenes reciban el asesoramiento adecuado sobre el efecto que el aumento excesivo de peso puede tener sobre su salud cardiovascular en el futuro."

Puedo añadir que este asesoramiento debe incluir sugerencias sobre cambios de dieta. Un estudio que observó simplemente la reducción de la inflamación en personas con sobrepeso, dio marcha atrás a los niveles de proteínas C-reactivas. Según un reporte del estudio, "Mujeres que completaron una dieta de doce semanas restringida en calorías perdieron un promedio de 17.4 libras y redujeron sus niveles de proteínas C-reactivas un 26 por ciento."

Para sumar, en ambos casos, de la predisposición genética y el peso bajo al nacer, la situación adversa de tener el gen o el peso bajo en sí, no predetermina el resultado. Tener una o las dos condiciones no significa que será sobrepeso. Aún está en sus maños evadir aumentar de peso y elegir una vida sana y natural.

¿Cuál es el factor clave para convencer a una persona de elegir la salud?

Ya que consideración exhaustiva ha sido dedicada a las causa multifactoriales de la obesidad, su prevalencia en nuestra sociedad y su propagación por todo el mundo, es hora de hablar de las soluciones.

Déjeme decir al principio, que aunque la flexibilidad generalmente es un atributo positivo, a veces no es posible en asuntos de salud. Como aquellos que han trabajado conmigo en grupos de sanación han aprendido, creo que en algunas áreas tengo que ser firme. No se permite ir a comer tres hamburguesas jugosas, luego dos y después una. Con ese tipo de comida, es mejor brincar de tres a ninguna. No empiezo con un protocolo diseñado para acomodar a las personas a su nivel personal de confort. La idea que hacer un poco, es mejor que no hacer nada, no es productivo en términos de ciertos parámetros, como comer hamburguesas.

No obstante, yendo un poco más adelante, déjeme decir que el peligro de tomar pasos a medias en el tratar de recobrar la salud y un mejor peso es quizás más psicológico que físico, porque como demostraré en un momento, si la obesidad no está "toda en su mente," todavía es de ahí que viene mucha de la fuerza para superar las condiciones enfermas, es decir, de una mentalidad proactiva y educada.

Fui convencido de este punto por un estudio que hice hace veinte años. Para calificar, los pacientes tenían que ser obesos o mórbidamente sobrepeso durante por lo menos el ultimo año. (Como resultado, el tiempo promedio que habían sido sobrepeso era de siete años) Los sujetos tenían un sinnúmero de condiciones de salud, con diabetes y enfermedades cardiacas altas en la lista.

Quería tratar algo diferente. Dividí a los participantes en cinco grupos de apoyo de 100 personas. El estudio duró seis meses. Hubo un énfasis principal para cada grupo, además de la restricción de calorías.

- Para el primer grupo, el enfoque era en el ejercicio. Enseñarles cada tipo de ejercicio aeróbico y ejercicios de resistencia, tanto como la importancia de cada uno en mejorar la salud, fue el objetivo principal. Fueron administrados instrucciones personales, llevados a un gimnasio local, e hicieron visitas frecuentes a Parque Central en Nueva York.

- El segundo grupo se enfocó en el manejo del estrés. Hubo cátedras comprensivas sobre los efectos del estrés, tanto como discusiones sobre la sublimación inapropiada que hace la gente cuando están bajo estrés, como comer excesivamente o elegir comida chatarra para confort. Cada semana un experto diferente en ese campo les daba un taller de tres horas y contestaba preguntas sobre asuntos personales.

- El tercer grupo recibió, a través de charlas y talleres, una comprensión exhaustiva de los nutrientes, incluyendo las proteínas, los carbohidratos, las grasas, las vitaminas, las enzimas y agua, tanto como instrucción sobre cuáles eran correctas para ellos.

- El cuarto grupo recibió un análisis de todas las dietas, incluyendo a las más populares, de toda la gama, de las que son altas en proteína y macrobióticas, a las de comida cruda solo vegetal. De nuevo, esto fue acompañado por sugerencias sobre cuál sería la más apropiada para el individuo.

- El quinto grupo participó en cátedras y talleres sobre ideas del significado y propósito de la vida, maneras de entender y resolver conflictos, y sobre nuestras reacciones condicionadas a nivel subconsciente para cambiarlas para que no sean debilitadoras. Llamamos al énfasis de este grupo "Superar el lado oscuro."

Este es el encuentro, que confieso en ese entonces fue sorprendente para mí. Después de los seis meses, los primeros cuatro grupos hicieron muy poco progreso. La tasa de fracasos en perder peso era entre 86 y 96 por ciento.

Pero el último grupo, el que lidió con los problemas fundamentales, tuvo un nivel de éxito de más de 94 por ciento. Bajaron la mayor cantidad de peso y se mantuvieron en su nuevo peso. Igualmente emocionante, reportaron que resolvieron muchos problemas sociales y psicológicos, y esto resultó en puntaciones altas en una encuesta que hicimos de la felicidad y la autoestima. Este fue el grupo capaz de deshacerse de decisiones pobres de estilo de vida, renunciando a la comida chatarra, comer excesivamente, la pereza, y la depresión. Ellos rápidamente registraron mejorías en azúcar en la sangre, su peso, presión arterial, colesterol, e indicadores de inflamación. Estos resultados fueron catárticos para mí y los médicos supervisores, incluyendo a los doctores Martin Filman y Christopher Calapai.

También dije que los resultados eran un poco chocantes para mí porque pensé al principio del estudio que los otros cuatro grupos tendrían mejores resultados. Pensé que quizás a algunos les iría mejor que a otros, pero no pude anticipar que el quinto grupo dejaría atrás a los demás.

La mejor forma de manejar este tipo de impacto es examinar nuestras propias suposiciones. Si yo estaba sorprendido, pensé, era porque aun conociendo lo esencial que es la perspectiva filosófica de la vida para cada uno, no sabía que era *tan* esencial.

Mientras me hacía estas preguntas, me preguntaba si ¿solo darle una lista de comidas de índice glucémico bajo, un protocolo de los suplementos necesarios, y un programa básico de ejercicios era suficiente para asistir a una persona en alcanzar la salud? Mi respuesta, aunque fui un poco reticente en llegar a ella, debido a mi suposiciones nuevamente, tenía que ser un "No" sin equivocación.

Ya vi que el fundamento sobre el que está todo lo demás tiene que ser la manera en que la persona maneja su propia realidad filosófica y psicológicamente. Por eso recomiendo que leas el capítulo "No más excusas," que se enfoca en el bienestar emocional de la persona y su punto de vista sobre ella.

La percepción importa

Se puede hacer más de lo que acabo de decir sobre la importancia de la perspectiva desde otro ángulo, examinando como la gente se percibe. Estudios han demostrado que más de uno en diez individuos sobrepeso dicen que están satisfechos con sus cuerpos y que no ven ninguna necesidad de rebajar, creyendo que están saludables.

Una examen de esta percepción errónea fue actualizada por Tiffany Powell, MD, de la Universidad de Texas, quien trabajó con casi seis mil individuos obesos in un estudio del corazón en Dallas. Los participantes eran de descendencias diversas, 54 por ciento mujeres, 50 por ciento negros, 20 por ciento hispanos, y 30 por ciento caucásicos.

Más de 2,056 eran obesos y sin embargo estaban satisfechos con su peso porque estaban saludables. Pero 35 por ciento de este grupo tenía la presión alta. En adición, "15 por ciento tenía el colesterol alto, y 14 por ciento tenía diabetes."

Powell hizo los siguientes puntos sobre sus encuentros:

- Aquellos con una percepción errónea de su tamaño físico eran menos propensos a ir al médico. Cuarenta y cuatro por ciento de ellos reportó que no habían visto al doctor durante el último año, comparado con 26 por ciento de los participantes obesos que reconocían que tenían que adelgazar.
- No hubo diferencia entre los dos grupos en término de estatus socioeconómico o seguro médico.
- Los individuos que no sentían la necesidad de bajar de peso a menudo reportaron que sus doctores no les habían dicho que rebajaran.
- Personas obesas que estaban satisfechos con sus cuerpos no hacían ejercicio mientras que los que reconocían su problema de peso lo hacían con regularidad.

Podemos traducir este último punto con la siguiente fórmula: la negación de una persona obesa sobre estar sobrepeso = negarse a tomar pasos para perder peso.

En el estudio que informé en la última sección, donde dividí a las personas que debían perder peso en diferentes grupos, se encontró que las personas tendían a desviarse de sus planes de reducción si no se orientaban con una comprensión reflexiva de sus metas en la vida. Sin embargo, vemos que los que se desviaron aún estaban mucho más cerca a rebajar que los del estudio de Powell quienes ni siquiera admitían que tenían que bajar de peso, incluso cuando tenían condiciones que amenazaban sus vidas causadas por el sobrepeso.

Cuándo y cuánto comer: ¿tres comidas o muchos platos pequeños?

Lo que se dijo sobre como las personas sobrepeso deben hacer una prioridad de cambiar su forma de pensar, especialmente, porque los cambios de dieta tenían poco impacto si no eran acompañados por un cambio de perspectiva, no fue para descontar el valor de hábitos alimenticios. El punto es que, sin una perspectiva renovada, los cambios de dieta no funcionaban porque los pacientes no los mantenían. El valor de un punto de vista nuevo era que a través de él era que el individuo podía ver el valor de consumir alimentos saludables y cuidadosamente acostumbrarse a comerlos.

Entonces, para las próximas secciones, hablaremos de las comidas apropiadas para la jornada de perder peso y llegar a ser saludable.

Más temprano en el libro, Feldman mencionó que muchos cargan comida con ellos y comen mini-meriendas en vez de comer tres comidas grandes al día. Quiero regresar a este punto porque la discusión sobre si esta práctica es factible ha sido el tema de un largo debate médico durante los últimos treinta años, con investigadores argumentando a favor y contra la proposición. Algunas fuentes creen que las personas sobrepeso tanto como para personas con diabetes, la resistencia a la insulina o el síndrome metabólico, es mejor comer varias comidas pequeñas al día en vez de tres comidas primarias de alta calidad. Luego de considerar algunos de los mecanismos detrás de como se debe comer, podemos tener una mejor comprensión de la investigación más reciente sobre el tema que hará una contribución decisiva a la controversia.

Esta investigación fue publicada en diciembre de 2009 y fue hecha en Zúrich por un grupo de científicos liderados por el Dr. Markus Stoffel, profesor en el Instituto de Biología Molecular de Sistemas del ETH, en Zúrich. La conclusión concreta del estudio, basada en el análisis de los procesos fisiológicos, es que comer tres comidas de alta calidad "sin meriendas, nada entre ellas, nada de dulces, es mejor porque el cuerpo necesita estar en ayuna entre las comidas."

La investigación se centra alrededor de examinar el factor de transcripción FOXA2. Para citar de un resumen del ensayo: "factores de transcripción son proteínas que se aseguran de que otros genes son activados para ser convertidos en otras proteínas. El elemento de control para FOZA2 es la insulina en ambos el hígado y el hipotálamo. Si una persona o un animal ingiere comida, las células beta en el páncreas sueltan insulina, que bloquea al FOXA2. Durante ayunos, hay una falta de insulina y el FOXA2 está activo."

Entonces, ¿qué hace el FOXA2 cuando está activo en el flujo sanguíneo? Primero, entra al cerebro donde asiste en la formación de proteínas que cristalizan la conciencia. Como destaca el resumen, "si los mamíferos tienen hambre [lo cual significa que el FOXA2 se está produciendo] están más alertas y físicamente activos."

Sin embargo, si uno está constantemente comiendo, hay poco tiempo para que el FOXA2 fluya por el cuerpo. Insulina es secretada con cada comida, que en torno significa que uno ya no siente la necesidad de actividad física, como el ejercicio."

Estas conclusiones fueron apoyadas por un descubrimiento en ratones obesos. Los roedores tenían FOXA2 hiperactivo, que estaba presente todo el tiempo, sin importar si estaban llenos o en ayuna. Aunque esto parece contradecir las conclusiones previas, que estaban basadas en la producción FOXA2 muy inactiva, el encuentro fue que cualquier interrupción en el ciclo FOXA2 causaba problemas al balance de energía y la falta de ella.

Stoffel concluyó, considerando el peligro causado por demasiada insulina en el cuerpo, que "el cuerpo necesita periodos de ayuno para mantener la salud." Por lo tanto, él desafía el dogma de los múltiples platos pequeños al día. En efecto, cree que es sano sentir hambre entre las comidas.

Para incluir una estipulación importante a estos encuentros, no olvidemos que para recobrar la salud es importante no solo concernirse con limitar el número de veces al día que uno come, sino también la calidad de las calorías consumidas. Aquí es que mi recomendación para las comidas figura.

Como mencioné antes, la dieta óptima está basada en granos enteros y legumbres, frijoles, vegetales con almidón y de raíz, vegetales de hoja verde y de ensalada, frutas bajas en azúcar, nueces, semillas, y proteína en polvo de alta calidad derivada de arroz, soya, cáñamo, guisantes, espirulina, y clórela. Estos alimentos pueden ser cocinados o rociados con aceites orgánicos que no han sido procesados incluyendo de coco, oliva, linaza, nogal, y aguacate. Crear una comida (una de tres o cuatro al día) con una selección balanceada de estas comidas provee la energía sanadora que da fuerza.

Lo que comemos y bebemos importa: carbohidratos y grasas

Ahora que conocemos la frecuencia con que debemos comer, podemos dar un buen vistazo a las comidas que son las mejores para usted. Empezaré evaluando los carbohidratos, y seguiré con el consumo de grasa, y cosas relacionadas, como el valor de comidas llamadas "bajas en grasa."

Cuando se considera que carbohidratos incluir en su dieta, es valioso poner atención en el índice glucémico (IG). Esto clasifica los comestibles según la rapidez con que los carbohidratos contenidos elevan la glucosa en la sangre. Un número alto de IG significa que los carbohidratos se descomponen rápidamente y entran a la sangre, algo que como hemos visto, causa dificultades para el cuerpo esforzando su habilidad de producir insulina. Esto termina causando disturbios y daño al sistema de regulación de la insulina. En general, mientras más alto el contenido de fibra y grasa, el IG es más bajo. Al contrario, mientras más cocinado o procesado está un comestible, el IG tiende a ser más alto.

El índice glucémico no es lo único en considerar cuando se decide qué comer. Es importante acordar que aunque el IG te indica que tipo de carbohidrato está en la comida, no instruye sobre el control de la porción. El tamaño de la porción es crítico en el manejo de la glucosa en la sangre para perder peso.

El simple valor IG no cuenta la historia completa ya que muchas comidas se digieren más rápido o más lentamente dependiendo si han sido combinadas con otros alimentos en vez de ingeridas individualmente.

Como ambos la cantidad y el tipo de carbohidratos en la comida afecta la glucosa en la sangre, el total de los carbohidratos también es un fuerte indicador de glucosa en la sangre, sin considerar el valor IG.

Comoquiera, conocer el IG ayuda a los individuos a refinar su manejo de la glucosa en la sangre.

Velar los carbohidratos en términos de su valor IG no solo lo ayudará a adelgazar, sino que controlará las elevaciones del azúcar en la sangre después de una comida llena de cosas con un IG alto. La sobrecarga crónica de la insulina causada por este tipo de dieta conduce a mayor aumento de peso y está asociada con una variedad de enfermedades relacionadas con la edad.

Esta es una muestra de valores IG de algunas comidas típicas:

Comidas de IG bajo	Comidas de IG intermedio	Comidas de IG alto
Valor IG=55 o menos	Valor IG=56–69	Valor IG=70+
• avena cortada; el muesli; pan de 100 por ciento trigo entero molido a piedra • cebada; bulgur • mayoría de frutas y vegetales sin almidón • guisantes, legumbres • frijoles, batatas, maíz, lentejas	• arroz integral, basmati y salvaje; cuscús • pan de trigo entero, de pita y de centeno • avena instantánea • bananos	• pan blanco; rosquillas • cereales de maíz, de arroz, y hojuelas de salvado; *pretzels*; galletas de arroz • arroz blanco de grano corto • papas Russet • calabaza, melón, piña

Cuando comidas altas en IG son ingeridas y las elevaciones de insulina son ocurrencias comunes en la sangre, resulta un hambre constante. En vez de dar energía a lo largo de un periodo extendido, como sucede cuando la glucosa entra a la sangre a un compás moderado, toda la energía se derrama de una vez y luego cae repentinamente cuando la glucosa entra rápidamente a la sangre. Entonces, como ha notado el investigador S.M. Haffner, esto llevará a un ciclo vicioso de comer demás que conduce a que el páncreas produzca mayores cantidades de insulina innecesarias.

Hablando del peligro del azúcar que entra muy rápido en la sangre, déjeme identificarla forma en la que los productores de comidas han utilizado las tendencias de los americanos para venderles una mentira, en forma líquida. Los americanos viven buscando una buena oferta. Y cuando la ven en un anuncio u oyen por la televisión, "beba el jugo espumoso de manzana, hecho de 100 por ciento juego," se apresuran a comprarlo. ¿Por qué? Primeramente, creen que están recibiendo una rebaja, porque en vez de comprar cinco manzanas, reciben cinco por taza. Además, quieren estar sanos—y esta es la parte sospechosa—y los anuncios les dicen que estas bebidas y estos concentrados son buenos porque contienen los mismos nutrientes que las frutas.

De hecho, la idea de que la fruta llega en forma concentrada debe avisarle de que algo anda mal. Cundo come una manzana entera o alguna otra fruta, el azúcar entra a la sangre gradualmente mientras el estómago digiere la fruta. Pero, si los pedazos de fruta están concentrados, el azúcar natural también está concentrada y la fructosa es soltada súbitamente de forma que la insulina también sube. Entonces, estos jugos, en las palabras de los Beatles, "se deben evitar."

Aunque los jugos a la venta no son sanos, las frutas en sí están llenas de propiedades atractivas. Tienen cantidades adecuadas de ácido fólico, vitamina C, fibra, carotina, y nutrientes, tanto las frutas frescas como las congeladas, ambos tipos cruciales para una dieta sana.

Debo decir que a pesar de que los jugos concentrados son de poco valor, hay otras formas de frutas y vegetales extraídos que le pueden hacer bien al cuerpo. Acabo de aprender sobre el polvo de hoja de mora, que baja los niveles de glucosa en ayuna y eleva los niveles del colesterol bueno. En estudios actualizados en India y Japón, investigadores encontraron que hubo una reducción de lípidos dañinos (que suben el colesterol) en pacientes que tomaron este polvo diariamente con sus comidas, tanto como una reducción de radicales libres, cuyos efectos perversos ya cubrimos.

Tras hablar de los anuncios engañosos utilizados para vender jugos de fruta—encuentro que los anuncios de comida son a menudo más engañosos que completamente falsos—déjeme advertir acerca de los halagos usados para otra serie de productos. Las compañías de comida cubren ciertos productos con etiquetas con términos como "libre de grasa" o "bajo en grasa," representando estas comodidades como beneficiosas. No es así. Lea bien las etiquetas. Muchos de estos productos están llenos de calorías que suben la producción de insulina en la forma de sirope de alta fructosa de maíz, sacarosa, e ingredientes baratos fortificados. Cualquier valor contenido en los materiales antes de que fueran procesados es completamente anulado con la adición de estos endulzantes. Un buen ejemplo es él te verde, un fuerte proveedor de salud. O así debe ser, pero no lo es en la forma en que es vendida, con sacarosa. Los aderezos también tienen ingredientes naturales saboteados por la combinación con el sirope de alta fructosa de maíz.

Sobre el tema de las grasas, déjeme decir que aquí también tenemos que hacer distinciones. Reconocer y monitorear el tipo de grasa consumida es esencial en mantener un peso sano y prevenir la diabetes. La mayoría de las personas saben algo del peligro de consumir ácidos grasos trans. Aunque algunos de estos se encuentran en la carne de res, la mayoría son producto del procesamiento de la comida, y por lo tanto están presentes en la comida chatarra, productos horneados, y comida frita como las papas fritas o Kentucky Fried Chicken.

¿Qué tan peligrosos son las tales grasas trans? En un estudio reciente, científicos encontraron que "un aumento minúsculo de

2 por ciento de calorías de ácidos grasos trans elevó el riesgo de diabetes en las mujeres por 39 por ciento; al contrario, un aumento de 5 por ciento de calorías de grasas poliinsaturadas (las buenas) redujo el riesgo de diabetes un37 por ciento."

Entonces, si tiene grasa trans en su dieta, es hora de echarlas a un lado y crear espacio para las grasas poliinsaturadas o monosaturadas. Puede tener una dieta completa y sana reemplazando a las grasas trans con aceite de linaza, aceite de oliva extra virgen, aceite de sésamo, aceite de cáñamo, aguacates, aceite de almendra, aceite de coco, y aceite de calabaza.

Déjeme repasar lo que he dicho hasta ahora, encapsulando mis sugerencias. Hoy en día, muchos estamos pidiéndole a nuestros cuerpos que funcionan con el combustible inapropiado: carbohidratos refinados.

Rodearnos de opciones sanas que consisten principalmente de frutas, vegetales, granos y legumbres es la clave para mantenerse sano y en buena forma.

Una persona que elige este camino dietético arreglará su día más o menos de la siguiente forma. Por la mañana, elige un cereal que contiene ingredientes de grano entero y sin endulzantes artificiales.

Luego en el día, el individuo puede suplementar el almuerzo con un batido verde, hecho de vegetales de hoja verde y sin almidón licuados o pasados por un extractor. (Enfatizo que sean vegetales sin almidón porque algunos de estos, como las papas y el maíz, deben ser clasificadas con el pan, los granos y otros alimentos con almidón). Este batido verde es una alternativa saludable y deliciosa a los refrescos gaseosos y jugos endulzados.

Recuerde que los vegetales tienen muchas virtudes. Usualmente contienen menos carbohidratos que las frutas; muchos contienen fibra y naturalmente son bajos en sal y grasa (a menos que salgan de una lata).

Para la cena, nuestro ejemplo consciente de su salud disfruta de vegetales frescos cociéndolos ligeramente al vapor o salteados. Él o ella mezclan repollo picado en una ensalada; e incluye frijoles y legumbres en sopa o ensalada para llenar el requerimiento diario de proteína.

Lo que comemos y bebemos importa: comida altamente procesada

Vimos algunos de los peligros de los anuncios, que tienden a engañar a las personas para que esperen beneficios de salud de comidas y bebidas con nombres atractivos, como "100 por ciento jugo de manzana" o "panecillos bajos en grasa." Estos productos anunciados frecuentemente tienen pocos, o ningunos, beneficios para la salud.

No obstante, los productores de muchas comidas procesadas, como las que voy a explorar ahora, ni siquiera se molestan con hacer mercadeo falso. Estas cosas están cargadas de aditivos y azúcares malos, y no intentan ocultarlo.

Estos productos se están llevando al mercado en cantidades mucho más altas que antes, y no es fuera de lo común ver comidas que consisten de 50 por ciento fructosa en general.

Sabemos que la fructosa es un azúcar que causa que la glucosa en la sangre se dispare hacia arriba cuando es consumida en cualquier cantidad. Pero algunos de los efectos devastadores de la fructosa fueron descubiertos recientemente. En 2008, Alexandra Shapiro y otros investigadores publicaron un artículo mostrando el efecto de la fructosa sobre la leptina.

Un poco atrás, describí como la leptina funciona como indicador, diciéndole al cerebro que el estómago está lleno y que debe dejar de comer. De acuerdo con Shapiro y sus colegas, "comer demasiada fructosa puede inducir la resistencia a la leptina, una condición que fácilmente conduce a estar sobrepeso cuando combinada con una dieta alta en grasa y calorías." Un reporte sobe la investigación describe: "el equipo de investigación actualizó un estudio con dos grupos de ratas. Les dieron la misma dieta a ambos grupos con una excepción: un grupo consumió mucha fructosa mientras que el otro no la recibió." Después de seis meses, los animales fueron examinados para ver su respuesta a leptina inyectada. Normalmente, este tipo de inyección bajaría el consumo de comida de los animales. "Los investigadores descubrieron que las ratas en la dieta alta en fructosa eran resistentes a la leptina, es decir, no redujeron su consumo de comida cuando recibieron la leptina. Los animales que no recibieron fructosa respondieron normalmente comiendo menos."

Para repasar las conclusiones del estudio, las cuales, según los investigadores pueden ser extrapoladas y aplicadas a los humanos, la resistencia a la leptina puede:

- Desarrollar el consumo de mucha fructosa
- Desarrollarse silenciosamente, sin indicar que está ocurriendo
- Provocar un aumento de peso cuando es combinada con una dieta alta en grasa y calorías

Los investigadores también comentaron que "otros estudios han demostrado que los triglicéridos elevados [ácidos grasos] impiden que la leptina sea transportada para cruzar la barrera de sangre del cerebro." Puede ser que, como la fructosa aumenta la cantidad de triglicéridos en el cuerpo, estos ácidos grasos impidan que la leptina llegue al cerebro y que, por tanto, no se dé el aviso de que es hora de parar de comer.

Estos hallazgos dan buenos consejos y ayudan a explicar las tarifas crecientes de obesidad infantil, según el Dr. Richard Johnson, quien fue profesor de Nefrología en J. Robert Cade y lo es, actualmente, en la Universidad de Florida y en el Departamento de Medicina de la Universidad de Colorado en Denver. Come él lo pone, a diferencia del agua y la leche de grasa reducida, lo jugos de fruta y las sodas, de las que están llenos muchos niños y adolescentes, están cargados de fructosa.

A través de oprimir la capacidad de la leptina nota Johnson, la sacarosa apagará el sentido de estar "lleno" que debe ocurrir después del consumo de comida y bebidas. Explica que entre los niños de hoy, la soda y jugos de fruta altos en azúcar son comunes, pero desafortunadamente, después de consumir toda esa azúcar artificial, el cuerpo no sabe que el azúcar se está convirtiendo en energía porque todas las señales han sido bloqueadas. Entonces los niños siguen comiendo, y la obesidad está a la vuelta de la esquina.

Su consejo a los padres es "limitar el consumo de jugo de un niño a aproximadamente seis onzas por día." También notó que los padres no deben desviarse de las reglas sobre el consumo de bebidas azucaradas solo porque haga calor. Como explica, "no debemos aumentar la ingestión de [jugos y] refrescos gaseosos durante el verano, solo porque tenemos calor y sed. Agua, bebidas deportivas, lácteos bajos en grasa como la leche, son mejores formas de mantenernos hidratados."

El doctor Havel, otro investigador en la cuestión de la fructosa, comentó que las etiquetas de los jugos pueden ser engañosas. Algunos jugos tienen más azúcar que la soda—como, por ejemplo, el jugo de manzana—y muchos padres no son informados sobre cómo leerlas. Cuando un envase dice "100 por ciento jugo," muchos consumidores no reconocen que, aunque es jugo, la fructosa aún se encuentra en estas bebidas en grandes cantidades.

Entones Havel indicó otro de los peligro del contenido alto de la fructosa. "Fructosa y sirope de maíz alto en fructosa, un endulzante usado en la mayoría de los refrescos, también causan que el cuerpo produzca más ácido úrico." Experimentos en ratas han demostrado que cuando los roedores fueron alimentados una dieta alta en fructosa, esto "elevó los niveles de ácido úrico, llevando a la resistencia a la insulina" y la obesidad. Entonces, además de bloquear la capacidad de señalamiento de la leptina, esto indica que, a través de incrementar el ácido úrico, la fructosa también interfiere con el control de la glucosa en la sangre.

Parte de la responsabilidad de que nuestros niños se estén sobrecargando de fructosa cae sobre los padres, sobre todo los que tienen un sinnúmero de excusas para explicar porque permiten que sus hijos se llenen de esta azúcar. He escuchado a padres defender comprar jugos para sus hijos porque piensan que diluirlo con agua arreglará el contenido de azúcar. Solo leer la etiqueta rechaza esta lógica. Otros le dan bebidas deportivas o de ejercicio para mantenerlos hidratados, argumentando que contienen menos fructosa que la soda y el jugo. Pero les digo que hay hasta menos fructosa en el agua (lea aquí: cero).

Es este tipo de pensar—que las bebidas deportivas solo tienen "un poquito" de fructosa y deben ser sanas—que ha creado esta epidemia desde el principio. Todas las piezas pequeñas se van sumando para crear un problema grande: una sociedad sobrepeso, con pobre salud, porque desde temprana edad, son sobrepeso, se les pudren los dientes, tienen hábitos de dormir terribles, condiciones del corazón, y diabetes, solo nombrando algunos de los padecimientos.

Mas, cuando estos hábitos de los niños se adaptan a comidas pesadas y azucaradas, ya no son capaces de apreciar la dulzura sana que se encuentra en la comida cruda orgánica. Lo desconecta del mundo natural.

Si no damos marcha atrás a este camino para salvar a nuestros hijos, morirán demasiado pronto. No habrá tiempo para el remordimiento.

Comer para bajar de peso

Las dietas mencionadas arriba son ideales para cualquier persona en buena forma que quiere mantener su salud. Ahora veremos un dieta que ayudará a reducir el peso.

Si queremos pensar en términos de calorías, entonces cortarlas entre 300 a 500 por día debe llevar a una pérdida de entre una a dos libras por semana. Algunos pueden decir que cortar calorías de esta manera es difícil de lograr para una persona que come demás. Sin embargo en mi experiencia, es una meta realista. Otros dirán que la reducción de una a dos libras por semana es muy lento. Puede parecerlo, pero se sumaría a una pérdida de cincuenta libras en un año, un logro del que uno se puede sentir orgulloso.

Para alcanzar esta reducción de calorías, elimine grasas, que contienen más calorías por porción que las que se encuentran en los carbohidratos y las proteínas. Para nutrición, dependa principalmente en los granos enteros, legumbres, frutas y vegetales.

Aquí van algunas reglas que lo ayudarán lograr su meta de perder peso:

- Elimine el alcohol de la dieta
- Reemplace las meriendas azucaradas con porciones pequeñas de granos enteros, frutas o jugos verdes
- Aprenda a comer porciones más pequeñas deliberadamente
- Pare de hacer múltiples cosas durante la comida. No haga nada más que comer.
- Elimine el café y las bebidas con cafeína.
- Reemplace los productos lácteos con comidas derivadas de soya o arroz
- Beba agua con hielo y limón, lima o naranja en vez de tomarse las calorías en jugos de fruta

Finalmente, no sucumba a la tentación de faltar una comida para bajar de peso. Aunque hacer esto reducirá su consumo de calorías en ese momento, más tarde se sentirá mucho más hambriento, y sentirá la tentación de comer de más para compensar. Tener hábitos de comer irregulares trastorna el metabolismo del cuerpo, lo cual hace que sea más difícil rebajar.

En esta dieta, se tomará una o dos semanas antes de que note cambios, pero a ritmo constante aparecerán. Después de treinta días, su ropa empezara a quedarle grande, tendrá más energía, y su autoestima incrementará.

Mantener la motivación alta es uno de los aspectos más difíciles de hacer dietas. Habrá días en que se echará atrás. Quizás llega a una fiesta y ve una mesa llena de comida chatarra. Todos la comen.

La anfitriona le ofrece un plato y sin pensar se lo come. Comer sano se ha echado a perder para esa noche, pero se continuara al próximo día. Posiblemente habrá semanas en las que debido a este tipo de revés, no perderá mucho peso. Pero recuerde en esos momentos que bajar de peso es un proceso que será largo, pero asegurado con este cambio de hábitos de comer. Aun si solo pierde una libra en un mes, es mejor a aumentar una.

Celebre su nuevo ser en lo que alcanza sus metas de rebajar. ¿Qué puede ser más satisfactorio que pararse en la balanza y ver su peso caer? Su única fuente de remordimiento será que tendrá que dejar su vestuario antiguo y comprar ropa nueva en su nueva talla.

Los padres y los hijos: tomar decisiones correctas sobre la comida y el estilo de vida

Un padre con sobrepeso que decide cambiar su dieta para bajar de peso puede acobardarse por un momento pensando en su nuevo régimen de adelgazamiento porque sus hijos—que tienden ser hiper-críticos de los padres y supervigilantes de su comportamiento— notarán y criticarán cualquier revés que sufra mientras esté tratando de seguir el plan.

Sin embargo, hay una perspectiva más positiva que se puede tomar, del punto de vista del padre. Piénselo así, un padre se puede decir: "¡Tengo la oportunidad de ayudar a mis hijos mientras me ayudo a mí mismo!"

Comidas para todos en el hogar serán preparadas con muchos granos saludables, vegetales y frutas. Bebidas azucaradas serán reemplazadas con jugos verdes y té sin endulzantes. Aunque solo el padre hace los cambios para rebajar, toda la familia se beneficia.

La importancia de imponerles una buena dieta a los hijos cuando estén jovencitos fue enfatizada por la doctora. Kelly Brownell, direc-tora del Instituto Rudd de Políticas Alimentarias y Obesidad de la Universidad de Yale. Ella dijo, "si se está tratando de prevenir el problema [de la obesidad], entonces hay que establecer temprano buenos hábitos de comer. Tiene que alejar a los niños de los mensajes de la industria de comida de comer cosas malsanas." Ella enfatiza el papel de los padres. "La clave es la prevención y el esfuerzo no puede caer sobre el hijo. Los padres tienen que ser los primeros en asumir responsabilidad. Descartar la obesidad como grasa de bebé o depender de la fuerza de voluntad de los hijos simplemente no es la solución. No lo podemos considerar como un problema cosmético. Ya no nos podemos sentar con los brazos cruzados a esperar y pensar que un niño crecerá y dejara de ser obeso."

Todo esto me hace pensar más. Aun si un padre no necesita hacer dieta para rebajar, él o ella debe comer el tipo de dieta que he descrito para su propio bien y el de sus hijos.

Las dietas no duran

Esporádicamente, uso la palabra *dieta* para describir el cambio de hábitos alimenticios que promuevo, pero realmente no es la palabra adecuada, por lo menos no ahora que ha tomado otro sentido. Piénselo, hacer dieta usualmente sugiere que uno temporáneamente se desvía de sus patrones normales de comer. Durante ese corto tiempo, la persona come alimentos saludables que generalmente no le gustan. Tan pronto rebaja, considerando que la dieta tuvo éxito (lo cual, en realidad es dudoso), entonces la persona puede correr a comer comida chatarra de nuevo.

Puede ver que esta no es mi visión para quienes van a perder peso. Mi "dieta" no es un cambio temporal de la forma normal de comer, Al contrario, es un cambio para toda la vida. Lo que describo son los hábitos saludables que se deben mantener por toda la vida, suponiendo que quiere que sea una larga y sana.

Los cambios de estilo de vida hacen la diferencia cuando las dietas no cumplen. Pero (como ha visto) los cambios detallados en este libro no son limitados al estilo de comer. Comer es parte de un programa integrado de múltiples niveles. La dieta típica consiste solo de comida (como fue delineado algunos párrafos atrás). No tiene otros componentes, como consejos para manejar las crisis emocionales.

Como fue explicado anteriormente, las personas a menudo comen para apaciguar las dificultades emocionales, en vez de por hambre. Por ejemplo, después de un mal día de trabajo o una pelea con un ser querido o como final de una semana larga, le persona se permite una indulgencia de comida chatarra, en la que el individuo come papitas, helado, u otro capricho.

Hacer dieta no hace nada para corregir la posible raíz emocional de la forma de comer. Incluso, puede causar más depresión, porque se vuelve unos de los problemas que causa que la gente coma demás. Cuando una persona sufre un revés, y rompe la dieta, esto puede catalizar otra crisis, y porque la persona no está capacitada para manejar con los sentimientos de culpabilidad, vuelve a comer demás.

Las únicas personas que pierden peso y se mantienen así son los que hacen cambios permanentes en sus hábitos (y los de su familia) de comer y hacer ejercicio. Ellos, para tomar prestada una frase de Leonard Cohen, son los "perdedores bellos."

El ejercicio es necesario

Otro componente de un plan cuidadosamente construido y exitoso es el ejercicio. Para ser honesto, hasta una persona que no cambia nada de su dieta, pero que incrementa el tiempo dedicado a hacer ejercicio adelgaza.

Puede odiar a los gimnasios. Está bien, evítelos. El ejercicio se puede hacer en casa o levemente afuera, como una breve caminata energética de 40 minutos. Cada vez que hace ese ejercicio, quema calorías y grasa.

No quiero decir que tiene que evadir los gimnasios. Solo quiero que siga su preferencia. Hay una variedad de formas placenteras de aumentar la cantidad de actividad física que hace. Deporte en equipo, deportes de raqueta, clases de aeróbicos, correr, caminar, nadar y montar bicicleta, son todos beneficiosos. Su meta debe ser encontrar algo que le guste, algo que le convenga en términos se su ubicación y costo. Si no solo es sano, sino divertido, será más probable que lo incorporare a su rutina y continuará haciendo ejercicio, aunque quizás falte en ocasiones como los días feriados y obligaciones con la familia.

Una páginas atrás delinee algunas reglas para comer bien. Ahora voy a complementar esa lista con algunos consejos sobre el ejercicio.

- Salga a caminar en los fines de semana. Deje el carro y vaya a las tiendas a pie. Trate de incorporar caminatas largas o convertirlas en pasadías en el parque o en el campo y lleve su propia comida para controlar lo que consume.
- Sepa que cada paso que toma cuenta. Siempre use las escaleras en vez del ascensor o bájese del autobús una parada antes y llegue caminando a su destino.
- Si está viendo televisión—ojalá un programa de valor—use los anuncios para pararse a hacer algún ejercicio, o considere usar una bicicleta de ejercicio en la sala para pedalear par de millas mientras ve su programa favorito.

Con el ejercicio, el cuerpo botará las libras demás. Puedo añadir, aunque seguramente ya lo sabe, que el ejercicio es efectivo en tratar la resistencia a la insulina y reducir el riesgo de diabetes. Lo que quizás no sabe es que la razón para esto es que los músculos se condicionan con el ejercicio, y hay un aumento

En el número de receptores de insulina en cada célula, lo cual permite una mayor asimilación de insulina para que el azúcar en la sangre sea equilibrada efectivamente.

Habiendo trabajado con miles de personas a lo largo de los años, he encontrado que mis protocolos, que requieren ejercicio regular y una dieta saludable, pueden hacer maravillas en promover la pérdida de peso. Y el ejercicio, así como comer bien, lo beneficia no solo con la salud mejorada, sino con el gozo que se siente al hacerlo, o al comer algo delicioso.

Estudio de caso—Natalie

Habiendo repasado las estrategias de sanación que creo que son de rigor para la pérdida de peso, creo que es un buen tiempo para hablar de un caso actual, de una mujer que vi hacer el cambio de la salud pobre y un comportamiento obsesivo, a un estado de vigor renovado y bienestar. Ella no estaba extremadamente obesa pero tenía varias fijaciones y fobias sobre la comida que le proporcionaban una vida poco saludable.

Natalie (no es su nombre real), una trabajadora de muchos años en mis tiendas de salud, hoy es una mujer alta, de pelo oscuro, de cuarenta y cinco años. De solo mirarla—emana el brillo de la salud—no pensaría que tuvo que batallar fuertemente para lograr su actual nivel de salud.

Natalie se crió muy sensible a los riesgos de desarrollar enfermedades, porque hubo muchas en su familia. Su padre batalló contra el cáncer durante toda su infancia, y su madre era bipolar y obsesiva compulsiva.

Aunque no era ni completamente obsesiva compulsiva, ni anoréxica, si llegó obsesionada con mantenerse en forma, constantemente haciendo ejercicio, haciendo cientos de abdominales por día. También redujo su consumo de calorías, usando al café como forma de suprimir su apetito.

Tenía miedo de comer mucho porque, ocasionalmente perdía el control y se iba de juerga comiendo. Este comportamiento surgió de su infancia. Ella recuerda: "Mi madre, en sus días buenos, cuidadosamente horneaba hogazas gruesas de pan de diez granos de las recetas de mi abuela. Eran irresistibles. Derechos del horno, prácticamente irradiaban calor, seguridad y amor. Yo me comía la mayor parte de la hogaza hasta que casi desaparecía. Literalmente no podía parar hasta me sentía enferma."

Sus razones por comer una cantidad tan grandes, estaban enredadas con su amor por su madre y su miedo de que esta tendría un cambio de humor y se retiraría de la familia. Lo podemos llamar comer por ansiedad.

A lo largo de las décadas de sus veinte y treinta, Natalie narró que no solo se sentía aprehensiva de que quizás volvería a comer demás, pero también porque había visto a muchos de sus familiares abusar de la comida. "Tenía tanto miedo de estar adicta a la comida, como los otros miembros de mi familia, que removí todos los granos y azúcares de mi dieta por completo." Lo hizo al azar, sin un plan apropiado para apoyarla y sin suplementos. Luego, cuando sacó el azúcar de su nuevo régimen de comida, fue como parte de un plan sano de comer positivamente con suplementos.

Mientras tanto, en conjunto con sus fobias, también tenía miedo de enfermarse, como les ocurrió a sus familiares. Esto le provocó fobia a los gérmenes. Como explicó en una entrevista, "limpiaba y restregaba mi habitación, y luego los baños, por horas. Me duchaba varias veces al día. En mi mente, todo esto era positivo. Yo era la persona más limpia que conocía."

El ejercicio constante, estar tan restringida al comer, y la paranoia de los gérmenes, terminaron drenándole toda la energía. A los treinta y siete años de edad, Natalie no tenía nada de energía, sus periodos menstruales se habían detenido, y los exámenes revelaron que en además de que tenía la tiroides muy baja, estaba deficiente de vitaminas. Además de otros problemas de salud. "Había desarrollado sinusitis recurrente, eczema severo en las manos, y estaba constantemente batallando contra virus o infecciones bacterianas."

En 2001, Natalie llamó, preguntándome como podía equilibrar su vida. Reuní un equipo informal de nutricionistas holísticos, quiroprácticos, y otros profesionales de salud, y todos trabajamos juntos para ayudarla a dar el cambio. Escuchando nuestros consejos y siguiendo las sugerencias de mis libros *The Ultimate Lifetime Diet* y *For Women Only*, Natalie pudo identificar sus necesidades nutricionales y adoptar una dieta más sana.

Siguiendo mi protocolo, empezó a comer una variedad de grasas, proteínas, y carbohidratos; añadiendo jugos, fibra, y suplementos a su dieta; y hacer ejercicio moderadamente. Eliminó la leche, los huevos, la carne, y productos de trigo que estaban afectando el funcionamiento de su cuerpo.

Según empezó a vivir de acuerdo a este régimen más sano, sus periodos menstruales regresaron, sus cambios súbitos de ánimo desaparecieron, y la calidad de su sueño mejoró. Empezó a escuchar las señales de su cuerpo. "Noté que mi cuerpo se sentía cansado y débil cuando consumía lácteos, así que los eliminé. Y cuando comía carne roja baja en grasa, me hacía sentir letargo; así que cambié a una dieta completamente libre de carne"—explicó.

Cocina con ingredientes orgánicos y toma una variedad de suplementos diarios, incluyendo un espectro de enzimas digestivas. Entre los suplementos, consume un batallón de antioxidantes, tanto como multivitaminas, multiminerales y nutrientes específicos para el cerebro, como el *Ginkgo biloba* y la fosfatidilserina. Ella comentó: "también me gustan los suplementos antiinflamatorios, como los ácidos grasos omega-3."

Su lista de suplementos puede ser ampliada a las vitaminas A, C y E, así como a la quercetina, la CoQ10, el aceite de linaza, el selenio, el ácido alfa-lipoico, la carnitina, la carnosina y el resveratrol. Notará que algunas de estas cosas son parte del protocolo incluido en este libro.

Cuando se trata de los suplementos, Natalie procede probando y descartando. Aquí su explicación: "Igual que no hay ninguna dieta mágica para todos, cada individuo tiene que experimentar para ver cuales suplementos son correctos para él o ella. Como dicen los profesionales de salud, su consumo de suplementos puede variar de acuerdo a las estaciones y las circunstancias de su vida. Su cuerpo requiere de un apoyo diferente cuando cambian las estaciones o estás bajo mucho estrés."

Además de comer una dieta orgánica, Natalie empezó a meditar y practicar ejercicios de relajación y de respiración. En una nota espiritual, Natalie observó que, "El suplemento más grande para la salud es el amor. Sin él estamos incompletos." Una dedicada madre de familia, Natalie tiene dos hijas con su esposo, con quien lleva veinte años de casada. Sin embargo, entiende que antes de comprometerse a cambiar, no apreciaba todo el amor que su familia le ofrecía.

Natalie ha podido organizar sus prioridades y simplificar su estilo de vida. En vez de limpiar o hacer ejercicio obsesivamente, vive de una forma consciente, manteniéndose conectada a sus sentimientos, y extendiendo sus emociones positivas a su familia y círculo de amistades.

Respira y medita

Como Natalie, usted puede aprender a comer, respirar, ejercitarse, y relajarse de una forma completamente nueva si se mantiene enfocado y disciplinado. Y las decisiones que hace en una área apoyarán las que haga en otras sin que tanga que pensarlo. Se integrarán naturalmente.

Un ejercicio simple que tiene múltiples beneficios es excelente para bajar el estrés. Cuando se sienta desubicado o enfermo y fuera de lo normal, intente este ejercicio de dos minutos de la respiración. Esta técnica de yoga ayuda a balancear los hemisferios de la izquierda y derecha del cerebro. Puede intentarlo en cualquier lugar a cualquiera hora:

1. Alce su mano derecha y póngala frente a su cara, ponga su dedo anular y el menique sobre el orificio nasal izquierdo. Sujete el orificio nasal derecho y manténgalo cerrado para inhalar lentamente por el izquierdo.

2. Tome una pausa y mientras sus pulmones estén llenos de aire, sujete el orificio nasal izquierdo mientras que deja de sujetar el derecho. Exhale lentamente por el orificio nasal

derecho, y luego inhala por él. Tome una pasa y cambie los dedos para sujetar el orificio nasal derecho otra vez. Exhale.

Haga diez ciclos de este ejercicio de respiración, incrementando la duración según se vaya sintiendo cómodo. Inténtelo temprano en la mañana antes de meditar, durante su hora de almuerzo para recobrar energía, y quizás en la bañera antes de dormir para relajar su mente ocupada.

Crear una vida equilibrada depende de estar consciente del cuerpo y la mente y tener un auto-cuidado proactivo. En conjunto con la respiración, la meditación puede ser muy beneficiosa. La meditación conlleva escucharse a uno mismo y cultivar su calma y resistencia emocional a pesar de la turbulencia de la vida. Yo encuentro que la meditación es muy inspiradora y energizante, y es un tiempo de reflejar sobre todas las personas, los animales, y las cosas en mi vida a las que aprecio.

Cuando se hace en el medio de un día ajetreado, puede ser un momento para echarse atrás y escuchar los mensajes de su cuerpo. Durante la meditación, puede averiguar el estado actual de su cuerpo, un estado que probablemente ignoró mientras estuvo inmerso en los asuntos del día. Una vez que este estado interior sube a su consciencia, puede ser una forma reparadora para responder a sus necesidades. Por ejemplo, dejar que su cuerpo le hable y responderle puede ocurrir así: "Siento que me voy a resfriar de nuevo, debo tomarme algunos suplementos para ayudar a mi sistema inmunitario." O bien: "Siento modorra, debo hacer algún ejercicio para aumentar el flujo de energía antes de regresar al trabajo." Luego delinearé varias técnicas de meditación.

Ambos, el ejercicio de la respiración y la meditación conllevan una interrupción. Rompen el ritmo de su día, un ritmo que a menudo puede ocultar el hecho de que está siendo insensible a las experiencias de su cuerpo. Una sensibilidad constante a su estado interior es una de las características de un estilo de vida sano.

La desintoxicación: eliminar toxinas, rejuvenecer los órganos, y restaurar su ser.

La desintoxicación, como indica el nombre, es un proceso de limpiar su sistema de venenos. El cuerpo tiene su propio centro de desintoxicación en el hígado. Químicos, drogas, medicamentos, cafeína, alcohol, nicotina y cualquier otra sustancia extraña que entra al cuerpo y que necesita ser expulsada, es filtrada por el hígado.

Una dificultad que surge cuando el hígado se tiene que limpiar de tantas toxinas, es que tiene que pausar o limitar todas sus otras funciones. Además de desintoxicar el cuerpo, también tiene más de 400 más funciones, como balancear las hormonas y hacer el colesterol que cada célula necesita para la producción normal.

En una desintoxicación, el hígado se toma un descanso porque las comidas consumidas y las otras actividades eliminan las toxinas que se han acumulado, bajando la sobrecarga de venenos.

Modificar la dieta es el primer paso que lo ayudará a limpiar el hígado. Añadir una variedad de fibras a su comida es importante porque la fibra se ata a algunas de las toxinas en la barriga, llevándolas fuera del sistema. En términos de hierbas, el diente de león y el cardo lechoso promueven la desintoxicación.

La piel es el órgano de la eliminación, y en un programa de desintoxicación los individuos pueden aprovechar toda su superficie. Una forma de hacer esto es a través de un cepillado en seco. En esta técnica, utilizando un cepillo de fibras naturales o una esponja vegetal de *Luffa,* uno se cepilla las extremidades trabajando hacia el corazón. Algunos de los beneficios de esta práctica son que se deshace de las células de piel muertas, ayuda a la circulación, y abre los poros que posiblemente estaban tapados de células de piel muertas.

Los saunas también promueven la desintoxicación de la piel a través de calentarla lentamente hasta una temperatura entre 120 y 140 grados. A esta temperatura las glándulas de aceite se cierran y solo las de sudor se quedan abiertas. De esta manera, varias toxinas, incluyendo a la urea, se excretan a través del sudor.

Otras formas de reducir toxinas incluyen lavarse con azúcar o sal y darse un baño con sales de Epson. Prepararse un baño con una mezcla de sales de mar y aceites esenciales es una manera placentera de remover algunas toxinas por la piel.

Otra manera útil de expulsar toxinas es limpiar el intestino tomando mucha agua. Uno puede ayunar durante un intervalo controlado, eliminando algunas comidas y reemplazándolas con agua para, como una forma de evacuar el bulto fecal más rápido y más a fondo.

El uso ocasional de enemas y los lavados de colon, quizá una vez al año, puede ser útil en eliminar desechos acumulados. Los enemas se pueden hacer cómodamente en casa o con la ayuda de un hidroterapeuta.

Para optimizar sus resultados, absténgase de comer comida sólida durante una limpieza el colon y suplemente con vitaminas densas en nutrientes y minerales, jugos verdes que contienen espirulina y algas marinas, jugo fresco de pasto de trigo y jugos vegetales frescos. Estos suplementos y bebidas ayudarán a apaciguar el hambre y están llenos de vitaminas y minerales.

Cualquiera o todas de estas sugerencias son formas de ayudar al hígado y permitir que el cuerpo funcione más eficientemente, liberándolo de la interferencia de las toxinas.

Viva conscientemente

Un sinnúmero de doctores de los que conocimos anteriormente fueron bastante claros en discutir como la vida contemporánea puede alterar el sistema de manejar el estrés del cuerpo, uno establecido para manejar situaciones breves e intermitentes que son seguidas por intervalos más largos de calmarse. Hoy en día, muchos se encuentran en un constante estado de emergencia, en el que sus cuerpos no tienen tiempo de recuperarse de un episodio antes de que empiece otro.

Los doctores y terapeutas que hablaron sobre este tema delinearon algunos de los efectos caóticos que este sistema desviado puede causarle al cuerpo.

Estos efectos no se tienen que repetir, también ofrecieron sus propias opiniones sobre las estrategias sanadoras que ayudan a romper este patrón de demasiado estrés. Tenían metodologías específicas diferentes, pero todos compartieron la opinión que aquellos intentando escapar el ciclo del estrés tienen que cultivar la habilidad de relajarse.

Estoy completamente de acuerdo. La respuesta de relajación reequilibra a su cuerpo profundizando su respiración, reduciendo las hormonas del estrés, apaciguando el ritmo del corazón y la presión arterial, y relajando los músculos. Uno tiene que hacerse experto en evocar la respuesta de relajación, que traerá un estado de descanso profundo que es el polo opuesto de la respuesta del estrés. Una vez que uno practica una técnica de relajación profunda diariamente, estos beneficios fluirán de la relajación:

- Produce efectos físicos tranquilizantes
- Aumenta energía y claridad
- Combate enfermedades
- Alivia dolores e incomodidades
- Intensifica la capacidad de solucionar problemas
- Estimula la motivación y la productividad

Distintas disciplinas, originalmente creadas como prácticas espirituales, contienen técnicas de relajación que una vez fueron usadas por los seguidores para entrar al estado mental apropiado para aproximarse a un terreno religioso. Regresaré al tema de estas técnicas en un minuto. Primero déjeme establecer algunos parámetros generales sobre como incorporarlos en su vida.

Recomiendo que reserve un tiempo de por lo menos veinte minutos cada día para la relajación que alivia al estrés. Para que no se le olvide este tiempo esencial, aunque corto, de pausar, tomar las cosas en cuenta, y de-estresar, hágalo parte de su rutina diaria. Programe un tiempo fijo una o dos veces al día para su práctica.

Quizás quiera hacer su relajación temprano en la mañana. Tal sugerencia puede ser un poco sorprendente. Pereciera que inmediatamente después de que uno se levanta, ojalá de un sueño reparador, es el momento en que uno menos tiene que relajarse. Sin embargo, hay dos puntos a favor de hacer la relajación a esa hora. Algunos de nosotros estamos involucrados en profesiones o en proyectos que atacan a nuestros nervios. Individuos en esta situaciones normalmente "se encienden" en el momento que despiertan, pensando inmediatamente en todo lo que tienen que hace en el día adelante, mentalmente crujiendo los dientes y preparándose para la batalla. Estas personas se beneficiarán de empezar sus días relajados. Pero incluso si uno no llena este perfil, los días complicados dificultan que uno tenga tiempo de relajarse ya que tienen muchas tareas. En este caso, puede ser mejor hacer la relajación como primera cosa en la mañana, antes de que otros quehaceres y responsabilidades lo ocupen.

No practique cuando tiene sueño. Estas técnicas son tan relajantes que pueden hacer que se duerma. La meta de esta práctica es estar relajado y despierto, aclimatándose a un estado de consciencia sin tensión, que es lo opuesto al estupor perezoso que le puede dar frente al televisor.

Elija una técnica de relajación que le guste, considerando sus necesidades, preferencias, y nivel de capacidad física. Si desea tiempo asolas, técnicas de relajación individuales, como la meditación o la relajación de los músculos progresiva, le darán tranquilidad metal, y le permitirá recargar sus baterías. Si anhela interacción social, el ambiente de una clase le dará el estímulo y apoyo que busca. Practicar con otros también puede ayudarlo a mantener la motivación.

Si ha leído *Only the Super-Rich Can Save Us*, por Ralph Nader, se acordará de que él enfatiza el uso de técnicas de relajación en grupo.

El libro, como indica su título, es la historia de cómo Warren Buffet, un inversionista súper adinerado, reúne un grupo de amigos ricos, incluyendo a Bill Cosby, Ted Turner, y Yoko Ono, en un refugio secreto para plantearles la idea de usar sus fortunas para un proyecto de arreglar los problemas de Estados Unidos con una agenda de cambiar a energía limpia, y expurgar la influencia del dinero de la política. No es un guión sorprendente para Nader, un conocido reformista, incansable, pero la forma en que Buffet cierra la primera junta con sus compañeros millonarios si lo puede ser. Mientras la reunión termina:

> Warren consulta su reloj. "Estaba tan absorto en nuestra discusión que perdí la noción del tiempo. Hemos puesto mucho sobre la mesa esta noche para pensar, responder y decidir. Si me permiten un poquito más, me gustaría pedir que permanezcamos aquí una hora más en total silencio, pensando sobre lo que hemos escuchado y dicho, escribiendo reflexiones e ideas adicionales. Es una técnica que he aprendido de mis socios de negocios en Asia y, como el prospecto de morir, concentra la mente maravillosamente. La he usado con mis ejecutivos con grandes resultados, así que, pruébenlo, mis amigos, y después nos retiraremos."

Sus compañeros millonarios están un poco sorprendidos con este tiempo de relajación, pero según cuenta el libro, todos encuentran que esos intermedios son claves en ayudarlos a encontrar ideas nuevas tanto coma para re-energizarlos para la batalla que continua.

¿Qué les puedo decir? Si los millonarios y billonarios ven el valor de esta práctica (por lo menos en un escenario imaginado), quizás es algo que debe ser parte de su rutina diaria.

La meditación

Esto tiene que ser llevado a cabo en un ambiente callado, cualquier lugar de una parte aislada se su hogar, oficina, jardín, casa de adoración o templo, o en la naturaleza. Póngase cómodo o cómoda, pero evite acostarse y dormirse. Siéntese con la columna derecha, en una silla o en el piso. Puede tratar una posición con las piernas cruzadas o la posición de loto. El objetivo de la meditación es encontrar el centro y quedarse ahí, sin forzar a la consciencia innecesariamente.

No es tiempo de fantasear, sino de fijar a la mente, quizás en una palabra o frase, o en un objeto de su ambiente. Esto no se hace para que la frase u objeto le revelen nuevos aspectos de su ser (aunque quizás sucederá), sino porque esa prácticas han probado ser las mejores en vaciar la mente de pensamientos que lo/a distraigan o que son obsesivos. En las prácticas religiosas de las que estas son derivadas, la mente vacía era considerada más apta para recibir a los conocimientos mandados por Dios, pero cuando son usados para la relajación, la mente vacía ha probado ser la que le provee el mayor estado de calma y fluidez, sin tensión. No piense que el énfasis en el enfoque significa que tiene que monitorear sus pensamientos estrictamente sin piedad. Si lo interrumpen, no pelee contra ellos. Al contrario, suavemente torne su atención a su punto de enfoque una vez más. Este hecho, de tratar de mantener su enfoque sin forzar las cosas, es un ejercicio de autocontrol que tendrá ramificaciones ramificaciones en otras acciones que tome su vida. Puede parecer difícil al principio, pero con la práctica regular, le vendrá naturalmente. Y la meditación consciente actualmente cambia el cerebro, reforzando las áreas del cerebro asociadas con el gozo y la relajación.

Como dije, hay diferentes puntos de enfoque que uno puede elegir para el centro de la meditación y también hay diferentes tipos de técnicas de meditación consciente, algunos son:

- Escanear el cuerpo: esto conlleva enfocar su atención en varias partes de su cuerpo. Como se hace en la relajación progresiva de los músculos, empiece enfocándose en los pies, después trabaje hacia arriba. Pero en vez de flexionar y relajar sus músculos, simplemente se enfoca en cómo se siente cada parte de su cuerpo sin juzgarlos.

- Hacer meditación mientras camina: no tiene que estar sentado o quieto para meditar. En este tipo de meditación, estar consciente conlleva enfocarse en el sentido físico de cada paso: como se sienten sus pies cuando tocan el piso, el ritmo de su respiración, y como se siente el roce de la brisa sobre su cara.

- Comer conscientemente: en vez de agarrar una merienda cuando se siente estresado o comerse una comida de forma apresurada, siéntese en la mesa y ponga toda su atención en la comida. Coma lentamente y realmente saboree cada bocado.

La visualización

Esta técnica puede ser considerada una forma especial de meditaren la que, en vez de vaciar la mente, el practicante imagina una escena en la que se siente en paz. Si elige usar esta técnica, encuentre un lugar de tranquilidad, como un lugar de su infancia donde tiene memorias gratas, como un parque, lugar de vacaciones, una playa, una montaña o selva, o hasta un lugar donde nunca haya ido, como una jungla densa o un oasis en un desierto. Lo principal es que la imagen en la mente sea una de máximo silencio y calma. Algunas personas empiezan este tipo de meditación con la ayuda de un terapista o a través del uso de grabaciones de las olas para estimular pensamientos de estar en la playa. Visualice la escena tan vívidamente como pueda, notando todo que ve, escucha, huele, y siente. Por ejemplo, si está pensando estar en el muelle al lado de un lago tranquilo:

- *Vea* el atardecer del sol sobre el agua
- *Escuche* a los pájaros cantar
- *Huela* los pinos
- *Sienta* el agua fresca en sus pies
- *Goce* del aire fresco
- La relajación progresiva de los músculos

Hace un momento, mencioné la relajación progresiva de los músculos cuando hablaba de escanear al cuerpo, que se asemeja este tipo de relajación. Cuando lo mencioné, no detallé por completo el proceso de relajar a los músculos. Ocurre en dos pasos, durante los cuales el practicante sistémicamente flexiona y relaja diferentes grupos de músculos. Como con la meditación, se toma un poco de práctica para que encuentre su ritmo, pero una vez que lo haya hecho varias veces, empieza a tener un sentido íntimo de cómo se sienten los músculos en un estado de tensión y también cuando están relajados. Esta consciencia creciente tendrá el efecto segundario de aumentar su percepción de repentinos aumentos de tensión muscular que acompañan al estrés, ayudándolos a contrarrestar le elevación de la ansiedad. El otro efecto es que mientras relaja su cuerpo, también relaja la mente. Puede combinarla respiración profunda con la relajación progresiva de los músculos para un crear un nivel adicional de alivio del estrés. Cuando está listo para unos momentos de relajación, empiece aflojándose la ropa, quitándose los zapatos, y ponerse cómo en general. Tómese un par de minutos para relajarse, haciendo respiraciones profundas y lentas. Cuando está listo, ponga su atención en su pie derecho. Tome un momento para enfocarse en cómo se siente. Lentamente flexione sus músculos, apretándolos tan fuertemente como pueda. Manténgalo así durante una cuenta de diez. Entonces relaje el pie. Sea consciente de cómo la tensión se desvanece de su pie mientras su pie se afloja. Quédese en este estado relajado por un momento, y mantenga su respiración lenta y profunda. Cuando esté listo, ponga su atención en su pie izquierdo y siga con la misma secuencia de tensión muscular y relajación. Mueva lentamente arriba por su cuerpo: piernas, abdomen, espalda, cuello, y cara, contrayendo y relajando los grupos de músculos según procede. Cuando haya completado el ejercicio, se parará, se pondrá los zapatos, se acomodará la ropa y se sentirá rejuvenecido.

Respiración profunda

Algunos de los expertos que contribuyeron anteriormente ofrecieron consejos sobre la sanación y dieron fuertes recomendaciones sobre los ejercicios de la respiración profunda. Siguiendo sus sabios consejos, déjeme añadir mi propia perspectiva sobre este tema. Para mí, la clave es la clave es tomar tanto aire posible del abdomen, halando todo el aire fresco posible para sus pulmones. Cuando respira del abdomen, en vez de hacer inhalaciones superficiales de la parte superior del pecho, inhala más oxígeno. Este es un beneficio mayor ya que mientras más oxígeno inhala, menos tensión siente. Cómo va el dicho común, cuando esta tenso, siente que se "corta la respiración," entonces, de acuerdo con eso, una buena manera de hacer que la tensión interior vaya en escala es sentirse "largo de respiración." Respirar es mejor hacerlo en el mismo ambiente cómodo donde practica la meditación. Siéntese cómodamente con la columna derecha. Ponga una mano en su pecho y la otra en el estómago. Inhale por la nariz. Idealmente, la mano sobre el estómago debe subir, y la mano sobre el pecho debe moverse muy poco. Exhale por la boca, empujando hacia fuera tanto aire como pueda mientras contrae los músculos del estómago. La mano sobre el estómago debe moverse hacia adentro mientras exhala, pero la otra mano debe moverse muy poco. Continúe respirando hacia adentro por la nariz y hacia afuera por la boca. Puede referirse a la sección del Dr. Richard Brown, quien habló anteriormente, para más detalles sobre el número óptimo de respiraciones por minuto y otros consejos. Esta técnica de relajación es la más fácil y la que más reduce el estrés de todas.

Yoga

Hay extensa literatura sobre la yoga como técnica para reducir el estrés. Para más conocimiento sobre ella, puede consultar este texto, o como mejor alternativa, tome una clase para novatos. Aquí basta que diga que una sesión de yoga conlleva hacer una serie de movimientos y poses estacionarias, combinadas con la respiración profunda. La yoga enfatiza el movimiento lento y continuo, conjunto con un poco de estiramiento preliminar, ofrece el mejor alivio del estrés.

Tai Chi

En ocasiones voy a Chinatown de la ciudad Nueva York, donde, si llego a tiempo, encuentro a grupos de veinte a treinta personas, usualmente de mediana edad, pero con algunos más jóvenes también, haciendo una serie de movimientos lentos del cuerpo sin competencia. Están practicando el Tai Chi, una técnica asiática que enfatiza la concentración, relajación, y la circulación consciente de la energía vital (el *chi* en cantonés) por todo el cuerpo. Aunque el Tai Chi tiene sus raíces en las artes marciales, hoy primariamente es practicada como forma de tranquilizar a la mente, condicionar al cuerpo, y reducir al estrés. Como en la meditación, los practicantes de Tai Chi se enfocan en su respiración y en mantener su atención en el momento actual. Tai Chi es una opción segura y de bajo impacto para personas de todas edades y de todos niveles de preparación física, incluyendo a los adultos mayores (como verán en las calles de Chinatown) y los que se están recuperando de heridas. Una vez que haya aprendido los movimientos, lo puede practicar en cualquier parte, a toda hora, individualmente o acompañado, Y si tiene la ocasión de ir a China y visitar una ciudad grande como Guangzhou, un domingo por la mañana verá grupos de 100 a 150 personas silenciosamente haciendo sus movimientos relajantes de Tai Chi.

Terapia de masaje

La terapia de masaje ocurre cuando un terapista presiona el cuerpo de una persona leve o más forzosamente, una actividad que ablanda y relaja a los músculos. El tipo de masaje más común es el sueco, una técnica tranquilizante que consiste mayormente de movimientos largos y fluidos. No solo relaja, pero puede reducir dolor y entumecimiento de las articulaciones. Otro tipo de masaje común es el shiatsu, también conocido como acupresión. En el masaje shiatsu, terapistas usan sus dedos para manipular los puntos de presión del cuerpo. Son los mismos puntos que son perforados por agujas extrafinas en la acupuntura. Si no tiene el presupuesto para ir a un centro de salud para ver a un terapista, hay muchas técnicas sencillas de hacerse el auto masaje, o algunos que se pueden llevar a cabo con un amigo o pareja. La última sugerencia no solo relaja y suelta el estrés, sino que profundiza la conexión con la persona que da o recibe el masaje. Déjeme describir algunos métodos de auto masaje.

- Paliar el cuero cabelludo: ponga sus pulgares detrás de las orejas mientras pasa los otros dedos por encima de la cabeza. Mueva el cuero cabelludo hacia adelante y hacia atrás haciendo pequeños círculos con los dedos durante 15 a veinte minutos.
- Descanso para los ojos: cierre los ojos y ponga sus dedos anulares directamente debajo de sus cejas, cerca del puente de la nariz. Lentamente, aplique presión de cinco a diez segundos y, levemente, deje de aplicarla. Repita dos o tres veces.
- Alivio de la presión de la cavidad nasal: ponga las puntas de los dedos en el puente de la nariz. Lentamente mueva sus dedos por lo largo de la nariz hasta la parte superior del pómulo y luego hasta los ojos.
- Alivio de la tensión del hombro: extienda un brazo al cruzar su cuerpo hasta el hombro opuesto. Usando una moción circular, presione firmemente en el músculo encima del omoplato. Repita en el otro hombro.

Estas últimas páginas han sugerido un número de alternativas que lo pueden ayudar a relajarse. Con nuestras vidas estresadas y la forma en que demasiada tensión causa caos para las hormonas y otros sistemas del cuerpo, estos métodos son inestimables. Pero acuerde que muchos de ellos incrementan la consciencia, algo sobre lo cual tengo que decir par de palabras más.

Dewey: educación como consciencia

Cualquier persona con el más mínimo conocimiento del trabajo de Dewey pensará que mis citas de su trabajo hasta ahora son malinterpretadas. Dewey es conocido primariamente como teorista de educación (aunque jugó muchos papeles), es más, muchos lo nombran como el mejor filósofo sobre la educación del siglo 20. Y todavía solo he hablado de su psicología.

Sin embargo si vamos al principio cuando hablé de su concepto de las elecciones, verá pronto que si aludí a sus ideas educacionales.

Mencioné que para Dewey una buena decisión conlleva un cúmulo integrado de varios deseos y opciones. Por segundo, señalé que uno no era capaz de hacer este tipo de elecciones si *uno se conocía a uno mismo y conocía al mundo* suficientemente para tener una gama de deseos y opciones que integrar.

Entonces todo va bien. Ahora si consideramos a *Democracy and Education* de Dewey para encontrar la formulación de su noción de lo que es la educación, encontramos, en términos que al principio pueden ser un poco chocantes, que "entonces llegamos a la definición técnica de la educación: es la reconstrucción o reorganización de prácticas que agregan significado, e incrementan la habilidad de dirigir el curso hacia la siguiente experiencia." En otras palabras, en la educación real la persona expande su perspectiva viendo más hacia adentro (sobre los sentimientos personales y capacidades) y también al exterior (al mundo). Dewey desarrolla este pensamiento: "La incrementación del significado [mencionado] corresponde a la percepción elevada de las conexiones y continuidades de las actividades de las que somos parte."

Para explorar esto en términos del tipo de situación que hemos enfrentado en este libro, una persona, un hombre, digamos que está sobrepeso, pre-diabético, si es realmente educado, empieza a ver conexiones nuevas (para él) entre cosas como el consumo de la sacarosa y el aumento de peso o entra la falta de ejercicio y la falta de energía.

Pero hay algo más e esta definición. Acuerde que él dijo que esta percepción expandida, "incrementa la habilidad de dirigir el curso la siguiente experiencia." Dewey elabora, "el otro lado de una experiencia educativa es un poder agregado de dirigir o controlar. Asegurar que uno sabe lo que va a decir es igual a que pude anticipar lo que va a suceder; que se puede preparar para asegurar consecuencias beneficiosas y evitar las indeseadas."

Uno solo aprende si las conexiones y continuidades nuevamente reveladas lo ayudan a accionar más conscientemente. Para usar nuestro ejemplo previo, si el hombre realmente se está educando, después de que aprende sobre el impacto de la soda azucarada, las deja de beber. Podemos decir que las mata (antes de que él muera). Ahora si le da sed, beba agua o té con un endulzante natural.

De esta manera, Dewey conecta dos hilos que he estado enfatizando en este libro. En realidad, uno aprende cuando ve las conexiones en su en su mundo, haciéndolo más consciente, y esta nueva comprensión lo lleva a hacer cambios positivos de vida. Para modificar la cita famosa del científico Francis Bacon: "La educación es el poder."

Falla la tiroides: reconocerlo y atajarlo

Habiendo enumerado mis estrategias de sanación sugeridas para manejar a la obesidad y condiciones del estar sobrepeso, y también habiendo examinado un caso de estudio, quiero pasar a otro aspecto de este libro, exámenes a fondo de algunos de los problemas de salud, como la depresión, que comúnmente acompañan a la obesidad. Después de repasar estas condiciones y hablar sobre sus etiologías, sugeriré métodos recuperativos. Primero es la tiroides.

Nuestros cuerpos constantemente son bombardeados por toxinas ambientales del plomo, cadmio, mercurio, y rellenos de amalgamo de plata en nuestros dientes; el cloro y el fluoruro de nuestro sistema de agua, y los virus y las bacterias. Esto causa caos para las hormonas. Las hormonas son los mensajeros del cuerpo, activando y apagando los procesos del metabolismo. Si algo interfiere en su función, el sistema de señas del cuerpo se afecta. Esto puede dificultar perder peso. Es crítico hacer un examen completo de su función hormonal antes de que empiece un programa para adelgazar y hacer cambios dietéticos como un desequilibrio hormonal, puede frustrar sus esfuerzos de rebajar.

Una parte de este sistema de hormonas es que frecuentemente es atacado por las toxinas es la tiroides. Es una glándula de forma de mariposa que está localizada en la base del cuello justo debajo de la nuez de la garganta. Aunque pesa menos que una onza, es un regulador fuerte, que figura en cada aspecto de su metabolismo.

La tiroides produce dos hormonas, la tiroxina y la triyodotironina, que tienen responsabilidades significativas para la función del cuerpo.

Mantienen el ritmo según el cual su cuerpo usa las grasas y los carbohidratos, ayuda a controlar la temperatura del cuerpo, influencia el el ritmo cardiaco, y asiste en regular la producción de proteína. Su tiroides también produce calcitonina, una hormona involucrada en controlar la cantidad de calcio en su sangre.

El hipertiroidismo se caracteriza por una presencia excesiva de tiroxina. Los científicos han sugerido varias razones adicionales para esta abundancia, más allá del hecho que la tiroides pudo haber sido perjudicada por la intrusión de toxinas al cuerpo. En algunos casos, los anticuerpos equivocadamente atacan la tiroides. Esto sucede en una condición llamada enfermedad de Graves. Si la glándula se infla, ese estado causa un desagüe del exceso de hormonas guardadas en la tiroides en la sangre.

Si esta glándula no funciona de manera óptima, seguramente le seguirán un gran número de problemas de salud, incluyendo y en especial, el aumento de peso. La disfunción también causa fatiga, intolerancia al frío, infertilidad, inflamación del cuello, la cara, o el abdomen, estreñimiento, fibromialgia (dolor y sensibilidad crónica), alergias, y artritis. También tiene repercusiones en el cerebro, como depresión, procesos lentos de pensamiento, dificultad para concentrarse y pobre memoria. Si el hipertiroidismo, un estado, en el que el desequilibrio de la glándula se exhibe en la sobreproducción de sus hormonas, resulta y continua, es probable que se vuelva un factor involucrado en el desarrollo de la diabetes, colesterol elevado, enfermedades cardiaca, e insuficiencia renal.

El doctor Alan Cohen, un nutricionista, siente que muchos de los problemas de salud asociados con la disfunción de la tiroides ocurren porque la glándula ayuda a regular la temperatura. "Tenemos enzimas que controlan cada función que ocurre en el cuerpo, y todas son sensibles a la temperatura. Cuando su cuerpo tiene una temperatura baja por la disfunción de la tiroides, entonces todo empieza a entorpecer y muchas células empiezan a funcionar mal."

También advierte que muchos doctores diagnostican el fallo de la tiroides erróneamente como la simple depresión, porque los síntomas externos de este fallo son muy similares al estado mental. Dice: "Yo clasifico a las personas con hipertiroidismo como los 'heridos andantes'. Ellos simplemente no se sienten bien; están cansados, no se pueden concentrar, y no pueden perder peso. Son capaces de funcionar, pero no a su nivel de salud óptimo." Esta condición de desánimo puede engañar a cualquier doctor. Como sugiere Cohen: "Cuando estos pacientes van a ver a sus doctores, sus pruebas de sangre son normales, y son administrados medicamentos para la depresión. Pero eso no trata a la raíz del problema."

Mientras que hay un número de enfermedades de la tiroides, incluyendo hipotiroidismo, en la que no se produce suficiente hormonas, la más común, con la que se concierne Cohen, es el hipertiroidismo. Sus síntomas y señales comunes incluyen:

- Palpitaciones del corazón
- Intolerancia al calor

- Nerviosismo
- Insomnio
- Falta de aire
- Evacuación intestinal incrementada
- Periodos menstruales leves o ausentes
- Fatiga
- Ritmos cardiacos acelerados
- Manos temblorosas
- Pérdida de peso
- Piel tibia, húmeda
- Pérdida del pelo
- Mirada fija

Las terapias alternativas con frecuencia demuestran ser efectivas para minimizar los síntomas de la disfunción leve de la tiroides. Estas se concentran en la comida y los suplementos.

Lo primero que se debe identificar son las posibles alergias que alteran el buen funcionamiento del cuerpo. Puede ser útil antes de empezar a hacer cambios dietéticos pedirle a su doctor que lo examine para alergias a la comida. Mientras tanto, elimine comidas alérgenas de las que sospecha, como los lácteos (leche, queso, y helado), trigo (el gluten), soya, maíz, preservativos, y aditivos químicos. También tenga cuidado con comidas que pueden interferir con la función de la tiroides. Algunas de estas son el brécol, repollo, coles de Bruselas, coliflor, col, espinaca, nabo, semillas de soya, cacahuates, linaza, piñones, el mijo, casabe, y hojas de mostaza. También tiene que velarse con comidas refinadas, como el pan, la pasta, el azúcar, y también la carne y todo lo que tenga ácidos grasos trans. También elimine el alcohol y el tabaco.

Lo que debe consumir son comestibles altos en vitaminas B y hierro, como granos enteros (si no es alérgico o alérgica a ellos), vegetales frescos, y vegetales del mar. Consuma comidas antioxidantes, incluyendo frutas (como bayas azules, cerezas, y tomates) y vegetales (como el calabacín y el ají). Los frijoles y granos son buenas fuentes de proteína. También recomiendo que use aceites de cocinar sanos, como de oliva, sésamo, almendra, avellana, girasol, y linaza.

Aquí se presenta un buen régimen de suplementos:

- Una multivitamina diaria que contenga las vitaminas antioxidantes A, C, E, complejo B, y los minerales magnesio, calcio, selenio, y zinc
- Ácidos grasos omega-3, como aceite de pescado, 1 o 2 cápsulas o 1 o 2 cucharadas diarias de aceite para bajar la inflamación y estimular la inmunología
- Vitamina C como antioxidante y apoyo inmunitario
- Ácido alfa-lipoico para soporte anti-oxidante
- L-carnitina para bajar la actividad de la tiroides
- Suplemento probiótico (con *Lactobacillus acidophilus*)

Además de estos suplementos, las hierbas son una forma segura de reforzar al cuerpo, y se pueden tomar en los tés. A menos que esté indicado de otra manera, los tés se deben preparar con una cucharadita de hierbas por cada taza de agua. Ponga él te en infusión, cubierto, durante 5 a 10 minutos para flores u hojas, y 10 a 20 para raíces. Recomiendo dos a cuatro tazas diarias. Algunos que puede tratar:

- Té verde (*Camellia sinensis*) para los efectos antioxidantes. Use versiones descafeinadas.
- Planta de melisa (*Melissa officinalis*) para apoyar a la tiroides y porque ayuda a normalizar a la tiroides hiperactiva.

No todas la hierbas son beneficiosas a esta condición y algunas deben ser evitadas porque estimulan a la hipertiroidismo. Estas incluyen a la ashwagandha (*Withania somnifera*) y el sargazo vesiculoso (*Fucus vesiculosus*). Las hierbas estimulantes, como él té verde cafeinado o el ginseng coreano (*Panax ginseng*), también deben evitarse.

Déjeme cerrar diciendo que cambios en la dieta son cruciales, pero hacer ejercicio cinco veces a la semana por un mínimo de cuarenta minutos es inestimable. Si tiene una disfunción leve de la tiroides, y sigue esta dieta y programa de ejercicio, tendrá un buen chance de conquistar este obstáculo glandular y regresar la tiroides a su función sana.

Las adrenales

Déjeme hablar brevemente sobre los adrenales, otra parte del sistema hormonal que puede estimular el aumento de peso. Pequeños y triangulares, estas dos glándulas están ubicadas encima de los riñones. Ellas sueltan cortisol, una hormona que figura cuando el cuerpo enfrenta estrés.

Si los adrenales no trabajan apropiadamente, uno tiene síntomas como la fatiga, inhabilidad de dormir, habilidad perjudicada de manejar el estrés, deseos de comida dulce y salada, tener más energía de noche que de día, confusión, dolor en las articulaciones, pobre digestión, inmunología perjudicada, síndrome premenstrual y otros problemas menstruales. Los antojos de la comida pueden llevar al aumento de peso.

Como recordará, el doctor Martin Feldman, cuyas opiniones fueron incluidas anteriormente en el libro, es muy cuidadoso en su tratamiento de los adrenales y mencionó algunas pruebas importantes que se debe hacer para chequear su salud, También recomendó la vitamina C, ácido pantoténico, y la hierba *Rhodiola*, por sus poderes curativos en tratar a esta glándula.

La depresión a menudo está presente: no ignore las señales

Como observó el Dr. Cohen, muchos doctores tratando a pacientes sobrepeso que tienen hipertiroidismo lo diagnostican erróneamente como depresión. Esto no sorprende porque la depresión ha sido conectada a la obesidad. Esta conexión recientemente ha sido el tema de gran número de investigaciones científicas.

Investigadores lideradas por Sarah M. Markowitz, MS, se preguntaron si personas que están deprimidas son más propensas a convertirse obesos, y si personas obesas son más propensas a deprimirse, que personas más delgadas. Las respuestas fueron publicadas en el número de marzo 2008 de *Clinical Psychology: Science and Practice*. Su conclusión muestra que la conexión fluye de ambas direcciones. En las palabras del artículo: "Las personas que son obesas pueden ser más propensas a deprimirse porque [están en un estado] pobre de salud y no están satisfechos con su apariencia. Las personas que están deprimidas pueden ser más propensas a volverse obesas por los cambios fisiológicos en sus sistemas de hormonas e inmunitarios que ocurren por la depresión. También, tienen dificultad cuidándose por los síntomas y consecuencias de la depresión, como dificultad manteniendo un régimen de ejercicio, comer demasiado y tener pensamientos negativos."

Los autores recetan, como tratamientos que mejoran a la obesidad y a la depresión a la misma vez, al ejercicio y la reducción del estrés. Rechazan las dietas porque pueden empeorar el estado de ánimo y por los antidepresivos, "que pueden causar aumento de peso."

El vínculo depresión/obesidad también fue examinado en un trabajo también publicado en 2008, de Gregory Simon, MD, como autor principal, un psiquiatra e investigador en la Cooperativa de Salud Grupal, en Seattle.

La investigación se enfocó en las personas de mediana edad, y encontró que mujeres con depresión clínica eran dos veces más propensas a ser obesas que mujeres sin el problema psicológico. Contrapuesto a esto, también reveló que las mujeres obesas eran dos veces más propensas a estar deprimidas.

En una entrevista, Simon habló de la fórmula, diciendo: "La depresión y la obesidad probablemente se fomentan mutuamente. Cuando las personas aumentan de peso, es más probable que se depriman, y cuando se deprimen, tienen más dificultad bajando de peso." Agregó que la asociación depresión-obesidad se mantuvo aun cuando los investigadores controlaron los factores de estatus marital, educación, uso de tabaco y uso de antidepresivos.

Él dijo que los sujetos del estudio, "quienes eran predominantemente blancas de clase media, pueden haber modificado los resultados un poco porque "hay algunos comprobantes de que ser sobrepeso es menos estigmatizado para los hombres, para personas de bajo ingreso, y para mujeres de grupos étnicos no blancos."

Los dos estudios dan evidencia adicional a la conclusión que hice anteriormente (sobre la diabetes, no la obesidad como tal) que los factores psicológicos son clave para el estado de la salud. Estos encuentros también son importantes para los profesionales de la salud, que necesitan considerar tratar a la depresión y la obesidad de una manera más integrada ya que las condiciones están interrelacionadas.

Es la misma conclusión alcanzada por Richard Rubin, un psicólogo de la Universidad Johns Hopkins. Él comentó, "proveedores de cuidado médico deben tomar un mensaje similar de los resultados del estudio [de Simon]. Los proveedores tienen que monitorear para la depresión y tratarla en individuos sobrepeso."

Tratar la depresión y la obesidad simultáneamente.

Mientras que el aumento de peso tiende a conducir a la depresión, la pérdida de peso saludable mejora el estado de ánimo. Esto no es una sorpresa, pero un número de investigadores han explorado esta conexión positiva para convertir una intuición (que uno se siente mejor cuando pierde peso), a un sentido exacto de, por ejemplo, cuanto peso debe uno perder para elevar el ánimo.

En un estudio de 2009 de la Escuela de Medicina de la Universidad de Pensilvania, dirigido por Lucy Faulconbridge, Ph.D., los investigadores encontraron que, después de un programa de perder peso de seis meses, los pacientes deprimidos no solo bajaron 8 por ciento de su peso inicial, sino que invirtieron muchos de los síntomas de la depresión.

El programa de pérdida de peso incluía un plan de comidas escrito y algunas modificaciones de estilo de vida, como participar en un poco de actividad física y permitirles menos tiempo frente al televisor. En el programa, un grupo de personas sobrepeso y deprimidas, compartieron con personas sobrepeso pero más alegres. A lo largo del estudio, los dos grupos no solo bajaron libras, pero la glucosa, insulina, y colesterol malo mejoraron significativamente.

Esto no solo ofrece esperanza a las personas deprimidas y sobrepeso quienes pueden esperar el alivio de los problemas, pero también toca un problema que les concierne a los profesionales de salud que están conscientes de este problema. Reversa la tendencia de los terapeutas de evitar que personas deprimidas participen en estudios que se traten del peso. Como explica Faulconbridge, "individuos clínicamente deprimidos usualmente no son incluidos en estas pruebas por la preocupación que perder peso puede empeorar su depresión."

Sin embargo, continúa diciendo, "estas preocupaciones no están fundadas en experimentos y excluir a estos individuos deprimidos de las pruebas significa que no estamos aprendiendo nada sobre esta población de alto riesgo."

Su perspectiva fue corroborada por la investigadora y doctora Evette J. Ludman, del Instituto de Investigación sobre Salud Grupal, quien ha estudiado la conexión entre la depresión y la obesidad durante años. Ella está de acuerdo con Faulconbridge que los programas para bajar de peso no deben excluir a las personas deprimidas.

Su investigación fue hecha con el desarrollo de una intervención de pérdida de peso de un año que conlleva veintiséis sesiones de grupo. La intervención, desarrollada en la Universidad de Minnesota a lo largo de los últimos veinte años, ha probado ser tan exitosa como cualquier otro tratamiento no médico disponible. En su estudio, mezcló 190 mujeres pacientes del instituto, con edades de 40 a 65 años. De las participantes, 65 tenían trastorno depresivo mayor y 125 no tenían ese problema.

Los resultados fueron hasta mejores de lo que esperaba en relación al grupo deprimido de las participantes registradas. "Esperábamos que las mujeres deprimidas bajarían menos peso, vinieran a menos sesiones, comieran más calorías, y harían menos ejercicio que las que no sufrían de depresión," dijo Ludman. "Fuimos sorprendidos al encontrar que no hubo una diferencia significativa entre las mujeres con depresión y las que no la tenían." Las mujeres perdieron aproximadamente el mismo peso a los seis meses (ocho o nueve libras) y a los doce meses (siete u ocho libras), sin diferencia significativas entre los grupos con y sin depresión.

El último punto que hizo es altamente relevante a lo que hemos estado discutiendo a lo largo de este libro. Escucha lo que hizo la diferencia entre las que rebajaron y las que no. Ludman lo expresa así: "lo que hizo la diferencia fue solo ir." Fue así. "Las mujeres que asistieron por lo menos a 12 sesiones perdieron más peso (14 libras a los seis meses y 11 a los 12 meses) que las que fueron a menos sesiones (4 libras a los 6 y a los 12 meses), sin importar si tenían depresión. Estar deprimidas no las llevó a ir a menos sesiones o perder menos peso."

En otras palabras, si quiere rebajar, el primer paso es comprometerse y, después, hacer los cambios de alimentación y hacer ejercicio. El proceso de sanación seguirá.

Trastornos de la alimentación

El término trastorno no simplemente se refiere a comer demasiada comida chatarra, pero a patrones altamente irregulares, como la anorexia, en la que una persona se priva de alimentos, o la bulimia, en la que la persona se hace vomitar como forma (un poco demente) de bajar de peso.

Claro, este tipo de comer no es tan generalizado como la obesidad, pero es más común de lo que se piensa. En 2009, el Royal College of Psychiatrists estimó que los trastornos de la alimentación afectan a aproximadamente siete de cada 1,000 mujeres jóvenes y a 1 de cada 1,000 hombres jóvenes.

Estas estadísticas indican que siete de cada ocho personas con un trastorno de alimentación es mujer, lo cual significa que las mujeres son el grupo más grande involucrado, pero también indica que el problema no está limitado a las mujeres. Recientemente, los hombres afectados han sido caracterizados en dos formas. Se afirma que, de los hombres con trastornos de alimentación, el 25 por ciento son homosexuales y el 75 por ciento heterosexuales. También se afirma que la mayoría de los hombres con estos trastornos fueron intimidados en la escuela.

¿Dónde encontramos el origen de estos problemas? Empecemos por el último punto: la intimidación. Los jóvenes que son intimidados o que simplemente viven en hogares autoritarios, de padres exitosos, quizás no puedan tolerar la presión. Imaginamos que el individuo que está siendo intimidado es un chico anoréxico. Empieza a sentir que los demás lo están controlando. Para contrarrestar esto, busca un lugar donde pueda sentir control y lo encuentra en el control sobre su cuerpo. Rígidamente, controla cuánta comida pasa por sus labios. El sentido de control puede ser muy estimulante, por lo menos al principio. Mientras que un abusador pueda quitarle la comida en la escuela, no lo puede obligar a comer más, ahí el abusador no tiene control sobre este individuo atormentado.

Este es solo un factor que puede catalizar el comer descontroladamente. Otros jóvenes, sufriendo de la falta de autoestima, llegan a los trastornos convencidos que si sus cuerpos fueran más perfectos se sentirían mejores de sí mismos.

Pueden haber llegado a esta percepción bajo la influencia negativa de los medios. Esta es la fuente de la idea de que los exitosos son delgados. La televisión, revistas, y periódicos continuamente nos bombardean con imágenes de personas extremadamente delgadas. Las modelos ultra-flacas y las estrellas de cine son presentadas viviendo un glamur envidiable. No debe ser una sorpresa que, expuestos a suficientes mensajes de la prensa, hasta niños pequeños hacen dietas.

La influencia de las imágenes de los cuerpos ideales en los medios es explicado por trabajadora social Carol Bloom en estos términos: "con tal de que haya productos que vender que tengan que ver con la imagen, van a haber personas transformando su ser exterior para [copiar estos ideales]."

Efectivamente, la globalización de esta imaginería americana se manifestó cuando la televisión llegó a las islas Fiyi. No pasó mucho tiempo antes de que las jóvenes empezaran a preocuparse tanto de sus figuras que por primera vez 15 por ciento de ellas empezó a vomitar como forma de controlar su peso. Seguramente aprendieron ese truco por la televisión también.

Los trastornos de la alimentación también han sido conectados al estrés. Pueden llegar en la secuela de un evento traumatizante, como una muerte o el abuso sexual, si ocurre en los años tempranos de la infancia. También puede ser a causa de ansiedades más tarde, entre las edades de catorce y veinticinco años, cuando la persona está bajo estrés en la escuela o en la universidad, quizás en relación a los logros académicos o de la incertidumbre sobre la orientación sexual o su propio atractivo.

(A propósito, muchas personas pasan por alto que aunque la mayoría de los trastornos de alimentación se encuentran en los jóvenes, hay casos de personas entrando a la mediana edad que están sufriendo con ellos).

El problema de los trastornos de la alimentación no es nuevo. Ya hacen treinta y un años desde que la terapeuta Suzie Orbach publicó su libro *Fat Is a Feminist Issue*. En él, delineó algunos de los componentes sociales, la imagen de la muñeca Barbie como la imagen de la mujer ideal, que conducen a que las mujeres se encuentren atrapadas en los trastornos de la alimentación.

En vez de mejorar a lo largo de los años, estos problemas son tan prevalentes y espantosos como lo eran cuando el primer volumen del libro de Orbach se puso a venta. Pero en 2007, la manera en la que el tema fue matizado fue en relación a la industria de la moda, y el escándalo de la cantidad de modelos "talla cero," quienes tenían o fueron percibidas como tener trastornos de alimentación.

Uno puede considerar que es, a la vez, una pérdida y una ganancia comparado a los tiempos de Orbach. Primeramente, aunque la autora se concentraba, como hago yo, en ayudar a personas comunes y solucionar problemas de salud, el interés renovado de los medios es en las celebridades. Y, por otro lado, por lo menos hubo una discusión en los medios, que por tantos años han tenido su propia forma de imponer imágenes inalcanzables sobre las mujeres americanas.

Ya que he dado este breve historial, con algunas sugerencias sobre cómo estos problemas surgen, déjeme delinear algunos datos sobre los tres trastornos de alimentación principales, empezando por el más conocido.

Anorexia nervosa

- Los anoréxicos restringen lo que comen y beben, frecuentemente a niveles peligrosos.
- El rango de edades usual para el inicio de anorexia nervosa es de 14 a 25 años.
- Los anoréxicos a menudo vienen de familias donde no hay buena comunicación pero donde hay bastante presión para ser exitoso o "ser perfecto."
- Los anoréxicos se rehúsan a mantener un peso sano.
- Los anoréxicos tienen un miedo intenso y creciente de aumentar de peso.
- Con el paso del tiempo, los anoréxicos pierden la perspectiva actual de su propio peso y la persona frecuentemente cree que es mucho más gruesa de lo que en realidad es.

- Chicas anoréxicas pueden llegar a ser tan gravemente desnutridas que no les baja la menstruación y les crece una capa de pelo fino sobre la superficie del cuerpo.
- Los anoréxicos frecuentemente tienen cambios de ánimo.
- Los anoréxicos a menudo tienen episodios de mareos o desmayos y usualmente tienen frío.

Bulimia nerviosa

- Un bulímico siente el deseo incontrolable de comer grandes cantidades de comida. Después de hacerlo, la persona vomita o toma laxantes o diuréticos para controlar su peso.
- Los bulímicos frecuentemente son de peso normal.
- Los bulímicos tienden a tener cambios de ánimo.
- Los bulímicos a menudo tienen abrasiones en la parte dorsal de una mano, porque esa mano se raspa contra los dientes cuando se inducen los vómitos. Esta señal característica puede ser muy útil para padres, amigos o médicos en identificar el problema.
- Los bulímicos a menudo tienen la garganta irritada de tanto vomitar. Otra señal que puede ayudar a los doctores identificar el problema en sus pacientes.
- Los bulímicos a menudo desarrollan caries dentales, porque sus dientes están en contacto constante con el ácido en su vómito.
- Los bulímicos comen para sentir satisfacción emocional, pero cuando empiezan a sentirse llenos, los consumen sentimientos de culpabilidad y vergüenza.
- En casos severos, un bulímico puede tener niveles de minerales peligrosamente bajos, lo cual puede perjudicar, a veces hasta un punto fatal, a los órganos vitales.
- Ocasionalmente, la bulimia severa puede llevar a ataques de corazón.

Comer compulsivamente

- Una persona que come compulsivamente se va de juergas episódicas comiendo grandes cantidades de comida.
- La persona piensa constantemente sobre la comida y sobre su peso.
- Una persona que come compulsivamente tiene un sentido de estar fuera de control.
- Una persona que come compulsivamente se consiente comiendo a escondidas.
- Una persona que come compulsivamente sufre de remordimiento después de comer.
- Algunos afligidos dicen que nunca se sienten llenos y siempre se sienten vacíos.

Lo único en que los expertos están de acuerdo referente al tratamiento de los trastornos de la alimentación es, particularmente en el caso de anorexia nervosa, que es mejor empezar el tratamiento lo más temprano posible. El tratamiento probablemente consiste de uno o más de lo siguiente:

- Consejería
- Terapia de familia
- Terapia en grupo
- Participación en un grupo de apoyo
- Terapia de arte o teatro
- Consejos de nutrición

Puede ver que el énfasis aquí tiene que ser psicológico como el problema va más allá del comer bien. No hace ninguna diferencia lo que come si luego lo va a vomitar, o come tan poco que no está saludable. Como surge en personas que están sufriendo tanto que manifiestan comportamientos autodestructivos, no hay gran chance de darle marcha atrás si la persona está interesada en mejorar.

Como una persona que fuma excesivamente, o consume drogas, la persona con un trastorno de alimentación se condena a un comportamiento adictivo que concierne a la comida. La salud pobre que acompaña a la adicción es aceptada como el precio de esa seguridad. Pedirle a esa persona que cambie es como pedirle que se separe de lo único que le da seguridad y control.

Una vez la persona accede a adaptar una manera diferente de manejar el estrés, los sentimientos de ser rechazado y otros estados emocionales negativos, se pueden establecer estrategias de tratamiento. Con bulímicos, la terapia a menudo se centra en técnicas de evasión: el bulímico es estimulado a posponer vomitar, quizás por una comida, quizás por un día. Sin embargo, muchas veces es el caso que los bulímicos perciben el tratamiento como perciben la comida: al comienzo lo desean y lo consumen, y después lo rechazan violentamente. Entonces con la terapia, empiezan cooperando, y después repentinamente la dejan para resumir sus hábitos antiguos.

Otro método para tratar a los trastornos de la salud es la terapia cognitiva-conductual (TCC), que ha probado más exitosa con la bulimia nerviosa y el comer en exceso. En una versión típica de la TCC, la persona simplemente trata de cambiar su conducta. A una persona que come en exceso se le pedirá que coma normalmente y, quizás, que mantenga un diario de todo lo que consume en un día. Esta es la parte conductual de la terapia, que ignora la forma en la que se siente la persona y pone el énfasis sobre controlar las acciones. La parte cognitiva conlleva el paciente tratando anular cualquier parte de un sistema de creencias que apoya la conducta pobre. Por ejemplo, si una mujer come cuando se siente sola, será estimulada a desafiar la idea que comer la hace sentir menos sola. También (conductualmente, de nuevo) se le pedirá que intente formas diferentes de superar la soledad que no incluyan la comida.

Ambas terapias han tenido un poco de éxito, pero muchos sienten que será difícil superar estos problemas de alimentación cuando los jóvenes son expuestos tan constante e inconscientemente a imágenes tan idealizadas y elogiadas, que están lejos del cuerpo promedio.

Las percepciones importan 2: Los trastornos de la alimentación y la interacción

Otra terapia, aparte de la mencionada en la última sección, que ha sido productiva en ayudar a personas con trastornos de la alimentación, es la terapia interpersonal (TI), que se enfoca principalmente en las interacciones interpersonales y los problemas de la salud mental del individuo.

Como ya aprendimos, los trastornos de la alimentación son estimuladas por relaciones adversas con la familia o sus pares. Fíjese, por ejemplo, la situación de un joven en una familia con altas exigencias con las que él o ella se sentía que no podía cumplir. La terapia interpersonal permite a un individuo a explorar sus interacciones con otros y como estas lo afectan. Durante las sesiones de terapia, los individuos que sufren de trastornos de alimentación pueden aprender a manejar mejor la tensión y la frustración que resultan de interacciones negativas como también a reforzar su confianza en sí mismo y su autoestima.

El valor de esta terapia fue demostrado en un estudio llevado a cabo por la Dra. Marian Tanofsky Kraff, en la Universidad de los Servicios Uniformados, en los Institutos Nacionales de la Salud. Los investigadores trabajaron con muchachas sobrepeso, quienes reportaron que comían en exceso y perdían el control de su consumo de comida. Tanofsky Kraff reportó que las clases de terapia "ayudaron a prevenir que estas chicas aumentaran de peso."

Otro estudio importante examinó como las interacciones juegan un rol en los trastornos de la alimentación, especialmente la conducta que lleva a la anorexia. Fue iniciado por la Dra. Eleanor Macckey del Centro Médico Nacional para Niños, en Washington D.C., y su colega, la Dra. Anette La Greca, de la Universidad de Miami.

Las investigadoras encontraron que las chicas entre los trece a dieciocho años de edad eran altamente influenciadas en sus patrones de comer por el tipo de grupos con los que pasaban tiempo o que consideraban la norma. Entonces, las que se identificaban con pares atléticas "se preocupaban menos con su propio peso y parecían menos propensas a intentar controlar su peso," que otras, que se identificaban como disidentes y rebeldes, que faltaban a las clases y buscaban problemas. Todavía, las que eran más propensas a utilizar estrategias drásticas para adelgazar eran aquellas que estaban afuera de la interacción por completo, "chicas que no pertenecían a ningún grupo social."

Mientras la interacción, la cual es manejada positivamente en la terapia, puede impulsar los trastornos de la alimentación, la falta de ella, que ocurre cuando los jóvenes están aislados y sin amigos, también es un factor clave que estimula estos problemas.

Este es un punto apto para cerrar este capítulo, en el sentido de que en estas páginas he enfatizado la importancia de los factores sicológicos en la génesis de la enfermedad.

Capítulo 7

Dulce suicidio

En nuestra discusión de la obesidad, aludimos en más de una ocasión al peligro de la sacarosa, una forma particularmente nociva del azúcar. Como vimos, aunque el azúcar en la sangre en si es un elemento necesario del metabolismo del cuerpo, si esa azúcar viene de comida, como una barra de dulce, entra al flujo sanguíneo de un golpe, en vez de gradualmente, como sería si viniera, por ejemplo, de una manzana. Hay un infierno que pagar en términos del disturbio causado en la distribución de la insulina. Estrés repetido a este sistema conduce a diabetes.

Este problema del sobre-consumo del azúcar es el centro de las trayectorias crecientes de ambas, la diabetes y la obesidad, y tiene tantos ángulos escondidos (como los anuncios que mencioné que sugieren que tomar jugo de manzana concentrado es sano), que quiero dedicar algún tiempo a cubrir el problema a fondo.

La relación entre los problemas de salud y el azúcar ha sido conocida por los médicos por mucho tiempo. Efectivamente, ya desde principios del último siglo en Gran Bretaña, los doctores lamentaban la cantidad creciente de azúcar que se estaba consumiendo y su relación con varias enfermedades. Cuando escuché que alguien mencionó una discusión interesante en algunas de las revistas médicas, decidí revisarlas. Me sorprendí no solo por la inteligencia del debate, sino por la cantidad de preocupación sobre el consumo de azúcar por parte de la comunidad científica. Los británicos estaban consumiendo alrededor de cinco libras de azúcar por año por persona en esos tiempos. Por otro lado, en 1999, según los datos del Departamento de Agricultura, ¡los americanos estaban consumiendo 158 libras de azúcar por año! Entonces, si los doctores británicos estaban alarmados en ese momento, los nuestros debían haber estado formando un escándalo.

Quizás porque su profesión se había preocupado por este asunto por tanto tiempo o porque eran astutos observadores de la sociedad, encuentro que los doctores en Gran Bretaña identificaron la conexión entre la diabetes y el azúcar hace unas décadas.

Visité Inglaterra alrededor de 1972 para reunirme con tres especialistas médicos líderes en sus áreas, los doctores John Clease, John Yudkin y Dennis Burkitt. Estos hombres me abrieron los ojos a la epidemia de enfermedades que relacionadas al consumo desmedido de carbohidratos refinados y el azúcar.

Me impresionó en particular el Dr. Yudkin, el primer profesor en tener un puesto de nutrición en Inglaterra. Si no hubiera sido científico, sospecho que hubiera sido un mago al estilo de Merlín, porque todas las predicciones que hizo en 1972 se han cumplido cuarenta años después. Él pronosticó la incidencia creciente de la diabetes tipo II. Pudo ver que según una nación se vuelve más obesa, con sus dietas tradicionalmente sanas reemplazadas por comida rápida o altamente procesada, la diabetes surgiría en cifras alarmantes.

Hasta sugirió lo que dirían los científicos que trabajan para la industria de la comida rápida. Intentarían convencer al público que la causa de la diabetes son los genes y no las comidas que eligen comer. Predijo además que todas las enfermedades que acompañan la diabetes (aumento de peso, presión arterial elevada, colesterol elevado, condiciones inflamatorias, y artritis) serían presentadas como problemas genéticos a los que la comida rápida y el azúcar no contribuían.

Todas estas predicciones se cumplieron demasiado bien. Han pasado más de cuarenta años desde que las personas en Gran Bretaña y Estados Unidos consumían aproximadamente 100 libras de azúcar por año. En 1999, eran más de 150 libras, y este número ha incrementado desde entonces.

Claro que los científicos de las corporaciones no solo indican a la genética como causa de los problemas de salud. Si eso no es suficientemente convincente, también intentan persuadir a la gente de que el alza de la diabetes es el resultado del estilo de vida sedentario de la población. La solución es sencilla. Dicen: "solo haga más ejercicio. Y no olvide llevarse su bebida azucarada, ya que el azúcar no impacta de ninguna forma a los problemas de salud." Me imagino que después de hacer este tipo de comentario, los "científicos" que trabajan para las corporaciones se apresuran a chequear el valor de sus inversiones en la 'Mega Corporación de la Sacarosa'.

En el otro lado del debate de la diabetes, está un creciente grupo de dietista holísticos, nutricionistas, doctores, enfermeras, y otros científicos médicos, quienes lo dirigirán a todos los estudios que hacen el mismo cuento: las azúcares procesadas, hasta en cantidades normales, pueden interrumpir la bioquímica del cuerpo de forma dañina.

Si nota el incremento de año por año del consumo de azúcar por la población americana, puede imaginar cuál de los dos lados del debate tiene el presupuesto para forrara Washington con sus mensajes y su dinero. Su influencia se siente en varias agencias, incluyendo la FDA, la USDA, los CDC, los NIH, el NIAID y el servicio de cuidado de la salud pública. Esto contrasta las voces amortiguadas de los científicos que advierten sobre el peligro de la comida y las bebidas azucaradas, algo que hacen porque tienen una comprensión profunda de los peligros del azúcar. Los medios generalmente rechazan a estas personas, sin darle importancia cuantos estudios tengan como comprobantes.

El escéptico puede decir: "Seguro, Gary, hay un número creciente de estudios sobre el tema. Tienes que estar exagerando. Quizás son uno o dos."

Ese escéptico estaría equivocado, y estoy a punto de llevarle la evidencia al público. En este capítulo estoy presentando un resumen, en términos civiles, de los estudios más importantes que presentan el peligro del azúcar y los endulzantes artificiales. Esta información viene de la literatura revisada por pares y verificada por la Dra. Dorothy Smith. Después de eso, he incluido una lista de azúcares naturales y una breve descripción de opciones de endulzantes más sanas. Reemplazar el azúcar procesada de caña con los endulzantes recomendados le permitirá eliminar la sacarosa, sirope de alta sacarosa, y el aspartamo sin que tenga que sacrificar el placer del sabor.

Es importante notar que hasta los endulzantes naturales y sanos se tienen que usar con juicio. Por lo tanto, hemos incluido el total de calorías y gramos por porción.

También en la sección de las recetas, no verá ningún endulzante en los platos. Usted elijará cual endulzante prefiere y la cantidad que le pondrá a cada preparación. No obstante, trate de usar la cantidad más pequeña posible para mantener el total de carbohidratos y calorías en el umbral más bajo.

No se preocupe si no puede ajustarse inmediatamente a los endulzantes sanos naturales y se siente atraído al azúcar refinada. Puede tomarse de una semana a varios meses en romper el hábito. Sea paciente, la transición vale la pena. No solo verá su salud mejorar, pero empezará a saborear su comida más, ya que no estará cubierta de un montón de azúcar.

Después de este capítulo, tengo uno sobre los superalimentos. Se trata de comidas individuales que tienen cantidades extraordinarias de antioxidantes, fitonutrientes, fitoesteroles, clorofila y fibra sana.

Voy a darles una vista previa de uno de ellos, pero de una forma que alude a algunos de los puntos sobre el azúcar, una aditivo que a menudo parece disfrazado.

Un superalimento es la baya goji, cuyo perfil completo aparecerá luego. Las puede comprar congeladas o en forma de polvo para mezclarlas con bebidas saludables preparadas en las tiendas de productos de salud. Pero tenga presente que la bebida puede contener azúcar de caña, que contrarresta las cualidades saludables de la baya goji.

Muy pocas personas consumen la baya goji sin aditivos. Al contrario, la mayoría del tiempo es preparada con azúcar. Por ejemplo, cuando se come una barra de goji, la cantidad de bayas goji de la barra, en la mayoría de los casos, es insignificante para su salud. El ingrediente número uno en esa barra "saludable" es la fructosa. Ese es el ingrediente en la parte superior de la lista (ya que los ingredientes son ordenados para que los que aparezcan primero sean los que tienen cantidades mayores). Las bayas goji aparecerán abajo, si es que no aparecen por últimas en la lista. El resultado es que los productores han comercializado un producto poco sano de manera engañosa. Es el equivalente de dar 'gato por liebre': enfocar al consumidor en las bayas goji durante el mercadeo, pero proveerle un producto azucarado.

Como alternativa, ya verá en la sección de superalimentos que usted mismo puede incorporar estas comidas a su dieta. Una manera buena de hacerlo es prepararse una batida de proteína por la mañana. Agregando leche de arroz, noni en polvo, una cucharadita de bayas goji en polvo, moras frescas y una cuchara de polvo de arroz que no haya sido producida mediante ingeniería genética, usted obtendrá una bebida baja en calorías y en azúcar, pero alta en nutrientes, con un fuerte énfasis en los antioxidantes, fitonutrientes y los polifenoles.

Antes de recurrir a los superalimentos, tenemos que examinar los estorbos en su dieta, en particular, las muchas formas de azúcar.

Azúcar

Antes de mirar como el consumo de azúcar ha estado aumentando en los Estado Unidos, vamos a aclarar qué es el azúcar, ya que existen diferentes variedades.

En 2002, la American Heart Association (AHA) y la USDA proveyeron una declaración amplia y resumida de lo que constituye "azúcar": los carbohidratos simples (azúcar) son monosacáridos y disacáridos; los carbohidratos complejos son polisacáridos, como el almidón. Algunos disacáridos comunes son: la sacarosa (glucosa + fructosa), y se encuentra en la caña de azúcar, la remolacha azucarera, la miel y el sirope de maíz; la lactosa (glucosa + galactosa), que se encuentra en los lácteos; y la maltosa (glucosa + glucosa), que viene de la malta. El monosacárido más común que ocurre naturalmente es la fructosa (que se encuentra en la mayoría de las frutas y los vegetales). El azúcar intrínseca, o que ocurre naturalmente, se refiere al azúcar que es parte integral de la fruta, el vegetal o la leche entera; el azúcar extrínseca, o azúcar adicional, se refiere a la sacarosa y otras azúcares refinadas que se encuentran en los refrescos y se incorporan en otras comidas, jugos de fruta y bebidas.

El azúcar, en la definición mencionada que es de mayor preocupación para los que están conscientes de su salud, es el azúcar adicional, que puede ser llamada endulzante (sustancia que se agrega para hacer que algo sea más dulce de lo que es). Estos son los azúcares que se están agregando a la dieta americana.

Para citar un reporte reciente de la USDA, "el consumo per cápita de endulzantes calóricos incrementó en 28 libras, o 22 por ciento, de 1970 a 1995, y ha seguida aumentando desde entonces."

Una explosión de azúcar similar fue detallada en otro informe, el *USDA Report on Food Consumption, Prices and Expenditures*, durante el periodo de 1970 a 1997. En vez de usar libras, los autores presentaron el consumo de azúcar un cucharaditas, indicando que sus datos eran equivalentes a una "cantidad de más de 53 cucharaditas por día en 1997."

Mientras tanto, la "Guía de la pirámide de los alimentos" de la USDA sugirió que las personas que comieran 1,600 calorías limitaran su consumo de azúcar a 6 cucharaditas al día." La guía recomendó que quienes consumieran 2,200 calorías al día se limitaran a 12 cucharaditas, mientras que aquellos que comieran 2,800 calorías debían mantenerse en 18 cucharaditas.

¡Esto significa que los americanos están consumiendo más de tres veces la cantidad máxima de 18 cucharaditas de azúcar recomendadas por la guía de alimentación de la USDA hasta para las dietas más altas en calorías!

Como mencioné, son los endulzantes los que están elevando los datos de consumo, y estos endulzantes se encuentran particularmente en los refrescos carbonatados. El reporte de la USDA que acabo de mencionar muestra que la elevación drástica en el consumo de endulzantes calóricos desde el medio de los 1980 coincidió con un incremento de consumo per cápita de refrescos carbonatados regulares (no de dieta). Esto se disparó de 28 galones por persona en 1986 a 41 galones en 1997. Los refrescos carbonatados proveyeron más de la quinta parte (22 por ciento) de las azúcares refinadas y procesadas en la dieta americana de 1994.

Todo este consumo de azúcar está estrechamente relacionado a un espectro de enfermedad elevada. Por eso comúnmente he comentado que aunque esta sodas son llamadas refrescos, no lo son para el cuerpo.

El azúcar y la salud

El azúcar refinada solo se convirtió en parte de la dieta humana en los últimos siglos, y solo empezó subir a niveles de consumo excesivo en países como Estados Unidos y Gran Bretaña en las últimas décadas. Observando su ascenso reciente y la elevación de enfermedades relacionadas al azúcar, el más obvio siendo diabetes, algunos científicos lúcidos han sugerido que estos dos procesos están relacionados. Sin embargo, por otro lado, los científicos con vínculos a la industria de comida, han asumido la posición de que dado a que el fenómeno del consumo excesivo del azúcar es reciente, que es muy temprano para sacar conclusiones.

Los autores de *Sugar Busters!* forman parte del primer grupo, y argumentan que es muy lógico añadir el azúcar a la lista de prioridades de cosas que son o pueden ser "peligros para su salud" cuando ve el aumento de enfermedades causadas por consumo excesivo del azúcar refinada y otros carbohidratos. El azúcar puede ser el culpable número uno en disminuir la calidad de la vida y causar la muerte prematura. Definitivamente, hay suficientes comprobantes para llevarnos a esta conclusión.

Otra profesional lúcida es Robin Edelman MS, RD, CDE, quien, en un artículo para *Eating Well*, explicó que las azúcares adicionales están en prácticamente cada comida preparada que compramos. Ella señaló que un incremento de 30 por ciento en el consumo de azúcar durante las últimas dos décadas ha causado que el número de niños sobrepeso y obesos se duplique durante el mismo tiempo.

Alarmados por estas figuras, el Centro de Ciencias para el Interés Público (CSPI, por sus siglas en inglés)) solicitó a la Food and Drug Administration que requirieran nuevas etiquetas que declaran la cantidad exacta de azúcar agregada a los refrescos, el helado y otras comidas. Treinta y nueve organizaciones se unieron a su petición, incluyendo la American Public Health Association, Shape Up America!, el antiguo jefe del Servicio Federal y hasta la YMCA y las Girl Scouts.

En el pasado, la American Medical Association (AMA) hubiera estado del lado de los ángeles. En 1942, la organización hizo la declaración que sería en el mejor interés de la salud pública limitar el consumo de azúcar de cualquier forma cuando no está combinada con proporciones significativas de comidas altas en nutrientes.

Como cambia el tiempo. Aunque no han respaldado el alto consumo de azúcar directamente, la AMA se ha mantenido significativamente callada sobre el asunto. Este silencio de las autoridades se puede interpretar como una forma de cooperación con la industria de refrescos (y los productores de otras comidas cargadas de azúcar), porque no desafía el hecho de que estos productos se mercadeen como completamente sanos.

Y, si son tan sanos como dicen, ¿por qué no convencer a los niños a que los tomen? Este es el razonamiento pernicioso de los gigantes de estas industrias. Entonces, en 197, Coca-Cola gastó $227 millones en anuncios diseñados para niños. El mercadeo puso su logo y productos al alcance de los niños. Estas campañas son dirigidas hacia los niños a pesar de que la Coca-Cola está llena de cafeína y aumenta la secreción del calcio en la orina, lo cual es perjudicial para los huesos. Y para no quedarse atrás, sus competidores, Pepsi, Dr. Pepper y Seven Up, han dado sus logos al fabricante de biberones para bebés, Munchkin Bottling, Inc., para que los infantes se puedan familiarizar con sus productos desde temprano.

Anteriormente, en las décadas de 1960 y 1970, las compañías no hubieran logrado llevar a cabo estas campañas porque la resistencia pública hubiera frustrado sus planes. Pero ahora el público está mucho menos preocupado por el azúcar.

En 1998, Ron Lord explicó este cambio de ánimo del público en un artículo en el *Agricultural Outlook Forum*. Escribió que anteriormente el azúcar tenía una "imagen pública bastante negativa." Las familias generalmente percibían al exceso de azúcar como un riesgo a la salud y evitaban los dulces procesados. "Entonces, en la década de 1980 la atención pública se trasladó a la grasa como algo que se debía evitar, a la vez que se elaboraba exitosamente una campaña que promovía los aspectos sanos y naturales del azúcar."

El resultado fue predecible, aunque trágico. Hubo un incremento drástico en el consumo de carbohidratos, particularmente de azúcar. Envalentonados por esta actitud del público, los productores empezaron a poner azúcar en comidas que tradicionalmente no eran consideradas como dulces, como la comida rápida y los productos procesados.

El consumo de azúcar se disparó, y como resultado, cada vez había más personas adictas al azúcar, llamadas "diente dulce." Por cierto, usé la palabra "adictas" como un aviso. La Dra. Anne C. Colantuoni, una investigadora de la obesidad, ha demostrado que el consumo excesivo de azúcar causa una dependencia seria y que removerla crea síntomas de abstinencia. Ella y sus colegas han encontrado que eliminar el uso excesivo de azúcar es cualitativamente similar a eliminarla morfina o la nicotina. Otros investigadores han apoyado las conclusiones de Colantuoni.

Este punto sobre la adicción puede ser sorprendente para muchos. Hasta mis lectores que se mantienen informados, mientras saben que el alto consumo de azúcar está vinculado a algunas enfermedades, como la diabetes y la obesidad, no están conscientes de las otras ramificaciones de este tipo de dieta. Primero hablaremos de estas conexiones conocidas y después de los aspectos menos conocidos, como la conexión del alto consumo de azúcar al envejecimiento, el cáncer, y la supresión del apetito.

El azúcar y la obesidad

Mi discusión previa sobre la juventud americana de hoy, en una sección que se refiero a ellos como estar "cubiertos de azúcar," sugiere que la obesidad en los niños americanos se está convirtiendo en una epidemia. En realidad, ya es una epidemia. Vamos a examinar a los niños primero, antes de hablar de los adultos sobrepeso.

Déjeme citar algunas cifras del número de diciembre de 2001 de *The Journal of the American Medical Association*, que presentó un retrato exhaustivo de las tendencias de peso de los niños. De 1986 a 1998, el número de niños hispanos con sobrepeso se duplicó, disparándose del 6 al 12 por ciento. Para el final de este mismo periodo, aproximadamente uno de cada cinco niños afroamericanos e hispanos estaban sobrepeso, un aumento del 120 por ciento con respecto a 1986.

Un año atrás, en una rutina de comedia, Bill Cosby habló sobre su amigo de la infancia, Fat Albert, quien se convirtió en un personaje en su programa de dibujos animados. Una de las anécdotas de Cosby fue que lo llamaban "Fat" (gordo) porque resaltaba entre los otros chicos delgados y larguiruchos de vecindario. ¡Ahora sería el flaco quien resaltaría!

La relación entre el consumo aumentado de azúcar y la obesidad en niños está bien documentada en estudios recientes. A finales de la década de 1990, el Hospital de Niños de Boston y la Escuela de Salud Pública de Harvard realizaron un estudio a largo plazo para examinar el impacto de la soda y las bebidas azucaradas sobre el peso de los niños.

El estudio involucró a 548 niños de sexto y séptimo grado por un periodo de 21 meses. No los impulsaron a tomar soda, simplemente observaron su consumo y lo compararon con su peso.

Durante este tiempo, el 57 por ciento de ellos incrementó su consumo diario de refrescos, más de la mitad de ellos lo aumentaron casi una porción completa. Los investigadores concluyeron que la probabilidad de ser obeso aumentaba 1.6 veces por cada lata adicional de soda consumida por encima del promedio diario.

Un trabajo similar fue hecho más recientemente por D.S. Ludwig, MD, y sus colegas. Considerando la correlación entre el consumo y el aumento de peso, encontraron que una soda diaria aumenta el riesgo de padecer obesidad en un 60 por ciento. Estos investigadores notaron que tomar soda era la norma entre los adolescentes. Alrededor del 65 por ciento de las chicas adolescentes y el 74 por ciento de los chicos adolescentes consumen refrescos diariamente.

Mientras que la obesidad infantil sube a niveles astronómicos, la obesidad adulta le sigue. Aunque pueda parecer sorprendente, ser obeso también es la nueva norma. Investigadores del CDC reportaron que en 2000 la mayoría de los americanos estaban sobrepeso (más del 56 por ciento) y casi el 20 por ciento de los adultos eran obesos. El total de individuos que eran mórbidamente obesos (por lo menos 100 libras de sobrepeso) subió de 0.79 por ciento en 1990 a 2.2 por ciento en 2000.

Aunque los adultos quizás no beban tanta soda como los adolescentes, todavía están ganando libras comiendo otras comidas y bebidas llenas de azúcar. Y, como hemos visto, esta carga de azúcar está acompañada de peso adicional.

En *Sugar Busters!*, los autores Samuel S. Andrews, MD, endocrinólogo en el Audubon Internal Medicine Group, y Morrison C. Bethea, MD, quien tiene oficina privada, indican una faceta nueva en el proceso que lleva desde el alto consumo de azúcar hasta la obesidad. Ya hemos cubierto cómo el azúcar de la comida que entra muy rápidamente en la sangre puede causar que una cantidad demasiado alta de insulina entre al cuerpo. Los autores señalan que este tipo de aumento de insulina no solo "baja el azúcar en la sangre, sino que, en el proceso, la insulina causa el almacenamiento de la grasa y también incrementa los niveles de colesterol. La insulina también inhibe la movilización [es decir, la pérdida] de grasa previamente guardada."

Agregue a esto la fuerte posibilidad mencionada antes, que la sacarosa bloquea la señal del estómago al cerebro diciendo que está lleno, y tenemos la receta para crear a la obesidad.

Solo hay que aceptar el vínculo entre la obesidad y la enfermedad que hemos discutido en estas páginas. Aquí hemos visto que hay conexiones entre estar sobrepeso y sufrir problemas de salud tales como enfermedades del corazón, osteoartritis, diabetes, presión arterial elevada y ciertos tipos de cáncer. La hipertensión, los problemas de la vesícula y los disturbios del sueño también están implicados.

Mientras muchas asociaciones médicas se han hecho la vista gorda cuando llega el momento de identificar el vínculo entre el azúcar y la enfermedad, ha habido excepciones sobresalientes, como el jefe del servicio federal David Satcher, quien sirvió de febrero de 1998 a enero de 2001.

En un artículo de diciembre 2001 del *Washington Post*, Sally Squires informó sobre las opiniones de Satcher. "Él hizo un llamado a que se realizaran cambios radicales en escuelas, restaurantes, empleos y comunidades para combatir la epidemia creciente de americanos con sobrepeso u obesos," comentó Squires.

Y no lo dijo por hablar, ya que él sí reconoce la conexión directa entre el consumo de azúcar y la obesidad. Los cambios que visualizó incluían que las escuelas cambiaran sus programas de alimentación para que hubiera "menos comida engordante, acceso restringido a máquinas que venden cosas densas en calorías y refrescos, y clases ejercicio físico diario para todo niño y adolescente, además del recreo para los estudiantes de la escuela primaria."

Un programa tan amplio, como este sugerido por el jefe del servicio federal, que promovería un estilo de vida sano, con menos azúcar para los niños, es la dirección en la que nos tenemos que mover para reducir la obesidad.

El azúcar y la diabetes

Hemos visto que la diabetes es una enfermedad que está basada en los problemas con la insulina, y que el alto consumo de azúcar descontrola el sistema de insulina, así que es fácil de conectar la diabetes con el uso intensivo de azúcar.

Este vínculo ha sido demostrado científicamente por una serie de estudios. Por ejemplo, J. Salmeron y sus colegas de la Escuela de Salud Pública de Harvard examinaron la relación entre las dietas glucémicas (orientadas al azúcar), el bajo consumo de fibra y el riesgo de desarrollar diabetes tipo II. Encontraron que este tipo de dieta incrementa el riesgo de la diabetes en mujeres. Este es uno entre los muchos estudios que han sacado a relucir tal evidencia: cómo la sacarosa afecta la dieta de animales de laboratorio o cómo está asociada al deterioro en la tolerancia a la glucosa, la retinopatía (enfermedad del ojo), la nefropatía (daño a los nervios) y la sensibilidad reducida a la insulina de los tejidos, todos ellos factores principales de la diabetes, cuando voluntarios sanos aumentaron el consumo de las misma en sus dietas.

He comentado sobre la epidemia de la diabetes tipo II, que ya no es solo para adultos, pero aparece en jóvenes en números sin precedentes. Un dato que aún no menciono es que en conjunto con el número creciente de adultos con la enfermedad, también hay un número creciente de defectos de nacimiento en bebés que nacen de madres con la enfermedad. Investigadores estudiaron a 23,000 mujeres embarazadas y encontraron que mujeres obesas con diabetes tipo II son tres veces más propensas que mujeres no-obesas, no diabéticas, a tener un bebé con un defecto de nacimiento, y siete veces más propensas a dar a luz a un bebé con un defecto craneofacial como el paladar hendido o el desarrollo anormal de los miembros. Casi el 6 por ciento de todas las mujeres con diabetes tipo II tuvieron bebés con defectos importantes, comparado con el 1.34 por ciento de mujeres sin diabetes.

El azúcar y el envejecimiento

Debe ser de gran preocupación para aquellos que se están acercando a la mediana edad el efecto del azúcar en impulsar el envejecimiento prematuro. Ya he hablado de la glicosilación, usando la metáfora de un pavo en el horno como ejemplo del impacto de este proceso. También di un poco más del historial fisiológico anteriormente. Ahora simplemente debo recalcar que el azúcar promueve la glicosilación, cuyos efectos malignos incluyen el endurecimiento de las arterias, rigidez en las articulaciones, dolor, músculos debilitados, y órganos que fallan.

El vínculo del que hablo fue estudiado por el doctor Joseph Melton, quien comentó que los diabéticos sufren una alta incidencia de daño a los nervios, arterias, y riñones, porque los niveles altos de azúcar en su sangre aceleran a las reacciones químicas que crean los productos avanzados de la glicosilación. Como Melton sabiamente dijo, "tras de años de [comer] panes, fideos, y bizcochos, los tejidos humanos se vuelven rígidos y amarillos con depósitos de glicosilación." Como sabemos, es la digestión de comidas procesadas como los tales bizcochos y panes que abarrotan a la sangre con azúcar y causan al desarrollo o el avance de la diabetes.

El azúcar y el cáncer

Antes mencioné que hay vínculos entre la diabetes y el cáncer. Mi discusión solo notó conexiones a correlaciónales, es decir, mencioné estudios que reportaron que los diabéticos son más propensos que la población en general a contraer ciertos tipos de cáncer. Los investigadores no encontraron ningún mecanismo fisiológico que vincule las dos enfermedades.

En el caso del azúcar y el cáncer, el Dr. Otto Warburg, Ph.D., ganador del Premio Nobel de Medicina, descubrió en la década de 1930 que las células de cáncer tienen un metabolismo de energía fundamentalmente diferente a las células sanas. Él encontró que el consumo aumentado de azúcar puede incrementar la producción de células de cáncer.

La razón por el gusto que las células cancerosas tienen por el azúcar es simplemente que, debido a la naturaleza más primitiva de las células de cáncer, ellas requieren una reserva directa de glucosa y no son capaces de completar la síntesis compleja de glucosa de moléculas más grandes. Esto indica una relación directa entre la ingestión de azúcar y el riesgo de cáncer.

Un extenso estudio epidemiológico de cuatro años de duración, llevado a cabo en los Países Bajos por el Instituto Nacional de Salud Pública y Protección Medioambiental, examinó a personas en veinte y un países industrializados y encontró que el consumo de azúcar es un fuerte factor de riesgo que contribuye a tasas más altas de cáncer del seno, particularmente en mujeres mayores.

Estos encuentros fueron reflejados en los estudios de D.S. Michaud y sus colegas en el Instituto Nacional del Cáncer, quienes dieron seguimiento a los sujetos de los dos estudios hechos a lo largo de los últimos veinte años en aproximadamente 50,000 hombres y 120,000 mujeres. Estaban examinando el cáncer del páncreas, pero no se limitaron a la correlación, sino que exploraron a fondo el nexo causal. Su primera conclusión fue que la obesidad significativamente incrementó el riesgo de contraer la enfermedad. Sin embargo, lo que es más pertinente para nuestro tema, es que exploraron más y encontraron evidencia, en ambos animales y humanos, de que el metabolismo anormal de glucosa juega un papel importante en el génesis de células cancerosas en el páncreas. Entonces examinaron si dietas altas en azúcar eran responsables por este metabolismo anormal y aprendieron que una dieta alta en azúcar puede incrementar significativamente el riesgo de cáncer del páncreas.

Mas evidencia, si la requiere, de que comer azúcar es un asunto arriesgado.

El azúcar y enfermedad cardiovascular

Como dije, muchas organizaciones de salud han sido tímidas al condenar el uso de azúcar y los grupos de doctores también han sido cautelosos en reprender a los distribuidores de azúcar como las industrias adineradas de la comida rápida y los refrescos. Una excepción notable a esta cobardía es la American Heart Association, que el 23 de julio de 2002 dio un informe sobre el azúcar y las enfermedades cardiovasculares. El informe citó datos científicos que indicaban que el consumo de azúcar es perjudicial para la salud humana y agregó que no hay ninguna información que indica que el consumo de azúcar es beneficioso, y que el alto consumo de ella debe ser evitado. El informe también declaró que la obesidad definitivamente es una causa de las enfermedades cardiovasculares y la muerte.

Es difícil hablar más claramente sobre el asunto, pero también quiero mencionar un estudio reciente que investigó la forma en que el azúcar trabaja en el cuerpo para impulsar las enfermedades cardiovasculares. Este trabajo se realizó en la Universidad Estatal de Nueva York, en Buffalo, y fue liderado por el Dr. Paresh Dandona, quien investigó la producción de los radicales libres, cuyos efectos ya hemos visto. Como sabemos, los efectos incluyen daño a las arterias.

En el estudio, adultos en saludables tomaron una bebida que contenía 75 gramos de glucosa pura, el equivalente de dos latas de soda. Experimentaron una elevación significante en radicales libres un hora después de tomarse la bebida, y la cantidad de radicales libres se duplicó después de dos horas. Dandona y sus colegas concluyeron, "creemos que en personas obesas, esta [producción de radicales libres estimulada por el alto consumo de azúcar] lleva a un daño acumulado y puede causar el endurecimiento de las arterias." La forma en la que la bebida parecida a la soda causó el incremento de radicales libres, debería frenar a cualquier persona contemplando tomarse un refresco azucarado.

El azúcar y las caries dentales

No tengo que decirle que el azúcar causa caries dentales, una enfermedad en la que bacteria causa la putrefacción de los dientes. Por lo menos esto es algo que el público entiende: comer azúcar daña los dientes.

Si exploramos este problema con mayor profundidad, podemos acudir a un estudio hecho por Aubrey Sheiham, profesora de Epidemiología y Salud Publica en el University College de Londres, quien encontró que tanto la frecuencia como la cantidad total de azúcar que uno come son factores que determinan si uno desarrolla caries. Según Sheiham, consumir azúcar más de cuatro veces al día incrementa el riesgo de desarrollar caries dentales.

Enfocado específicamente en los refrescos, un estudio hecho en más de 6,000 adolescentes de catorce años concluyó que el consumo de bebidas azucaradas y carbonatadas estaba asociado con niveles significativamente más altos de caries dentales.

Tanto como es conocido que el azúcar daña a los dientes, algo confirmado por estos estudios, también debe ser conocido que mientras envejecemos, nuestros dientes a menudo se debilitan a causa de toda una vida de daño por el azúcar, depleción del calcio, y uso. Las caries a veces se ignoran y empeoran. La mejor forma de evitar esto es remover el exceso de azúcar de su dieta y enfocarse en alimentos llenos de nutrientes.

El azúcar y el sistema inmunitario

El sistema inmunitario, la parte del cuerpo que trabaja cuando el cuerpo es amenazado por ejemplo por un virus, es uno de los niveles más importantes de la estructura interconectada del cuerpo. Se puede decir que mientras mejor esté el sistema inmunitario, mejor están los demás sistemas.

Por eso es que gran parte de este libro ha sido dedicado a promover la salud óptima del sistema inmunitario. Aunque no siempre lo he dicho explícitamente, se deben evitar las carnes tratadas con hormonas, pesticidas y otras toxinas. Otra cosa que debe estar alta en su lista para reforzar la inmunidad, es regular el consumo de azúcar.

Hemos visto como el azúcar promueve diferentes enfermedades, como diferentes tipos de cáncer, ahora déjeme decirle un poco acerca de cómo interrumpe los agentes del sistema inmunitario.

En un estudio hecho cuidadosamente, similar al que acabamos de repasar en el que tomar una bebida parecida a la soda incrementó los radicales libres, diez personas sanas fueron examinadas para medir los niveles de glucosa en su sangre y la presencia de neutrófilos, células del sistema inmunitario que atacan a invasores como el cáncer. Las diez personas fueron examinadas después de comer 100 gramos (24 cucharaditas) de carbohidratos, de glucosa, sacarosa, miel o jugo de naranja. En todos ellos, la habilidad de atacarla bacteria de los neutrófilos fue reducida significativamente. Los neutrófilos se "paralizaron" tras ese consumo.

Otro estudio, esta vez hecho por N. Yabunaka, se enfocó en los macrófagos, glóbulos blancos de la sangre que la defienden contra invasores, como bacterias y virus. El trabajo reveló que el azúcar causo el incremento de una proteína que inhibe la actividad de los macrófagos. Esto debilita la habilidad del sistema inmunitario en funcionar bien.

Sobre todo, se ha demostrado a múltiples niveles, que el consumo excesivo de azúcar agota y debilita al sistema inmunitario. Esta es una parte del cuerpo que se tiene que mantener en buena función porque es la primera línea de defensa contra los ataques de cualquier enfermad infecciosa invasora.

Con todos estos puntos negativos en su contra, se podría decir que la sacarosa tiene que rendir cuentas por todo su daño, pero somos nosotros quienes pagamos el precio y quienes tenemos que tomar pasos para ponerle alto al reino del azúcar en nuestras dietas.

El azúcar y la supresión del apetito

Otro efecto nocivo del alto consumo de azúcar puede parecer inofensivo al principio, por lo menos en contraste con algunos de las otras amenazas que hemos estudiado. Es que el alto consumo de azúcar puede suprimir el apetito.

J.W. Anderson y colegas investigadores han demostrado que ingerir azúcar puede limitar su consumo de los nutrientes necesarios. Como hemos visto, cuando azúcares refinadas y carbohidratos entran a la sangre, rápidamente se convierten en glucosa. Anderson y su grupo aprendieron que con el consumo de comidas y bebidas azucaradas, puede que su cuerpo no haya recibido ningunos de los nutrientes que requiere pero ha sido engañado al sentir que ha ingerido toda la energía que necesita. Por eso las barras de dulce son recomendadas por los vendedores como manera de llenar el apetito hasta que pueda comer bien.

De esta forma las calorías "vacías" de las comidas dulces le dan una impresión paradójica de "saciedad falsa," en el sentido de que se siente lleno aunque no ha comido una dieta balanceada que le proporcione los nutrientes apropiados.

El azúcar y el comportamiento de los niños

Regresemos al conocimiento común. Como mencioné hace algunas secciones, es explícitamente entendido que el azúcar es perjudicial para los dientes. Algo que también se sabe es que si los niños toman una "sobredosis" de ella, a menudo se alborotan, se vuelven hiperactivos y se emocionan de manera angustiada e improductiva. Esto es reconocido por los padres, quienes a menudo bromean que sus hijos están extasiados por el azúcar.

Como la ideas de la putrefacción de los dientes, esta idea sobre como el azúcar afecta el comportamiento de los niños negativamente, está fundada en la realidad. Entre 1973 y 1977, el doctor William Crook hizo un extenso trabajo delineando la verdad de que el comportamiento de la mayoría de los niños se podía afectar eliminando ciertas comidas de sus dietas. No solo se enfocó en el consumo de azúcar, sino en los efectos de la comida chatarra sobre la conducta. El efecto de la comida azucarada fue destacado por el Dr. Stephen Schoenthaler, quien hizo estudios en niños durante casi treinta años. Fue su trabajo original y seminal que llevó a la introducción de programas de almuerzo sin azúcar y sin comida chatarra para un millón de niños en más de ochocientas escuelas en Nueva York durante un periodo de siete años (1976–1983).

En un estudio que acompañaba y daba seguimiento a este cambio de dieta, se encontró que en las escuelas donde las comidas altas en sacarosa fueron eliminadas gradualmente, hubo un incremento del 15.7 por ciento (del 39.2 al 55 por ciento) en la capacidad de aprendizaje comparado con las escuelas en las que los programas de almuerzo no fueron cambiados.

En otras palabras, ¡remover comidas azucaradas los hizo más inteligentes! Sin embargo, el incremento en la habilidad de aprender probablemente no fue porque el cociente intelectual (CI) aumentó repentinamente, sino por la conducta renovada en sus aulas y durante sus estudios, cuando estaban menos distraídos a resultado de remover el exceso de azúcar de sus dietas. (se debe destacar que el consumo de azúcar en niños y adolescentes hoy en día es más de lo que era anteriormente. Los problemas de conducta y las tasas de abandono escolar se han disparado de forma correspondiente, lo cual deber preocupar a los padres conscientes de quienes ven la importancia de la dieta en el futuro de sus hijos).

Luego, Schoenthaler estudió a miles de delincuentes juveniles puestos en dietas sin comida chatarra. Tras eliminar estas comidas azucaradas el resultado siempre fue el mismo: observaron una mejoría drástica en el estado de ánimo y la conducta.

Estableciendo el Los Angeles Probation Department Diet-Behavior Program, Schoenthaler y sus compañeros observaron a 1,382 delincuentes encarcelados en tres lugares de detención. Cuando fueron puestos en una dieta baja en sacarosa, estos delincuentes jóvenes mostraron un promedio de 44 por ciento menos comportamiento antisocial.

Estos resultados fueron igualados en otros programas que hizo en Alabama y California. El trabajo de Schoenthaler con los delincuentes juveniles y el consumo de azúcar presentó evidencia concreta sobre el efecto que una dieta cargada de azúcar tiene en el comportamiento de los niños. Como a menudo pensamos en el impacto de ingerir drogas sobre sobre la delincuencia juvenil, quizás ha llegado la hora también pensar en sus meriendas.

Intentando contradecir esta amplia evidencia de que el azúcar no es perjudicial para nuestros hijos, la industria del azúcar usualmente cita cuatro estudios, de escala relativamente pequeña, que dicen que no hay un vínculo entre el consumo de azúcar por los niños y la hiperactividad. Aunque hubo muchos defectos en sus estudios, las conclusiones comoquiera se usan para negar la oposición a la cantidad creciente de azúcar en las dietas de los niños.

Uno de los problemas con los estudios de la industria del azúcar es que usaron una cantidad insuficiente de azúcar para causar una reacción. En uno de los cuatro estudios, un promedio de solo 65 gramos (13 cucharaditas) de azúcar fue administrada diariamente a un grupo de veinte y una personas. Esta es la cantidad promedio en una lata de 10 onzas de soda. Un batido de helado contiene 30 cucharaditas de azúcar, y una fiesta de cumpleaños cargada de azúcar puede proveerle hasta 100 cucharaditas de azúcar en un plazo de solo horas.

Si uno se proponía medir el efecto general del consumo excesivo de azúcar en los niños, se pensaría que un investigador empezaría con una cantidad más alta, que actualmente representa la cantidad de azúcar que los niños consumen diariamente.

Algunos investigadores han calculado que un pre-adolescente que está creciendo puede consumir un promedio de 50 cucharaditas de azúcar por día, mucho más que la cantidad escasa de 13 cucharaditas que fueron usadas en el estudio. Un estudio clínico basado en dar solo 13 cucharaditas de azúcar, o 25 por ciento de su consumo diario normal, no produjo resultados reales. Cuando el estudio concluyó, no los había producido. Sin embargo, sus conclusiones, que decían que las madres de estos niños estaban equivocadas al decir que eran hiperactivos a causa del azúcar, no estaban justificadas porque usaron menos azúcar de lo que usualmente absorbían por día.

Veremos al segundo problema, el tamaño de los grupos. En los cuatro estudios que favorecen al azúcar, los científicos pro-azúcar estudiaron de diez a treinta niños. En contraste, los estudios de Schoenthaler estudiaron a 800,000 niños en edad escolar. En seis de sus otros estudios, 5,000 delincuentes juveniles fueron estudiados. Alexander Schauss, un colega de Schoenthaler, quien trabajó con él en algunas investigaciones, hizo dos estudios que midieron a más de 2,000 delincuentes juveniles. Los dos estudios concluyeron que el azúcar tiene efectos perjudiciales sobre la conducta. Como sabe cualquier persona que siguen las estadísticas políticas o de algún otro tipo, se aproxima más a la verdad cuando se encuesta a la mayor cantidad de personas.

Tercero, los cabilderos del azúcar solo siguieron a los niños en sus estudios por un par de horas. Compare eso al trabajo hecho por Schoenthaler y Schauss, quienes exploraron como las dieta altas en azúcar pueden llevar a la delincuencia juvenil sobre un periodo de varios años, no varias horas. Compare a los estudios "pro-azúcar."

Por ejemplo, el de Behar administró 13 cucharaditas a veinte y un chicos y solo los observó durante cinco horas por tres mañanas. Más indignante fue el de Wolraich, ¡quien observó a treinta y dos chicos de edad escolar hiperactivos por solo tres horas! Eso fue evidencia suficiente para que concluyeran que el consumo de azúcar no afecta la conducta humana.

En cuarto lugar, en algunos de los estudios a favor del azúcar, el azúcar reemplazó la dieta normal de los niños, en vez de suplementarla como en sus vidas reales. Entonces, en los estudios, los niños guardaron ayuno por la mañana y recibieron una bebida azucarada cuando llegaban a la escuela para reemplazar su desayuno; por eso, no necesariamente causó cambios de comportamiento.

Entonces aquí los dos lados del asunto. Por uno, los estudios patrocinados por la industria del azúcar, que a través de su trabajo sospechosamente no-científico, encuentran que el azúcar no afecta al comportamiento de los niños. Y por el otro lado, los investigadores que no están asociados a la industria del azúcar, quienes mantienen que el azúcar sí afecta a los niños, causándoles problemas que corren la gama de la hiperactividad a la delincuencia.

Yo, personalmente, apuesto por el segundo grupo y mantengo con ellos que la mejor elección es una dieta que remueve azúcar y comidas procesadas innecesarias, no tiene un efecto negativo sobre la conducta de los niños, y crea un efecto positivo en la salud para toda la vida.

Impacto socioeconómico

Aunque no afecta a la salud directamente, siempre es bueno saber los datos detrás de los productos que damos por sentado. Cuando estamos considerando productos que quizás estamos listos para dejar atrás, aprender sobre el costo moral de ellos nos ayuda a solidificar nuestra decisión. Tal como los problemas morales causados por el consumo de carne, el azúcar tiene sus propias complicaciones morales. La industria del azúcar tiene un largo historial sórdido de utilizar fuerza laboral de esclavos y de niños para cosechar el azúcar, refinarla, y llevarla al mercado. En un artículo para *Creative Loafing* del 17 de octubre de 2001, el editor John F. Sugg reportó sobre la explotación actual de niños por la industria del azúcar:

> Mientras que estamos hablando de lo dulce, mire bien al azúcar en su tasa. Mucha del azúcar en las mesas americanas viene de la República Dominicana. El reverendo Kirton recuerda ver a cortadores de caña, *braceros*, tan jóvenes como de seis años, laborando desde el amanecer hasta el anochecer. Y no es una compañía dominicana que los emplea. "Esas plantaciones son propiedad de Gulf & Western, la misma gente que hace películas en Paramount Studios," dijo Kirton. (En 1985, Gulf & Western vendió sus 240,000 acres de plantaciones, incluyendo un elegante complejo turístico, a la políticamente poderosa familia Fanjul de Palm Beach. Ese clan frecuentemente es acusado de abusos generales de mano de obra en sus campos en los Everglades, así que no es probable que mejoren las condiciones en la República Dominicana).

La industria del azúcar también es uno de los mayores explotadores de la labor de esclavos. La Universidad de Calgary, en su tutoría de historia *The Sugar and Slave Trades*, provee un resumen conciso de los orígenes históricos de la producción de azúcar:

> El cultivo de caña de azúcar tuvo su origen en el suroeste de Asia. De ahí fue llevado a Persia y después al este del Mediterráneo por conquistadores árabes en los siglos XII y XIII. Al poco tiempo de ser introducido en el Mediterráneo, fue cosechado en estancias similares a las plantaciones que siguieron en las Américas. Para el siglo XIV, Chipre se convirtió en un productor mayor utilizando la labor de esclavos sirios y árabes. Eventualmente

el azúcar llegó a Sicilia donde a largo plazo se estableció un patrón similar de mano de obra esclavizada, terrenos relativamente grandes, y comercio bien desarrollado. Los portugueses y españoles consideraron a Sicilia como un ejemplo a seguir en sus propias colonias en el Atlántico, y en 1420 Príncipe Henry mandó a buscar plantas y técnicos con experiencia de Sicilia.

Una innovación en la producción de azúcar, el molino de rodillo, fue introducido al Mediterráneo en el siglo XV. El molino de rodillo redujo el tiempo y la labor necesarios para preparar la caña de azúcar. Fue esta tecnología que se trasplantó y expandió en las islas atlánticas. El último componente necesario para que la industria creciera era satisfacer el requerimiento de una grane fuerza laboral. La solución fue la incorporación de esclavos africanos.

Herbert Klein, en su libro *African Slavery in Latin America and the Caribbean* (1990), traza la historia de la industria del azúcar y la compara a otros explotadores de africanos e indígenas esclavizados:

> Una vez que entramos a la historia más familiar de las "Islas Atlánticas," el azúcar y la esclavitud se convirtieron en el fundamento económico del imperialismo europeo, más aun que las industrias de algodón y tabaco. Antes de [que hubieran] plantaciones de algodón y tabaco, en Brasil estaba la industria de azúcar. Cuando los holandeses se convirtieron en los competidores directos de sus antiguos compañeros brasileños en 1630, su primer paso fue negarles un componente crítico en la industria del azúcar.

Según Klein, para los 1650scon el descenso en producción brasileña, los holandeses fueron obligados a llevar sus esclavos y equipos de molienda a los colonos franceses e ingleses en el Caribe. Cuando los holandeses emigraron al Caribe, el sistema de plantaciones de azúcar se implementó en las islas, y para los 1670 el azúcar se convirtió en un comercio más grande que el tabaco y el índigo. El comercio de esclavos condujo a una población reducida de trabajadores blancos, y pronto por primera vez en Barbados, los negros excedieron a los blancos en número. Para los 1700 cada año llegaron por lo menos 1,300 esclavos negros, y Barbados, con 50,000 esclavos, se convirtió en la región más densamente poblada de las Américas.

Norman Kretchmer y Claire Hollenbeck, autores de *Sugars and Sweeteners* (1991), estimaron que, en los cuatro siglos previos a la abolición de la esclavitud, el transporte de esclavos involucró a 22 millones de personas, de las cuales 12 millones fueron utilizadas en las Américas. El resto murió abordó un barco o poco después de llegar. "Gran número de historiadores declaran que el azúcar fue responsable por más de 70 por ciento del tráfico de la esclavitud."

Kevin Bales señala, en su libro *Disposable People: New Slavery in the GlobalEconomy* (2001), que hoy en día aún existen grandes cantidades de esclavos en África, Asia, Pakistán, Brasil y el Caribe, entre otros lugares. Como resultado de la globalización y los mercados internacionales, productos manchados por la esclavitud son ampliamente distribuidos por todo el mundo.

Según Bales, "quizás el 40 por ciento del chocolate del mundo está manchado por la esclavitud. Lo mismo ocurre con el acero, el azúcar, productos de tabaco, joyería y la lista sigue y sigue. Gracias a la economía global, estos productos producidos por esclavos se mueven sigilosamente alrededor" del mundo.

Bales indica que mercado global de productos básicos, como el cacao y el azúcar, funciona como aparato de lavado de dinero. El cacao, por ejemplo, sale de África Occidental y pierde su "etiqueta" cuando entra al mercado global. Un comprador de una compañía de dulces no dice "necesito seis toneladas de cacao de Ghana." Solo dice que quiere seis toneladas de cacao. Cuando se entrega a la fábrica, no se sabe de dónde viene, y se circula inconscientemente un producto que es resultado de la esclavitud y que los consumidores compran sin saberlo. Lo mismo ocurre con el azúcar y otras mercancías, en las que es difícil identificar la fuente.

En el *New Internationalist* (noviembre de 1998), Peter Cox hizo esta pregunta: ¿La esclavitud en las plantaciones de azúcar es cosa del pasado o no? La investigación de Cox reveló lo siguiente:

"Sufrimos todo tipo de castigo," dijo un testigo dijo al ministro de Justicia brasileño. "Fuimos golpeados con rifles, pateados y apuñalados. Traté de escapar; mi tío también. Él fue tiroteado y asesinado por pistoleros de la hacienda."

La palabra es *peonage*, un vicioso sistema de trabajo forzoso común en partes de América Latina, Asia y hasta en el sur de Estados Unidos. Un reclutador seduce a los pobres con promesas de empleo, buen pago, comida y albergue. Entonces se los llevan en camiones a lugares distantes a laborar en plantaciones remotas donde son prisioneros y obligados a trabajar a punta de pistola. A las víctimas no les pagan en efectivo, sino que reciben créditos imaginarios, los cuales son contrapesados por cargos de extorsión por las herramientas que usan y las hamacas en las que duermen.

"La vida para estas personas es peor ahora de lo que era en los tiempos de esclavitud," dice Wilson Furtado, de la Federación de Agricultura del estado de Bahía en Brasil. "En aquellos tiempos, los dueños habían invertido capital en sus esclavos y les costaba si moría uno, pero ahora no pierden nada." No importa que tan duro trabajan las víctimas, sea cortando caña o árboles, nunca salen de la deuda. Un rifle cargado los mantiene en línea, pero es la deuda la que los mantiene trabajando.

Para colmo, Cox destaca una ironía para los países que dependen en el azúcar como cultivo industrial mientras que la industria del azúcar se enfoca en el desarrollo de los endulzantes artificiales. Según Cox, el estado de países cuyas economías dependen de los cultivos industriales como el azúcar es idéntico al estado de las víctimas del *peonage*. Ambos son presos del cautiverio económico de un sistema que se asegura de que nunca se liberan de la deuda, sin importar cuanto lo intenten. Y mientras más producen, más se endeudan. En 1981, La Republica Dominicana ganó $513 millones de sus exportaciones de azúcar, pero en1993 su ingreso había caído por casi la mitad, a $263 millones, a pesar de aumentar la producción por 84,000 toneladas. Este descenso desastroso de ingreso vio la deuda de la República Dominicana inflarse de $600 millones en 1973 a un asombroso $2,400 millones en 1983. Y no solo los productores de azúcar están paralizados: la caída de los precios de las mercancías en general ha empobrecido a muchas economías de países en desarrollo, llevando a la hambruna generalizada.

Cox también investigó como una de las islas más ricas de Filipinas se pudo convertir en el escenario de una hambruna como la de Etiopía, donde se estima que 85,000 niños filipinos de menos de seis años estaban sufriendo de desnutrición moderada o severa. Esto fue en parte, dice Cox, porque el régimen corrupto de Marcos no supo manejar la industria. También, porque el mercado americano del azúcar filipina desapareció (fue reemplazado por el sirope de maíz), dejando a un millón de trabajadores de azúcar desempleados. Y la tierra, rica y fértil, fue utilizada estrictamente para la caña de azúcar, lo cual previno la autosuficiencia en la producción de comida. Cox concluyó que era un desastre que se veía venir. Varios autores han comentado sobre la esclavitud moderna y sus variantes, en especial en la industria del azúcar.

Creo que se ha dicho bastante como para que uno se pregunte si el azúcar, con una historia tan fea, y que todavía hoy en muchos países utilizan la mano de obra de personas trabajando bajo la esclavitud total o disfrazada, debe ser permanentemente boicoteada por razones morales tanto como por la salud.

El azúcar y el ambiente

La producción de azúcar también causa estrés a nuestro ambiente natural. Mientras que las economías de cultivos industriales de las naciones luchan en balde para repagar sus deudas, que, como vimos en la sección previa, están creciendo, en vez de disminuir, la devastación del medioambiente se convierte en otra consecuencia de la industria moderna del azúcar. En 1997, la Universidad Americana en Washington D.C. comisionó un estudio sobre los efectos de la industria del azúcar en el medioambiente de las Filipinas:

La relación entre la producción de azúcar y el daño al medioambiente se encuentra en la deforestación, la erosión del suelo y la pérdida de la biodiversidad como consecuencia de la conversión de los bosques en campos de caña de azúcar. La deforestación causó una erosión generalizada del suelo y tuvo un efecto devastador en la ecología, matando de un tercio hasta la mitad de las especies conocidas de caracoles y aves en las Filipinas.

> Por lo general en las Filipinas, los terrenos cultivados incrementaron de 582,000 hectáreas en 1960 a más de 3.9 millones de hectáreas en 1987. La erosión del suelo se estima en aproximadamente 122 a 210 toneladas por hectárea anualmente por cada pasto nuevo, comparado a menos de dos toneladas por hectárea para terrenos bajo cobertura forestal. La cobertura forestal cayó de 50 por ciento del territorio nacional en 1970 a menos de 21 por ciento en 1987.

La velocidad de la deforestación en las Filipinas, conducida en gran parte por la industria del azúcar, se estima que ahora es de 25 hectáreas por hora o 219,000 hectáreas por año. Los expertos dicen que el país puede esperar que sus bosques desaparezcan en menos de cuarenta años.

Este no es el único país donde la producción del azúcar está devastando al ecosistema, y quienes quieren averiguar sobre el asunto pueden encontrar libros que describen devastación similar en África, El Caribe, y otros lugares donde crece el azúcar. No obstante, de este solo ejemplo, puede entender porque las personas sensibles al medioambiente tienden a renunciar al uso del azúcar.

Las corporaciones multinacionales

Como deben sugerir mis comentarios anteriores sobre la participación de Gulf & Western en la industria de caña de azúcar en la Republica Dominicana (R. D.), bastantes grandes compañías multinacionales están involucradas en la industria azucarera. Por ejemplo, para continuar con la participación de Gulf & Western en la R. D., Daniel Hellinger y Dennis Brooks, en su libro *The Democratic Facade* (1991), escriben lo siguiente:

> Gulf & Western llegó a la República Dominicana en 1966, dos años después de la invasión por Marina estadounidense. Ayudados por concesiones de impuestos otorgadas por el presidente Joaquín Balaguer a los inversionistas extranjeros, la penetración económica al país siguió rápidamente a la intervención militar y política de Estados Unidos. Con préstamos de Chase Manhattan Bank, Gulf & Western ganó un monopolio en la economía de la isla con la compra de la South Puerto Rico Sugar Company. Para 1976, su inversión había crecido a $300 millones en azúcar, carne, turismo y tabaco. Otras compañías transnacionales también operaron en la República Dominicana, pero Gulf & Western dominó la economía como el propietario, empleador y exportador más grande del país. Debido a que los ingresos anuales de Gulf & Western eran mayores que el producto nacional bruto de la República Dominicana, se podía ciertamente llamarlo un "estado dentro de un estado."

> Inmediatamente que entró al país, Gulf & Western disolvió la unión de los trabajadores de caña de azúcar, el Sindicato Unido. Denunciándolo como entidad comunista, la corporación despidió a todo el liderazgo de la unión, anuló sus contratos y mandó a policías a ocupar

la planta, mientras que el American Institute for Free Development (una agencia financiada en parte por la CIA) formó una nueva unión que obtuvo consentimiento inmediato del presidente dominicano. La posibilidad de formar uniones libres en las plantaciones Gulf desapareció (junto con docenas de líderes sindicales) y, como resultado, de los 20,000 trabajadores de azúcar del país, solo uno de cada diez es dominicano. La mayoría de los cortadores de caña son inmigrantes haitianos pagados de $1.50 a $3.00 diarios por hacer lo que los dominicanos llaman "trabajo de esclavos."

Hellinger y Brooks describen como Gulf & Western estableció las primeras zonas industriales libres que florecen en la República Dominicana. A menudo llamadas "tiendas fugitivas" (negocios americanos se reubican allí) o "plataformas de exportación," estas zonas ofrecen una fuerza laboral de bajo pago, reciben subsidiarios del gobierno y son libres de impuestos y regulaciones ambientales. Las uniones no son permitidas en estas zonas. Entonces, a mediado de los 1980, en estas zonas, 22,000 trabajadores ganaron un promedio de 65 centavos por hora trabajando en factorías rodeadas por alambre de púas y guardias de seguridad.

En vez de decir más, déjeme solo comentar que la mala conducta criminal de Gulf & Western no es inusual, porque el objetivo es aumentar las ganancias tanto para esta, como otras industrias. Aunque si han habido empresas responsables, el último lugar que aparece es en el negocio de la producción de comida.

Conclusión

Mientras que existen muchos alimentos buenos para la salud, el azúcar, al contrario, puede ser llamado un comestible peligroso porque es muy difícil, aun si consulta la etiqueta, saber cuánto hay en su comida. Más, los efectos siniestros del endulzante sobre la salud son minimizados por la industria que la vende y sus voceros. De esa forma también trata de mantenerse por debajo del radar de la consciencia.

Debido a la falta de consciencia del público sobre los peligros de dietas altas en azúcar, hoy día existe un exceso rampante de azúcar en nuestra sociedad. Y este exceso de azúcar nos ha condenado con riesgos alarmantes de salud como la obesidad y la diabetes. No se puede confiar en la industria del azúcar, con su la negligencia hacia los trabajadores y el medioambiente, para que nos diga la verdad sobre su producto. Al contrario, esta utiliza tácticas engañosas, tales como mostrar a atletas ingiriendo sus productos en anuncios como si su éxito deportivo dependiera de tomar esas bebidas azucaradas.

La verdad es que al igual que los atletas no toman esas bebidas en realidad, esta cantidad masiva de azúcar no tiene que ser parte de nuestras vidas diarias. Podemos desechar los productos azucarados y adoptar una dieta basada en comidas ricas en nutrientes y naturales. Las dietas centradas en vegetales, legumbres y granos enteros proveen todo lo que el cuerpo necesita para una salud óptima. Los jóvenes que cambian a este estilo de vida llevan una vida llena de vigor y energía, mientras que los que son mayores pueden asimilar estas alternativas para asegurar una vida larga y feliz.

Alternativas al azúcar y endulzantes naturales

Déjeme decir algunas palabras dirigidas a las personas que son pre-diabéticos o diabéticos, aunque, el tema del que hablaré, alternativas al azúcar, merece la atención de todo lector que quiere renunciar al azúcar sin renunciar a lo dulce.

Solo porque es diabético no significa que está condenado a una dieta que no incluye postres o comidas con un rasgo de dulzura. Los diabéticos solo necesitan cambiar a alternativas al azúcar y endulzantes naturales. Aunque le pedimos que actúe responsablemente, siendo conservador y juicioso con cualquier endulzante, estas alternativas le proveerán una maravillosa forma de realzar la cocina de manera sana.

Cuando piensa en comer algo dulce, primero debe educarse sobre la fuente del endulzante que quiere y chequear su clasificación en el índice glucémico (IG). Recuerde que esta tabla muestra la velocidad con la que la comida se convierte en azúcar en la sangre. Mientras más alto el IG, más rápido se descompone la comida y mayor riesgo representa para el equilibrio del sistema de regulación de la insulina. Utilizando esta tabla, puede evaluar posibles endulzantes y elegir los que son de bajo índice glucémico. La mayoría de los endulzantes en la siguiente lista son bajos en azúcar, calorías y carbohidratos, y tienen poca actividad glucémica.

Cuando una receta requiera azúcar, miel o jarabe de arce, reemplace estas cosas con una alternativa de la lista. No todo será gustoso para su paladar, así que pruébelos para encontrar cual satisface su gusto, es apropiado para su receta, y es más sano para su cuerpo.

Recuerde ser responsable y conservador, ¡y a disfrutar de los endulzantes alternativos deliciosos del mundo! Se pueden encontrar en casi cualquier tienda de productos de salud y están disponibles a través de muchos vendedores por Internet. Aquí están.

El néctar de agave es un endulzante líquido natural que viene de la planta madura de agave, que es criada, cosechada, y cultivada en México. Es un azúcar en forma de sirope dulce y pegajosa localizada en el centro de la planta. Es excelente para cocinar, hornear y endulzar bebidas, como el té frío. En cualquier receta que requiera azúcar, puede reemplazarla con agave.

El agave es bajo en el índice glucémico, pero es más dulce que el azúcar. Sin embargo, cocinarlo puede aumentar la cantidad de fructosa, así que es importante averiguar con el productor cual es la mejor manera de usarlo. Como con la mayoría de los endulzantes, el agave es mejor en su forma cruda y orgánica.

El néctar de agave viene en tres clasificaciones, claro, mediano o ámbar. El agave claro es dulce, pero sin sabor, haciéndolo perfecto para recetas en las que el sabor fuerte del arce o la miel puede interferir. Los dos grados más oscuros poseen un sabor más intenso a agave, haciéndolos mejores para comidas o bebidas más pesadas.

El índice glucémico del agave es 11, así que es bueno para los diabéticos siempre y cuando monitoreen su consumo de carbohidratos.

Datos de nutrición

21 gramos=60 calorías
16 g de carbohidratos
15 g de azúcar

La malta de cebada: oscura, pegajosa, con un sabor fuerte y distintivo, la malta de cebada es una mezcla entre la miel y la melaza en sabor y textura. Esta malta está compuesta primariamente de matosa, un azúcar natural que entra a la sangre paulatinamente. Contiene rasgos de ocho vitaminas y minerales.

Datos de nutrición:

100 gramos=316 calorías
76 g carbohidratos
62 g de azúcar

El azúcar de abedul, también conocida como xilitol, se deriva de la corteza del abedul. Es un excelente sustituto para el azúcar morena o blanca. Es excelente para hornear, se disuelve rápidamente, se parece y sabe cómo el azúcar, y, otro atractivo clave: solo tiene la mitad de las calorías del azúcar. Es un carbohidrato puro que se metaboliza lentamente.

A diferencia de las azúcares refinadas, no causa el deterioro de las encías o caries dentales, y por esta razón el azúcar de abedul se encuentra en pastas dentales y los enjuagues bucales.

No obstante, tiene que tener cuidado con la cantidad que usa porque el xilitol puede causar gases y diarrea.

Datos de nutrición

1 cucharadita=4 gramos
  9.6 calorías
1 taza=200 gramos
  480 calorías

El sirope de arroz integral está compuesto de una variedad de enzimas, y como indica el nombre, el arroz integral. Es de color ámbar, con un sabor suave de mantequilla y caramelo, y es menos dulce que el azúcar. Se puede utilizar en algunas recetas para hornear, pero note que a veces causa una textura quebradiza y áspera. Entonces es mejor para hacer cosas crujientes como los cereales o galletitas duras. Por otro lado, no se recomienda para bizcochos, panes o productos de repostería suaves.

Para recomendaciones sobre la sustitución del azúcar, por favor consulte la etiqueta del producto o al productor.

Datos de nutrición:

1 cucharada=50 calorías
  42 g de carbohidratos

El azúcar de palma de coco se hace con el néctar de la flor de palma de coco. Épocas atrás se hacía de la savia de la palmera o palma datilera, pero ahora se obtiene de las palmas de sagú y de coco y, a veces, se vende como azúcar de palma o azúcar de coco. Tiene un sabor leve a coco con notas de caramelo. Tiene el beneficio de un índice glucémico bajo de 35 y, por ende, la sangre la absorbe lentamente. Se puede usar en una proporción de 1:1 contra el azúcar blanca/de caña, así que, por cada cucharadita de azúcar en su receta, sustituya una de azúcar de palma de coco.

Datos de nutrición:

1 cucharadita= 10 calorías

   1.5 g de carbohidratos

   2.5 g de azúcar

El azúcar de dátil está hecha de dátiles deshidratados molidos y es una mezcla de sacarosa, glucosa, fructosa y carbohidratos complejos con un poco de ácido fólico. Tiene un color oscuro a caoba, y el azúcar de dátil también tiene unos granitos húmedos y gruesos. Los dátiles son altos en fibra, y ricos en una variedad de minerales y vitaminas. Como con el azúcar de palma de coco, el azúcar de dátil se puede cambiar en la misma proporción que el azúcar en sus recetas de bizcochos, panecillos y panes. También es buena para reemplazar al azúcar morena en migas sobre frutas o en recetas para pasteles de fruta. No se debe usar para endulzar bebidas por que los granitos no se disuelven.

Datos de nutrición:

1 cucharadita = 12 calorías

El azúcar de arce es un azúcar de color amarillento a marrón que se produce a través de hervir el sirope de arce. Una vez llamada *sinzibukwud*, era una azúcar usada frecuentemente por los indios americanos porque es muy duradera. Usualmente lo puede comprar en pequeños bloques o como un dulce translúcido. Su composición es 90 por ciento sacarosa, con el resto consistiendo de glucosa y fructosa. Es bastante dulce, más que el azúcar de caña, y debe ser usado más moderadamente que la mayoría de los otros endulzantes porque no tiene un número glucémico bajo.

Datos de nutrición:

1 cucharadita = 11 calorías

   3 g de carbohidratos

   3 g de azúcar

El polvo de vaina de mezquite molida es un polvo aromático de las vainas del árbol del mezquite. Sabe a melaza, pero tiene más valor nutritivo. La vaina entera es rica en proteína, y el polvo también es alto en el aminoácido lisina, así como en calcio magnesio, potasio, hierro y zinc. La vaina de mezquite molida es alta en fibra y esto hace que sea un buen endulzante para hornear cuando se mezcla con la harina. También puede ser útil en la cocina, para ser incluida en sopas y salsas. Se puede agregar a las ensaladas y también a los batidos de fruta.

Este endulzante es particularmente beneficioso para los diabéticos porque es una proteína que toma mucho tiempo para digerir.

Datos de nutrición:

15 gramos = 30 calorías
   2 calorías de grasa
   0 sodio
   6 g de carbohidratos
   3 g de fibra dietética
   1 g de sacarosa
   2 g de proteína

La rapadura, conocida como panela, viene del jugo de caña evaporado. Comúnmente se usa en Latinoamérica donde a menudo se vende en forma de ladrillo. Es un endulzante que no ha sido blanqueado ni refinado y que se puede usar en lugar del azúcar refinada. La rapadura tiene un sabor ligero a caramelo, lo cual la hace un endulzante ideal para hornear y endulzar bebidas. Debido a que no se cocina durante su procesamiento, retiene todas sus vitaminas y minerales originales, incluyendo al sílice y el hierro. También tiene un balance natural de sacarosa, glucosa, y fructosa.

La rapadura es una buena opción para los diabéticos porque se metaboliza más lentamente que el azúcar blanca.

Datos de nutrición:

1 taza rapadura = 1 taza de azúcar
1 cucharadita = 15 calorías
$\quad\quad\quad$ = 4 g de carbohidratos

La stevia es una hierba suramericana que se ha usado como endulzante por siglos. Actualmente, es treinta veces más dulce que el azúcar. Las hojas de la planta pequeña, *Stevia rebaudiana*, tienen un sabor delicioso y refrescante. Como endulzante, la stevia tiene muchas propiedades excelentes:

- El cuerpo no descompone los glucósidos (estos son los compuestos orgánicos de las plantas que contienen el azúcar de la stevia, así que en vez de ser un endulzante bajo en calorías, ¡es la opción natural que contiene cero calorías!
- La stevia es ideal para los diabéticos por que se ha encontrado que ayuda a la secreción de insulina, y no afecta los niveles de glucosa en la sangre negativamente. Posee propiedades antihiperglucémicas, por lo que es una de la mejores opciones para personas que sufren de diabetes tipo II.

La stevia, una planta perenne del género aster, se puede comprar en hojas enteras o partidas. También se encuentra en el mercado en forma de polvo o en extracto líquido. Las hojas secas de stevia mantienen su sabor durante meses. Use una cucharadita en lugar de una taza de azúcar. Para preparar su propia solución liquida, disuelva una cucharadita de polvo blanco de stevia en tres cucharas de agua pura y refrigere.

Datos de nutrición:

0 calorías = 0 carbohidratos
$\quad$ 0 en el índice glucémico y no contiene químicos

La fibra dulce es un endulzante natural basada en la fibra. Sus ingredientes incluyen a la inulina, conocida como fibra de raíz de achicoria, con extracto de fruta de contenido glucémico bajo. No contiene ingredientes artificiales. Cada cucharada tiene una "dulzura" similar a la de una cucharada de azúcar.

Datos de nutrición:

½ cucharadita = 0 calorías
1 g carbohidrato

El jarabe de yacón, un endulzante natural derivado de la raíz del yacón, se ha usado en Suramérica durante siglos. Es similar a la melaza y se puede utilizar como sustituto sano para la miel o sirope de arce. El jarabe de yacón es naturalmente bajo en calorías, así como en monosacáridos y disacáridos, por lo que resulta ideal para un diabético.

Datos de nutrición:

1 cucharada = 30 calorías
0 grasa
0 proteína
7 g de carbohidratos

Zsweet es un endulzante hecho de eritritol, un azúcar fermentado que se infunde con extractos botánicos y luego se cristaliza. Todos sus ingredientes son libres de gluten y no contiene ningún alérgeno conocido. En un estudio reciente, dirigido por Glycemic Index Laboratories, se encontró que Zsweet produjo un incremento del 0 por ciento en los niveles de azúcar en la sangre.

Datos de nutrición:

1 cucharadita = 0 calorías
4 g de carbohidratos

El índice glucémico y las comidas populares

Déjeme repetir aquí lo que dije anteriormente sobre el índice glucémico en el libro. Este índice muestra la velocidad con la que cualquier comida se digiere y deposita azúcar en la sangre. Mientras más alto el número de IG, más rápido se digiere la comida y mayor es el riesgo al equilibrio del sistema de regulación de insulina.

Las siguientes tablas muestran el índice glucémico de comidas populares. Comer alimentos bajos en el índice glucémico puede ayudar a reducir sus factores de riesgo para enfermedad cardiaca, cáncer, alzhéimer y diabetes.

Granos y pasta

Índice glucémico bajo (<45)		Índice glucémico medio (46–60)		Índice glucémico alto (>60)	
Chapati de cebada	43	Arroz integral	55	Bagels	72
Pan de grano cebada	39	Alforfón	55	Cheerios	74
Chapati de harina de garbanzo	27	Bulgur	47	Galletas de maíz	83
Fettuccini	32	Maíz	55	Hojuelas de maíz	83
Cebada sin salvado	25	Cebada agrietada	50	Harina de maíz	69
Salvado de arroz	27	Linguini	46	Cuscús	65
Pan de soya y linaza	19	Pan de centeno y linaza	55	Galletas	67
Espagueti	36	Macarrones	46	Farina	70
Vermicelli	35	Muesli	56	Panecillos ingleses	71
Salvado de trigo	42	Salvado de avena	55	Gnocchi	67

Centeno entero	37	Avena	60	Tostadas Melba	70
		Pan pita	57	Mijo	71
		Palomitas de maíz	55	Palomitas de trigo	74
		Pan negro de centeno	50	Galletas de arroz	74
		Vermicelli De arroz	58	Cereal RiceKrispies	82
		Cereal SpecialK	54	Pasta de arroz	92
		Arroz blanco	58	Cebada laminada	66
		Arroz silvestre	57	Pan de centeno	64
				Pan de sémola	64
				Cereal Shredded Wheat	71
				Cáscara de taco	68
				Pan blanco	95
				Productos de harina blanca	71

Frijoles

Índice glucémico bajo (<45)		Índice glucémico medio (46–60)		Índice glucémico alto (>60)	
Frijoles negros	31	Frijoles horneados	48	Habas	79
Guisantes de punto negro	41	Habichuelas romanas	46		
Pallares	30				
Chana daal	8				

Garbanzos	33				
Lentejas verdes	29				
Frijoles rojos	29				
Frijoles mung	38				
Alubias blancas	38				
Frijoles pintos	38				
Lentejas rojas	25				
Soja	17				

Lácteos

Índice glucémico bajo (<45)		Índice glucémico medio (46–60)		Índice glucémico alto (>60)	
Yogurt	14			Helado	61
Leche descremada	32				

Frutas y nueces

Índice glucémico bajo (<45)		Índice glucémico medio (46–60)		Índice glucémico alto (>60)	
Manzanas	38	Bananos	54	Piña	66
Cerezas	22	Bayas azules	57	Pasas	64
Albaricoques secos	31	Durazno en lata	47	Otras frutas secas	70
Toronjas	25	Kiwi	53	Sandía	72
Nueces	15	Mango	56		
Naranjas	44	Jugo de naranja	52		
Durazno	42				
Peras	37				
Ciruelas	38				

Vegetales

Índice glucémico bajo (<45)		Índice glucémico medio (46–60)		Índice glucémico alto (>60)	
Vegetales crucíferos	<15	Zanahorias crudas	49	Remolacha	64
Judías verdes	<15	Batatas	54	Zanahorias cocidas	85
Vegetales verdes	<15	Papas blancas hervidas	56	Papas fritas	75

Hierbas	<15	Batatas	51	Papas majadas	70
Guisantes	<15			Chirivías	98
Verduras empolvoradas	<15			Calabaza	75
Tomates	<15			Naba	72

Estas tablas vienen de *The GI Factor: The Glycemic Index Solution,* escrito por la Dra. Jennie Brand-Miller, la Dra. Kaye Foster-Powell y el Dr. Stephen Colagiuri.

Capítulo 8

Superalimentos

¿Qué significa decir que un alimento es súper? No, no es que la comida sea tan poderosa que, como ocurriría en Hollywood, par de bocados pueden curar cáncer o diabetes. Los productos de la naturaleza no funcionan de esa manera, pero si trabajan gradualmente para mejorar la salud donde está debilitada o para mantenerla donde está fuerte.

Más bien, un superalimento es un alimento que simplemente *hace mejor el trabajo todos los alimentos naturales y sanos.* Todos los alimentos naturales tienen nutrientes y trabajan para ayudar a los procesos del cuerpo. Tradiciones de todo el mundo han conocido que ciertos vegetales, frutas, y granos son proveedores poderosos de beneficios protectores, preventivos y terapéuticos para la salud. Sin embargo, no fue hasta que los estudios hechos por la bioquímica, ciencia botánica, biología molecular, e investigación clínica modernas que las propiedades extraordinarias de estos alimentos fueron ampliamente reconocidos.

Esta sección los presenta brevemente. Todos ellos deben ser parte de su dieta. Los beneficios que describo aquí son los que he reunido de la literatura médica. Se ha incluido un apéndice, "Superalimentos: comprobantes científicos," que contiene evidencia específica que apoya las cualidades preventivas y curativas de estas comidas, las cuales quizás quiera explorar si está interesado en aprender más sobre las propiedades beneficiosas de algunas de estas sustancias orgánicas.

Manzanas

Por miles de años, las manzanas (*Malus sylvestris*) se han usado para una variedad de complicaciones y enfermedades médicas, incluyendo a la diabetes, fiebres, condiciones inflamatorias, y trastornos del corazón. En adición a confirmar muchas de las cualidades saludables de las manzanas, la investigación moderna ha identificado a fotoquímicos valiosos contenidos en la fruta. Los fitoquímicos son compuestos químicos que se encuentran en las plantas y se han usado para tratar enfermedades. Uno de estos compuestos es la floretina, un antibiótico natural. Las frutas también contienen pectina y ácido péctico, que proveen fibra esencial a la dieta. Los taninos de la fruta, la quercetina, el alfa-farneseno, el ácido siquímico y el ácido clorogénico también promueven beneficios de salud, como incrementar la producción del neurotransmisor acetilcolina, y de esa forma ayudan a combatir a la desmejora cognitiva causada por el daño oxidativo. Con altos niveles de fenoles, polifenoles y otras propiedades antioxidantes, químico-protectoras, las manzanas han probado ayudar a proteger contra una variedad de cánceres, incluyendo a la leucemia y los que atacan al colon, pulmón, seno, hígado, y pie. Estos químicos de las manzanas también proveen nutrientes esenciales para mejorar la salud cardiovascular, reducir el riesgo de enfermedades cardiacas coronarias, infartos cerebrales, y prevenir aterosclerosis.

Albaricoques

Esta fruta tuvo una historia larga y rica en las prácticas médicas de China y la India. En la medicina tradicional china, los albaricoques y sus granos son recetados para tratar a asma, tos, y estreñimiento. La fruta es rica en vitaminas C y K, beta-caroteno, tiamina, niacina y hierro. Científicos japoneses han llamado atención a la habilidad de los albaricoques de inhibir la bacteria patogénica que frecuentemente está presente en las úlceras y gastritis aguda.

Bananos

Los bananos son bajos en calorías pero proveen nutrientes esenciales, entre ellos, vitamina B6, vitamina C, potasio, y manganeso. También estimulan actividad probiótica, lo cual sostiene a la flora bacteriana sana. La bacteria en nuestro sistema gastrointestinal son críticos para una buena digestión y absorción de nutrientes. Los bananos ayudan a mantener esto. Encuentros recientes indican que los bananos pueden ofrecer protección contra el cáncer del riñón, particularmente en mujeres, y ayudar a la función renal.

Bayas azules

Muchas bayas tienes propiedades que ayudan a la salud. Las negras, azules, y rojas son especialmente conocidas porque poseen nutrientes antioxidantes. Las bayas azules en particular contienen grupos de flavonoides, compuestos fenólicos y polifenólicos, todos cuales tienen la habilidad de reversar el envejecimiento celular de las funciones cognitivas y motoras. El poder de esta fruta fue destacada en un estudio que comparó los niveles antioxidantes de 100 alimentos diferentes. ¡Las bayas azules tuvieron la mejor puntuación! Otros análisis demuestran que estas bayas protegen a la salud del cerebro, mejoran la memoria y sostienen la coordinación, por ejemplo, mejorando la comunicación entre las células de los nervios. Esta actividad protege contra enfermedades neurodegenerativas serias como la demencia y el alzhéimer. Además, las bayas azules tienen propiedades antiinflamatorias que protegen la piel, las articulaciones y los sistemas cardiovasculares y neurológicos. Comer la fruta ha demostrado ser beneficioso para los diabéticos. Su consumo previene el deterioro de los huesos e inhibe la proliferación de las células de cáncer, particularmente en los casos de cáncer de colon y próstata.

Con todas estas cualidades que dan vida, tiene razón que las bayas azules se han ganado el sobrenombre de "superalimento."

Brócoli

Lo que hace del brócoli un superalimento es su alta concentración de los fitoquímicos diindolilmetano e isotiocianato, dos inmunomoduladores poderosos, sustancias que tienen efectos fuertes sobre el sistema inmunitario. El brócoli brinda fuerza al sistema inmunitario, y por eso lo ayuda en la batalla contra el cáncer (los del seno y el próstata, en particular), y protege contra infecciones bacterianas y los virus. En adición a estos dos fitoquímicos mencionados, el brócoli también contiene otros agentes anticancerosos, como la glucorafanina. Debido a estas propiedades observadas, una cantidad sustancial de investigaciones se están realizando actualmente sobre las cualidades mutagénicas del brócoli.

Este vegetal es rico en vitaminas A, B5, B6, B9 (folato), C, y K, y provee fibra dietética. También provee cantidades moderadas de calcio, hierro, fosforo, y potasio a quien lo come. Como otras verduras de hoja verde, contiene luteína y zeaxantina, que ayudan a la salud ocular. Como tiene más calcio que hasta los lácteos, también protege a los huesos y aumenta la masa ósea. Por ende es otra planta bien merecedora de su clasificación como superalimento.

Zanahorias

Las zanahorias se pueden considerar como proveedoras principales de los carotenoides, una familia de antioxidantes que son comprobados en bloquear daño al ADN y las membranas celulares causado por la actividad de los radicales libres. Este vegetal es rico en los fitoquímicos alfa-caroteno y licopeno, ambos cuales han mostrado que poseen propiedades anticancerosas contra cáncer del colon, pulmón, próstata y estómago. La zanahorias negras y moradas menos conocidas tienen altos niveles de antocianina, un bioquímico poderoso que, según demuestran los estudios, ralentiza la proliferación de las células cancerosas hasta en un 80 por ciento. Otros estudios confirman que la noción que las zanahorias ayudan a la memoria no es mítica, ya que este vegetal ha comprobado su capacidad en mejorar la función del cerebro. También se pueden añadir los beneficios cardiovasculares, como bajar el colesterol.

Otro adagio es que las zanahorias mejoran a la vista. Esto se ha comprobado por el hecho que las zanahorias son altas en retinoides que benefician a la salud ocular. Como las zanahorias son una buena fuente de vitamina A, deben formar parte de la dieta de los diabéticos, ya que la A baja el azúcar en la sangre y ayuda al desarrollo de las células que producen insulina en el páncreas. Una taza de zanahorias crudas puede proveer casi 700 por ciento del consumo diario recomendado de vitamina A y 220 por ciento de vitamina K, una sustancia crítica para la salud ósea. Entonces, tenemos que decir que la zanahoria es otra súper heroína entre las plantas comestibles.

Ajo

Aunque el ajo contiene fitonutrientes similares a los que contienen las cebollas, también posee selenio, una sustancia que según los estudios, protege contra varios cánceres y contra el deterioro del cuerpo causado por los radicales libres. Diferentes estudios han examinado y comentado sobre su habilidad de proteger contra enfermedad del corazón y la calcificación (endurecimiento) de las arterias, y de reducir el colesterol y la presión arterial. Como es una fuente del flavonoide quercetina, contiene propiedades antibióticas que lo apoderan a pelear contra los resfriados, virus del estómago, e infecciones causadas por hongos levaduriformes.

Jengibre

El jengibre es utilizado ampliamente por el mundo para tratar la dispepsia (malestar estomacal), reducir los gases intestinales, aliviar la náusea causada por el embarazo, los mareos y hasta por las drogas que se usan en combinación con la quimioterapia y otras terapias médicas. El jengibre es compuesto en gran parte de aceites esenciales fragantes, lo cual de otorgan un sabor aromático distintivo. Uno de estos aceites, el gingerol, lo hace un sedante natural para calmar el tracto gastrointestinal. Este aceite también provee protección contra bacteria patogénica que causa malestar estomacal. Con todo, el jengibre es rico en propiedades antibióticas que combaten a las infecciones que causan diarreas y deshidratación. Nueva evidencia sugiere que el jengibre ayuda a bajar el colesterol, un beneficio que protege contra la enfermedad cardiovascular.

La medicina tradicional ha honrado al jengibre durante mucho tiempo. Y aunque muchos científicos desaprueban de la medicina tradicional, numerosos farmacéuticos modernos se han derivado de remedios de la medicina tradicional, aptamente renombrados con un precio mayor. Esta ciencia tradicional, que ahora es apoyada por la ciencia moderna, ha considerado al jengibre como un refuerzo leve a la inmunidad, que ahuyenta a los resfriados, la influenza, la congestión nasal, y la tos. También hay hallazgos preliminares en animales que sugieren que puede ayudar a tratar a la diabetes. Esto es emocionante.

Bayas goji

En el capítulo "Dulce suicidio," mencioné cómo las bayas goji, una fruta con muchas propiedades saludables, ha sido denigrada y vendida por compañías sin escrúpulos en algo que contiene menos bayas goji que azúcar refinada, como "barras de energía con bayas goji" (para imaginar un nombre), que realmente tienen muy poca cantidad de bayas goji. Ahora vamos a considerar el valor de las bayas goji, que ha impulsado a varias compañías a tratar de aprovecharse de su buena reputación.

Conocida como baya de lobo (*wolfberry*) en su Europa nativa, la planta se encuentra a la largo de Asia, donde aparece en descripciones tibetanas e himalayas que parecen exóticas (para los occidentales). La palabra *goji* realmente es la versión occidental de la palabra china para baya, que puede ser transliterada como "gouqi." La baya es un ingrediente común en la medicina china tradicional, usada por miles de años.

La baya rectangular roja no tiene ningún problema llenando los requisitos para ser designada un superalimento. Tiene una alta concentración de fitoquímicos, aminoácidos, vitaminas B y C y beta-caroteno. Adicionalmente, contiene once minerales esenciales y 21 oligoelementos dietéticos, es alta en ácido alfa-linolénico, y es una fuente extraordinaria del antioxidante licopeno. También se puede contar con la baya goji para más proteína, fibra dietética, calcio, zinc, y selenio. Con todos estos nutrientes, la baya goji obviamente tiene muchos efectos que estimulan a la salud, y estos incluyen protección de enfermedades cardiovasculares e inflamatorias, tanto como trastornos de la vista relacionados al envejecer (como glaucoma y degeneración macular). Estudios han destacado sus propiedades de neuroprotección, inmunomodulación positiva y anticencerosas.

El último beneficio ha sido enfatizado por un estudio publicado en el *Chinese Journal of Oncology*, que indicó que pacientes de cáncer respondieron mejor a tratamiento cuando estaban en una dieta que incluía las bayas goji. Sin embargo, el estudio recomendó que individuos tomando medicamentos anticoagulantes las eviten, ya que pueden interferir con las drogas.

Por último, ofrece protección al hígado y puede mejorar la función sexual.

Té verde

El ingrediente en el té—en particular, el verde—que ha despertado más interés en los científicos es la catequina. Aproximadamente el 25 por ciento de una hoja seca es catequina. Aunque algunos rasgos de catequina también están presentes en el chocolate, el vino y otras frutas y vegetales, es él te el que ofrece la mayor cantidad de este supernutriente.

La polifacética catequina no solo ha demostrado reducir la placa que se acumula como parte de la aterosclerosis, sino que también protege contra bacterias infecciosas y reduce el estrés oxidativo. En nuestro mundo contaminado, las catequinas del té son especialmente necesarias, dado a otras de sus características curativas, como mejorar la replicación del ADN proteger contra daño genético de toxinas ambientales. Estudios en años recientes han notado sus propiedades inflamatorias y sugieren que puede tomar una parte en batallar contra el cáncer. Otros análisis científicos notan que el té verde puede mejorar la densidad ósea y la función cognitiva, reducir el riesgo de desarrollar cálculos renales, y reforzar la función del corazón. También hay evidencia que demuestra que los polifenoles del té verde protegen contra la muerte de las células del cerebro que está asociada con el Parkinson y el alzhéimer.

Recuerdo cuando leí sobre el procedimiento tradicional chino de cepillar los dientes con té. En aquel momento, hace años, pensé que era cómico, pero ahora me doy cuenta que como muchas prácticas de la medicina tradicional, tiene fundamento. Aunque cepillarse con té no previene las caries, tiene muchos beneficios para la salud.

Legumbres

La dieta moderna del occidental, especialmente en América, ignora a la mayoría de las legumbres a su propio detrimento. A veces pienso que la única manera en que los americanos comerían legumbres sería entre un pan de hamburguesa cubiertos de ketchup y mostaza. Para para ser más serio, cuando se mencionan las legumbres, la mayoría de la gente piensa en frijoles, guisantes y lentejas. Pero la alfalfa, el clavo, las nueces, y los cajuiles también lo son.

Estos vegetales y granos son fuentes excelentes de la fibra que baja el colesterol. Cuando se consume una legumbre, su contenido de fibra lo ayuda a manejar los niveles de azúcar en la sangre. Una taza de lentejas puede proveer hasta 65 por ciento del mínimo de fibra necesaria a diario. Con este contenido de fibra en una porción, cuando las legumbres son incluidas frecuentemente en las comidas, nos asegura una mejor salud gastrointestinal y del colon.

Por lo general las legumbres contienen proteína y hierro que estimulan la energía. Mirando a los diferentes tipos en particular, los frijoles negros son ricos en el anti-oxidante antocianidinas, que promueve la salud del corazón y vascular. Los ejotes son fuente excelente de las vitaminas C y K. Los garbanzos son tremenda fuente de molibdeno, que refuerza a los dientes y preserva el esmalte de los dientes.

Otra legumbre importante que no es tan conocida en Estados Unidos que algunos que he mencionado es el frijol adzuki. Originalmente es de los Himalaya y es común en la cocina del este de Asia, es una rica fuente de magnesio, potasio, hierro, zinc, y las vitaminas B. Alta en fibra soluble, el frijol adzuki ayuda a eliminar el colesterol malo del cuerpo. En Japón, es atesorado por su capacidad de estimular a los riñones y la vejiga, y es usada en programas para bajar de peso.

Para optimizar los beneficios de las legumbres en la dieta, combínelos con granos enteros. La razón por esta recomendación es que las legumbres son muy bajas en metionina, un aminoácido que apoya a la vida celular, mientras que los granos enteros son repletos de este aminoácido, pero bajos en lisina, que es abundante en las legumbres. Una dieta saludable, integrada vegetariana contiene un balance de legumbres y granos enteros.

Verduras de hoja verde

Otra "liga de superhéroes" entre la comida se encuentra en las verduras de hoja verde oscura. Este grupo incluye espinaca, col, rúcula, acelga, repollo, col rizada y berro. Mientras que deben ser añadidas a su dieta, ofrecen a cambio sus beneficios a la salud. Una cosa que tienen en común es que son altas en carotenoides y otros antioxidantes que ayudan contra las enfermedades del corazón, el cáncer y los problemas de regulación del azúcar en la sangre.

Para elegir un ejemplo entre ellos, una taza de col cocida provee más de 1,300 por ciento del requerimiento diario de vitamina K necesario para la salud ósea. También es rica en calcio y manganeso, otros luchadores contra la pérdida de densidad ósea. Como el brócoli, la col contiene el fitoquímico anticanceroso sulforafano.

Otros beneficios de las verduras de hoja verde, como el repollo, es que contiene glutamina en abundancia, un aminoácido que contribuye a las actividades antiinflamatorias del cuerpo. Este ácido también protege contra complicaciones infecciosas a causa del virus del papiloma humano. El jugo del repollo facilitará la sanación de ulceras pépticas.

Ahora nos tornamos a la espinaca. Es una de las mejores fuentes de hierro. Por gramo, generalmente contiene más que 30 por ciento más hierro que una hamburguesa. (Cualquier dieta alta en espinaca debe incluir suficiente vitamina C para ayudar la asimilación del hierro.) La espinaca también es una fuente excelente de ácido fólico, calcio, cobre, zinc, selenio, y ácidos grasos omega-3.

Aunque no puedo dar detalles sobre cada verdura de hoja verde, déjeme cerrar con dos más. El berro es una fuente magnífica de fitoquímicos. Ha probado ser un diurético, ayuda a la digestión, y también protege contra el cáncer del pulmón, y refuerza la tiroides. La col rizada provee amplias cantidades del modulador de respuestas inmunológicas diindolilmetano.

Hongos

Mis amigos que han viajado a la provincia Yunnan en China, mencionan que algunos de los comestibles más apreciados son los hongos, que tienen muchas variedades. Mientras que un americano inconsciente de su salud encuentra su mayor deleite culinario eligiendo entre diferentes cortes de carne de res, el ciudadano de Yunnan está acostumbrado a seleccionar entre diferentes hongos.

Una gran cantidad de estudios, que recomendaría la cultura culinaria de Yunnan, demuestra que muchos hongos son los creadores de inmunidad más importantes del reino vegetal. En particular, los hongos medicinales que inhiben el crecimiento de los tumores tienen actividad actividad antipatogénica, bajan el azúcar en la sangre, y refuerzan la inmunidad.

Entre aproximadamente doscientas variedades, se han observado características que estimulan la salud en los hongos *chaga*, *cordyceps*, *maitake*, seta de ostra, portobello, *reishi*, *shiitake* y el hongo de cola de pavo. Aunque es posible encontrarlos en forma fresca o deshidratada, en este momento, los *shiitake* son los más fáciles de encontrar en Estados Unidos.

Una lista de los beneficios obtenidos de los hongos menciona sus propiedades antivirales y antibacterianas, que en diferentes hongos han probado efectivos contra una gama de patógenos, incluyendo los de la poliomielitis, la hepatitis B, la influenza, la cándida, el virus Epstein-Barr, los estreptococos y la tuberculosis. Los beneficios mutagénicos de los hongos sobre los que uno puede leer en la literatura científica notan como los hongos pueden ayudar en la batalla contra la leucemia, el sarcoma y el cáncer de la vejiga, seno, colon, hígado, pulmón, próstata y estómago, incluso en etapa avanzada.

Cebolla

Como regla general, mientras más amarga la cebolla, mayores son sus beneficios a la salud, Es como si pudiera oler su poder contra las enfermedades.

Las cebollas son particularmente importantes para los diabéticos porque son ricas en cromo, un oligoelemento que ayuda a las células responder a la insulina. El azúcar refinada agota los niveles de cromo del cuerpo, así que para cualquier persona que tiene azúcar en la dieta, las cebollas son una forma excelente de reemplazarlo. La cebollas son ricas en vitamina B6, vitamina C, manganeso, molibdeno (esencial en preservar el esmalte de los dientes), potasio, fosforo, y cobre. También son básicamente la mejor fuente de quercetina, que trabaja de mano en mano con la vitamina C para ayudar al cuerpo a eliminar bacterias y reforzar la inmunidad.

Los beneficios a la salud de las cebollas no paran ahí. Incluirlas en la dieta ayuda a los individuos a bajar la presión arterial y el colesterol, y refuerza la salud ósea. Las cebollas también tienen beneficios antiinflamatorios, reduciendo síntomas relacionados a condiciones inflamatorias, como asma, artritis, y congestión respiratoria. Algunos estudios muestran que pueden minimizar los efectos adversos de las gripes y la influenza.

Naranjas

La naranja es como un cofre de tesoros cargado de vitaminas y minerales; es rica en vitaminas A, B, C, potasio, calcio y también es una excelente fuente de fibra. Un fitonutriente de naranjas que las impulsa a la categoría de superalimentos es el flavonoide es la hesperidina. Este bioquímico trabaja para crear vasos sanguíneos sanos y reduce colesterol.

Lo que hemos establecido hasta ahora ignora la cualidad que el público considera como la característica de salud que más define a las naranjas, que están llenas de vitamina C, un antioxidante importante que limita a los radicales libres mientras que apoya al sistema inmunitario. Las propiedades sanadoras de la vitamina C son ampliamente conocidas y han sido validadas científicamente repetidamente.

Estas incluyen minimizar la placa arterial y proteger contra el alzhéimer, las enfermedades de Parkinson y Crohn, la artritis y la diabetes.

Pimientos (*Capsicum*)

La medicina tradicional de los indígenas americanos, que tiene tantos atributos de los cuales aún podemos aprender, le dio una posición prominente a los pimientos de la familia *Capsicum* en su farmacología, incluyendo a los ajíes y los chiles. Investigaciones recientes sugieren que el nutriente capsaicina, que se encuentra en estos pimientos, es un analgésico natural y un bloqueador neuroinflamatorio que alivia dolor en las articulaciones y los músculos. Esta es una razón por la que la medicina tradicional americana recetaba la aplicación externa de los pimientos a las áreas del cuerpo donde había dolor.

La capsaicina es particularmente merecedora de ser destacada en este libro porque investigaciones recientes en Canadá han explorado su uso en el tratamiento de la diabetes tipo I. Otro trabajo destacó que puede beneficiar a los que sufren de cáncer del próstata y leucemia. Algunos científicos han notado que este nutriente de los ajíes, que ha sido tan estudiado, ayuda con la pérdida de peso, estimulando a las células que producen insulina y previniendo la oxidación del colesterol LDL. Otro beneficio recientemente ha descubierto que este nutriente protege contra úlceras en el estómago e induce la apoptosis, la muerte celular, en el cáncer del pulmón.

Aparte del valor de la capsaicina, los pimientos deben ser valorados porque son ricos en las vitaminas antioxidantes A tanto como B1, B6, E y K. También son altos en potasio, magnesio, y hierro. Los ajíes amarillos son ricos en la luteína y la zeaxantina, que protegen contra enfermedades del ojo y ceguera.

Soya

Estudios comparativos que han considerado las razones porque las estadísticas de cáncer son más bajas en el este comparado al oeste siempre identifican a la soya como uno de los alimentos principales que se distingue en los patrones alimenticios globales como algo que puede tener algo que ver con las estadísticas bajas de cáncer. Los científicos han explorado esta noción y han hecho gran cantidad de estudios que evidencian evidencia que los fitoquímicos en la soya protegen contra el cáncer. Las isoflavonas de la soya, incluyendo a la genisteína y la daidzeína, elementos principales de la soya, parece ser algunos de los ingredientes activos que proveen protección natural contra varios cánceres: del seno, colon, endometrial, y próstata. Un estudio japonés importante que involucró a más de veinticuatro mil mujeres encontró que aquellas que tenían el contenido de soya más alto en sus dietas eran mejores protegidas contra el cáncer. Un estudio japonés notó que las isoflavonas de la soya pueden reducir el riesgo de cáncer del seno por hasta 54 por ciento.

Junto con este emocionante atributo, la soya ha mostrado evidencia de que la habilidad de bajar el colesterol LDL en la sangre y promover el colesterol HDL bueno, mejora la función cardiaca, reforzar la masa ósea, y estabilizar el azúcar en la sangre.

En dietas vegetarianas, comidas basadas en soya son sustitutos excelentes para la proteína animal. La soya es alta en hierro, ácidos grasos ómega-3, fósforo, riboflavina, magnesio, y potasio.

Tomates

Seguramente ya tienen la idea de lo que distingue a los superalimentos de los otros es que contienen compuestos orgánicos muy potentes, como fitoquímicos, que estimulan sus propiedades saludables. Los tomates no son la excepción. Son la mejor fuente del licopeno, un bioquímico carotenoide que les da su color rojo, y está abarrotada de propiedades positivas. Está estimado que aproximadamente 80 por ciento del licopeno consumido en Estados Unidos fue derivado de tomates y comidas basadas en ellas. Ay extensa literatura científica que confirma las propiedades antioxidantes y anti-mutagénicas del licopeno. Este químico se destaca por tratar y proteger contra varios cánceres de la gama que abarca vejiga, seno, cérvix, pulmón, boca, ovarios, próstata y estómago. Debido a que los diabéticos a menudo tienen niveles bajos de licopeno en su sangre, los tomates se deben incorporar como parte regular de sus dietas.

Los tomates son probados para prevenir la oxidación del colesterol, bajar la presión arterial, y minimizar el riesgo de aterosclerosis. Entre otros beneficios que el consumidor recibe de estas plantas es la mejoría en la función renal. Los tomates también tienen cualidades antivirales y antibacterianas. En particular, el licopeno puede proteger contra el virus papiloma humano, un patógeno que ha sido asociado con el cáncer.

Los tomates son ricos en la mayoría de las vitaminas complejo B, así como en potasio, manganeso, cromo, folato y hierro, Puede depender del tomate como fuente excelente del aminoácido tripófano, que es importante para la salud neurológica y puede mejor el sueño.

Granos enteros

A estas alturas la mayoría de los americanos están conscientes de que los panes y pastas integrales son más saludables que los que son hechos de harina blanca, y que el arroz integral es más rico en nutrientes que el arroz blanco. Mejor aún, cuando una persona cambia al arroz integral y a los panes integrales, él o ella aún tiene todo un mundo entero que explorar, cada uno ofreciendo beneficios a la salud únicos y fitonutrientes.

Como ocurre con las legumbres, los granos enteros son ricos en fibra. Por ejemplo, la espelta, que se usa en panes y pastas y provee el 75 por ciento del requerimiento diario recomendado de vitamina B2. La espelta es altamente soluble en agua, lo cual significa que sus nutrientes se absorben con facilidad. Hay pruebas de que es una buena elección para los diabéticos. Otro grano, la cebada, se distingue por ser una fuente excelente de selenio, una sustancia que reduce al riesgo de trastornos del colon y cáncer colorrectal. Dado a que la cebada es alta en triptófano, ayuda en la regulación del sueño. Un tercer grano importante es el mijo, que es alto en manganeso, magnesio, y fósforo, todos cuales ayudan a la salud cardiovascular.

Seguramente conoce los granos que acabo de mencionar, pero dos que quizás aún desconoce son el kamut y la quinua. El Glycemic Institute en Washington, D.C. ha alardeado sobre el valor del kamut por sus propiedades glucémicas bajas, que lo hace un superalimento ideal para los diabéticos, atletas, y personas sufriendo con obesidad. También es un sustituto excelente para quienes tienen alergias al trigo, ofreciéndoles el beneficio de poseer 65 por ciento más aminoácidos que el trigo.

La quinua ha sido identificada como un superalimento entre los granos por su habilidad de balancear el azúcar en la sangre y proveer fibra y proteína de alta calidad a la dieta. Es más alta en calcio, fósforo, hierro y zinc que el trigo, la cebada y el maíz. En adición a balancear la resistencia a la insulina, la quinua es uno de los alimentos más completos de la naturaleza, ganándose la clasificación de superalimento no solo por las cualidades ya mencionadas, sino porque protege contra aterosclerosis y cáncer de la mama, y funciona como probiótico para fomentar a la micro-flora buena del intestino.

Las últimas páginas le han demostrado algunas de las propiedades extraordinarias y las acciones múltiples de la familia de superalimentos. Sin embargo, solo leer sobre ellos no lo impulsará a salir a comprarlos, porque aunque muchos se prestan y deben ser consumidos crudos, probablemente le serán más apetitosos combinados en ensaladas u otras recetas. Para realmente entusiasmarse tiene que imaginarlos en recetas delectables. Por eso recomiendo que siga leyendo para encontrar rápidamente a la siguiente sección del libro, llena de recetas que le harán agua la boca, y que harán que vaya a su mercado de productos sanos para comprar los superalimentos e intentar cocinarlos en las recetas incluidas.

Capítulo 9

Su repertorio de recetas

Toda las recetas en este libro son veganas y libres del gluten. Sin embargo, reconozco que la mayoría de la gente no puede preparar recetas que consideran ser una transición radical de los que acostumbran a comer. Comidas transicionales son una opción. Otro método es minimizar la cantidad de carne, lácteos, y productos refinados que consume hasta poder eliminarlos por completo.

Entonces, si desea emplear el tipo de proteína que acostumbra comer hasta que pueda o esté dispuesto a renunciarlos, esa es una opción.

Como le he concedido la habilidad de progresar gradualmente, no quiero oír o leer que mis lectores me digan, "no estoy acostumbrado a ninguno de estos alimentos," o "la persona promedio no los come." En vez de rechazar comer estas comidas deliciosas aunque son desconocidas, modifique las recetas a lo largo de su jornada hacia hacer una transición completa.

Mi esperanza es que llegue a darse cuenta de la variedad de sabores y gustos en estas combinaciones y recetas.

CEREALES DE DESAYUNO Y
OTROS PLACERES MATUTINOS

Sugerencia

En vez de especificarle una cantidad de algún endulzante en cualquiera receta, he decido darle todos los endulzantes sanos y naturales diferentes de los que puede elegir, los cuales se encuentran listados al cierre del capitula "Dulce suicidio."

- Siempre empiece con una cantidad baja de endulzante y elija endulzantes bajos en calorías y de bajo contenido glucémico.
- Cada porción individual de proteína sugerida equivale a 15–20 gramos de proteína.
- Granos cocidos con antelación se pueden calentar al vapor.
- Los granos son más sabrosos cuando son cocidos con ¼ cucharadita por cada taza de grano seco.
- Aunque la cebada que no es pelada es más deseable por tener el grano entero que la llamada cebada "perlada," toma más tiempo para cocinarla. Sugiero que busque las variedades más oscuras de cebada perlada ya que son menos procesadas.
- La leche de arroz se puede intercambiar con la de soya, con un cambio leve de sabor; sin embargo, la leche de soya agrega un complemento de proteína a los granos.

CEREAL DE CANELA Y ALMENDRA
½ taza cebada perlada cocida
3 onzas almendra picadas
1 porción de proteína
¼ cucharadita de canela
Endulzar a su gusto

Combine la cebada con agua en una cacerola mediana. Cuando el agua llegue a hervor, baje el fuego hasta que toda el agua se absorba, agitando ocasionalmente. Agregue los ingredientes restantes y mezcle bien. Sirva inmediatamente. Cuando cereal esté listo para comer, agregue endulzante a gusto.

Sirve a 1

PAÍS AMISH

½ amaranto

1¼ taza de agua para cocinarlo (aproximadamente)

3 cucharadas de polvo de algarroba

½ taza moras

⅛ cucharadita semillas de hinojo

1 porción proteína en polvo

Endulzar a su gusto

Lleve amaranto y 1¼ tazas de agua a hervor y cocine cubierto a fuego lento durante 25 minutos o hasta tierno.

En una cacerola, mezcle polvo de algarroba con 3 cucharadas de agua filtrada. Agregue moras. Cocine a fuego lento durante 5 minutos.

Vierta salsa de algarroba sobre amaranto. Rocíe proteína en polvo. Agregue endulzante a gusto. Sirva inmediatamente.

Sirve a 1

CEREAL DEL VIEJO MUNDO

½ taza granos de teff

1¼ tazas agua

¼ cucharadita sal

½ taza semillas de granada

1 porción proteína en polvo

Lleve teff y agua salada a hervor. Baje el fuego, cubra, y cocina hasta tierno, alrededor de 25 minutos. Mantenga en repose

5 minutos. Rocíe proteína sobre el cereal. Añada semillas de granada. Sirva inmediatamente.

Sirve a 1

CEREAL DE BANANO, COCO Y NUEZ

½ taza mijo

1½ tazas agua

1 banano majado

¼ taza coco rallado

4 cucharadas nuez picada

½ taza leche de arroz o soya

Combine mijo y agua en una cacerola pequeña. Lleve a hervor sobre fuego mediano. Baje el fuego y cocine de 3–7 minutos, o hasta tierno. Añada los ingredientes restantes (excepto la leche). Espere 1–2 minutos. Sirva con leche encima.

Sirve a 2

CEBADA POR LA MAÑANA

4 cucharadas polvo de algarroba

3 cucharadas agua

½ taza frambuesas o cerezas secas

1 taza cebada cocinada

1 porción proteína en polvo

1 manojo de almendras

Leche de arroz o soya con sabor a vainilla

1 porción de fibra

En una cacerola pequeña, mezcle polvo de algarroba con agua. Agregue las frambuesas. Deje en cocción 5 minutos. Vierta salsa de algarroba y frambuesa sobre cebada. Rocíe proteína y almendras sobre salsa y sirva inmediatamente acompañado por la leche al lado.

Sirve a 1

EXPLOSIÓN DE BAYAS AZULES

1 taza arroz integral cocido (temperatura ambiente)
½ taza bayas azules
3 cucharadas semillas de girasol
1 porción proteína en polvo
1 onza aceite de linaza
Pizca de coco rallado no endulzado

Combine todos los ingredientes. Mezcle bien. Sirve a 1

DESAYUNO DE LOS ANDES

½ taza quinua
1½ tazas agua
1 pera madura, cortada en cuatro rodajas
Pizca de sal marina
1 manojo de cajuiles picados
1 porción proteína en polvo
Pizca canela Pizca de hinojo Endulzar a gusto

Cocine quinua en 1¼ tazas de agua con sal marina. Cocine peras con endulzante y el resto del agua sobre fuego lento, aproximadamente 3–5 minutos. Vierta peras cocidas con canela e hinojo sobre quinua. Rocíe proteína y cajuiles y sirva inmediatamente.
Sirve a 1

ARROZ CON NUECES

1 taza leche de arroz
Endulzante a gusto
¼ taza de extracto puro de vainilla
½ taza nueces de macadamia
Pizca sal marina
½ taza fresas picadas
1 taza arroz integral cocido, caliente

En una licuadora, mezcle leche de arroz, extracto de vainilla, endulzante, nueces y sal. Vierta fresas sobre arroz. Vierta salsa de nueces sobre arroz y fresas. Sirva inmediatamente.

Sirve a 1

GUSTO DE AVENA DE ALGARROBA

1 taza avena
¾ taza agua
3 cucharadas polvo de algarroba
½ taza frambuesas
1 porción proteína en polvo
Endulzante a gusto
¼ taza semillas de girasol molidas o un manojo semillas crudas

Lleve la avena y ¾ taza de agua a hervor, cubra, baje el fuego y cocine hasta que esté tierno, aproximadamente 15 minutos. En una cacerola pequeña, mezcle polvo de algarroba con

3 cucharadas de agua filtrada. Agregue frambuesas y endulzante. Mantenga a fuego lento durante 5 minutos. Vierta salsa de algarroba sobre avena. Rocíe proteína y semillas de girasol y sirva inmediatamente.

Sirve a 1

BATIDO DE AMARANTO

½ taza amaranto
1½ tazas agua
¼ cucharadita sal marina
½ taza tofú
½ taza nueces macadamia
1 taza frambuesas
1 porción proteína en polvo

Mezcle amaranto y agua salada y lleve a hervor. Baje fuego y cocine hasta que esté tierno, aproximadamente 25 minutos.

Mantenga en reposo 5 minutos. Agregue y mezcle el resto de los ingredientes hasta que esté cremoso. Rocié proteína y sirva inmediatamente.

Sirve a 1

CEBADA DE DESAYUNO

½ taza cebada perlada cocida
½ taza tofú
2 cucharadas almendras picadas
1 banano, majado
1 porción proteína en polvo

En una cacerola, combine todos los ingredientes excepto la cebada y el polvo de proteína, y cocine a fuego lento hasta que esté cremoso. Agregue la cebada, agitando hasta que se caliente. Rocíe proteína y sirva inmediatamente.

Sirve a 1

AVENA IRLANDESA

½ taza avena cortada por acero
¾ taza agua
¼ cucharadita sal marina
½ taza tofú blando
2 cucharadas nueces
1 melocotón picado
1 porción proteína en polvo

Lleve avena y agua a hervor. Baje el fuego y cocine cubierto hasta tierno, aproximadamente 15 minutos. Mezcle el resto de los ingredientes, excepto el polvo de proteína, hasta cremoso. Rocíe proteína y sirva inmediatamente.

Sirve a 1

QUINUA ROJA

½ quinua roja
1 taza agua
¼ cucharadita sal marina
2 cucharadas nueces
1 taza bayas azules
1 porción proteína en polvo

Lleve quinua y agua a hervor. Cubra y cocine a fuego lento hasta tierno, aproximadamente 15 minutos. Mezcle el resto de los ingredientes, excepto el polvo de proteína, agitando hasta que este cremoso. Rocíe proteína y sirva inmediatamente.
Sirve a 1

ARROZ DULCE

½ taza arroz integral de grano corto
1 taza agua
¼ cucharadita sal marina
½ tofú blando
3 cucharadas nueces macadamia crudas
½ taza moras
1 porción polvo de proteína

Lleve arroz y agua salada a hervor. Cocine cubierto sobre fuego lento hasta tierno, aproximadamente 40 minutos. Agregue el resto de los ingredientes, excepto la proteína, agitando hasta cremoso. Rocié proteína.
Sirve a 1

CEREAL CALIENTE DE ESPELTA

½ taza espelta
1¼ tazas agua

¼ cucharadita sal marina
3 cucharadas nueces de Brasil
½ semillas de granada
1 porción proteína en polvo

Lleve espelta y agua a hervor. Cubra y cocine a fuego lento hasta tierno, aproximadamente 1¼ horas. Agregue y mezcle el resto de los ingredientes, excepto la proteína, agitando hasta que esté cremoso. Rocíe proteína y sirva inmediatamente.
Sirve a 1

AMARANTO ESPONJOSO CON PASAS
1 taza amaranto cocido
1 manojo pasas
1 cucharada miel
Pizca canela

Combine todos los ingredientes. Mezcle bien. Sirve a 1

AMARANTO CON CANELA
½ taza amaranto
1¼ tazas agua
½ cucharadita canela
¼ cucharadita nuez moscada
1 porción proteína en polvo
1 banano en rebanadas
6 fresas, picadas

Lleve amaranto y sirope de arce a hervor en agua salada. Cubra y cocine sobre fuego lento, aproximadamente 25 minutos. Mantenga en reposo 5 minutos. Rocíe con especias y proteína. Agregue futas frescas y sirva inmediatamente.
Sirve a 1

QUINUA CON MANGO

1 taza quinua cocida (a temperatura ambiental)

¾ taza mango sin endulzar, picado

¼ taza pacanas, picadas

¼ cucharadita canela

Pizca malagueta en polvo

Combine los ingredientes. Mezcle bien y sirva inmediatamente. Sirve a 1

PANQUEQUES DE FRAMBUESA Y BANANO

2 cucharadas sustituto de huevo

2 cucharadas extracto de vainilla

1 banano, majado

¼ taza leche de arroz no endulzada

¼ harina de espelta entero

1 taza harina de avena

½ taza harina de soya

1 cucharadita levadura en polvo

1 cucharadita bicarbonato de soda

2 cucharadas coco rallado no endulzado (opcional)

½ taza frambuesas

1 cucharada aceite de coco

Endulzar a gusto

En un tazón mediano, combine el sustituto de huevo, vainilla, banano, y leche de arroz. Mezcle con un tenedor hasta que esté bien mezclado. En un tazón separado, combine harina, levadura en polvo, y bicarbonato de soda. Mezcle bien. Agregue coco si desea, y las frambuesas. Caliente el aceite en un sartén grande sobre fuego mediano. Vierta la mezcla de panqueque en porciones de dos a tres cucharadas a la vez. Cocine cada uno por 3–5 minutos en cada lado o hasta que estén dorados. Vuelva a agregar aceite como sea necesario para prevenir que se peguen.

Hace 14 panqueques.

DESAYUNO POTENTE DE AVENA

¾ avena entera
¼ cucharadita sal marina
1 taza agua filtrada
4 dátiles
Endulzar a gusto
1 porción proteína en polvo

Cocine avena en agua salada durante 10–15 minutos sobre fuego mediano, agitando ocasionalmente hasta que este tierna. Corte los dátiles. Agregue el endulzante a la avena cocida y mezcle bien. Rocíe proteína y sirva inmediatamente.

Sirve a 1

QUINUA MARRÓN

½ taza quinua
1 taza más 3 cucharadas agua
¼ cucharadita sal marina
3 cucharadas polvo de algarroba
½ frambuesas
Endulzar a gusto
1 porción proteína en polvo

Lleve quinua a hervor en 1 taza de agua salada. Baje el fuego cocine, cubierto, 10–15 minutos hasta que esté tierno. En una cacerola pequeña, mezcle polvo de algarroba en 3 cucharadas de agua. Agregue las frambuesas y el endulzante. Mantenga a fuego lento durante 5 minutos. Vierta salsa de algarroba sobre quinua. Rocié proteína y sirva inmediatamente.

Sirve a 1

VITALIDAD DE LA ESPELTA

½ taza espelta

1¼ tazas agua

Endulzar a gusto

¼ cucharadita sal marina

½ cucharadita canela

¼ cucharadita nuez moscada

1 porción proteína en polvo

1 banano, en rebanadas

4 fresas, picadas

Lleve espelta, endulzante, y sal a hervor en una cacerola mediana. Baje el fuego y cocine cubierto durante aproximadamente 1½ horas o hasta este tierno. Añada más agua si es necesario. Rocíe especias y proteína. Agregue la fruta fresca y sirva inmediatamente.

Sirve a 1

CALABAZA DE VERMONT

1 calabaza pequeña entera

Agua

2 cucharadas crema de almendra

1 porción proteína en polvo

Pizca de malagueta

Precaliente el horno hasta 400 grados F. Corte la calabaza en mitades, removiendo las semillas. Ponga las mitades de la calabaza en un recipiente de hornear con el lado cortado hacia abajo.

Agregue suficiente agua como para medir ⅓ pulgada. Hornee por 40 minutos. Cuando se haya enfriado, vacíe el interior de la calabaza en un tazón. Agregue los ingredientes restantes. Mezcle bien.

Sirve a 2

GUSTO DE AMARANTO Y MELOCOTÓN

1½ onzas pecanas, picadas

Pizca de clavo

Pizca de malagueta

6 onzas amaranto cocido (temperatura ambiental)

3 onzas de melocotones secos

Combine todos los ingredientes. Mezcle bien.

Sirve a 2

CUSCÚS ESPONJOSO CON PASAS

6 onzas cuscús cocido

1 cucharada stevia

Pizca canela

Combine los ingredientes, Mezcle bien.

Sirve a 2

CEREAL HAWAIANO DE ARROZ

1½ leche de coco o jugo de fruta tropical

1 banano, picado

½ taza cerezas sin semilla o cerezas heladas

½ taza piña picada

¼ coco rallado no endulzado

2 tazas arroz basmati cocido

½ nueces de macadamia picadas, tostados (vea nota abajo)

En una cacerola mediana, combine la leche, banano, cerezas, y pina. Cocine a fuego lento a mediano por 2–3 minutos. Agregue los ingredientes restantes, mezcle bien y cocine 2 o 3 minutos más. Sirva caliente.

Sirve a 2

Nota: para tostar las nueces, precaliente el horno 375 grados y póngalas en un recipiente para hornear sin grasa por 10 a 15 minutos o hasta que estén doradas.

JUGOS Y BATIDOS

Sugerencias

Como ya sabe, recomiendo el uso de jugos y batidos como desayunos líquidos. Sin embargo, si estos no son suficientes para su apetito, puede consumir un pedazo de fruta no menos de una hora después de consumir su bebida.

BATIDO DE SANDIA

1 taza trozos de sandía, pelados y con semillas

1 banano

¼ leche de arroz clara

1 porción proteína en polvo

½ cucharadita extracto puro de almendra

½ cucharadita canela

1 taza hielo

Pase la sandía por un exprimidor. En una licuadora o un procesador, combine 1 taza de jugo de sandía con los ingredientes restantes. Licue por 2 minutos o hasta que quede homogéneo. Sirva inmediatamente.

Rinde una taza

JUGO DE MANZANA Y CEREZA

1 taza de jugo fresco de manzana (pasado por exprimidor)

¼ taza jugo de ciruela (1 ciruela exprimida)

2 cucharadas jugo de limón (1 limón exprimido)

¼ taza cerezas congeladas sin semillas

1 porción proteína en polvo

1 taza hielo

Exprima a las manzanas, ciruelas, y el limón por separado. Reserve el jugo. En una licuadora, combine 1 taza jugo de manzana, ¼ taza jugo de ciruela, y dos cucharadas jugo de limón con el resto de los ingredientes. Licue 2 minutos o hasta homogéneo. Sirva inmediatamente.

Rinde una taza

BATIDO DE AGUACATE Y FRESA

Nota: puede consumir 6 fresas enteras una hora después de tomar este batido de desayuno si es necesario.

¼ jugo de manzana (1 manzana pasado por exprimidor)

¼ aguacate

¼ banano

½ taza fresas, congeladas o frescas

½ taza leche de arroz clara

½ cucharadita extracto de almendra puro

1 porción proteína en polvo

1 taza hielo

En una licuadora, mezcle todos los ingredientes. Rinde 3 tazas

BATIDO DE BAYAS AZULES, PAPAYA Y NUEZ MACADAMIA

¼ jugo de papaya (pasado por exprimidor)

½ taza bayas azules

½ taza nueces macadamia enteras o molidas, sin sal
1 banano, majado
¾ taza leche de arroz no endulzada
1 porción proteína en polvo
½ cucharadita extracto de limón puro
1 taza hielo

Pase la papaya por el exprimidor. En una licuadora o un procesador, combine el jugo de papaya con el resto de los ingredientes. Licúe por 2 minutos o hasta que esté homogéneo. Sirva inmediatamente.
Rinde 1½ tazas

BATIDO DE LECHE, NUEZ Y ALGARROBA

1 taza jugo de manzana fresco (pasado por exprimidor)
1 banano
4 cucharadas nueces molidas o crema de nuez sin sal
1 taza leche de arroz sin endulzantes
1½ cucharadas polvo de algarroba puro sin endulzantes (se puede sustituir con cacao puro en polvo sin endulzantes)
1 cucharadita extracto de almendra
1 porción proteína en polvo
1 taza hielo
Pase las manzanas por el exprimidor.

En una licuadora o un procesador, combine el jugo de manzana con el resto de los ingredientes. Licúe por 2 minutos o hasta que esté homogéneo. Sirva inmediatamente.
Rinde 3 tazas

BATIDO DE CHOCOLATE

⅓ taza jugo fresco de naranja (pasada por exprimidor)
¼ jugo fresco de mandarina (pasado por exprimidor)

¼ banano

2 cucharadas cacao en polvo sin endulzantes
  (chocolate crudo en polvo)

⅓ cucharadita extracto de vainilla puro

¼ cucharadita canela

1 taza hielo

Exprima la naranja y la mandarina por separado. En una licuadora o un procesador, combine el jugo de naranja y de mandarina con los ingredientes restantes. Licúe por 2 minutos o hasta que esté homogéneo. Sirva inmediatamente.

Rinde 2½ tazas

TÓNICO DE APIO Y REPOLLO MORADO

½ taza jugo fresco de apio (4 tallos pasados por exprimidor)

½ taza jugo de repollo púrpura (½ de un repollo entero pasado por exprimidor)

⅓ jugo fresco de manzana (1 manzana pasada por exprimidor)

2 cucharadas jugo de limón (2 limones pasados por exprimidor)

1 porción proteína en polvo

Pase apio, repollo, manzana, y limones. por el exprimidor por separado. In una licuadora o un procesador, combine los jugos con la proteína. Sirva inmediatamente.

Rinde 2 tazas

JUGO DE ARÁNDANO Y JENGIBRE

1 taza jugo fresco de pera (1 pera)

2 cucharadas jugo de arándano (½ taza arándanos frescos)

1 cucharadita jugo de jengibre (2 pulgadas de jengibre pasado por exprimidor)

2 cucharadas jugo de limón

Pase pera, arándanos, y jengibre por exprimidor por separado. En una licuadora o un procesador, combine los jugos de pera, arándano, jengibre, y limón. Sirva inmediatamente.
Rinde 1 taza

JUGO DE APIO Y MANZANA
1 taza jugo de apio (6 tallos)
1 taza jugo de manzana fresco (fruta pasada por exprimidor)
1 taza jugo de toronja fresco (fruta pasada por exprimidor)

Pase apio, manzanas, y toronjas por el exprimidor por separado. Combine los jugos en una licuadora.
   Sirva inmediatamente.
Rinde 3 tazas

GUSTO CÍTRICO
Nota: Puede consumir una toronja entera una hora después de tomar esta bebida si es necesario.
1 naranja
½ toronja
2 limones
½ agua de sets
1 taza hielo

Pase naranja, toronja, y limón por el exprimidor por separado. En una licuadora, combine los jugos con el agua de sets y el hielo. Licúe 2 minutos o hasta que esté homogéneo. Sirva inmediatamente.
Rinde 1 taza

BATIDO DE CEREZA Y LIMÓN
1 taza trozos de melón dulce pelados
1 banano
¼ cerezas sin semilla congeladas
1 cucharada coco rallado sin endulzantes

½ taza leche de arroz sin endulzantes
1 porción proteína en polvo
1 taza hielo

Pase el melón. por el exprimidor. En una licuadora o un procesador, combine el jugo con el resto de los ingredientes. Licue 2 minutos o hasta que este homogéneo. Sirva inmediatamente.
Rinde 1 taza

BATIDO DE PIÑA Y PAPAYA

1 manzana
1 pedazo de papaya
1 limón
¼ taza aguacate majado
½ taza leche de arroz
1 porción proteína en polvo
⅓ cucharadita canela
1 taza hielo

Pase manzana, papaya y limón por el exprimidor por separado. En una licuadora o un procesador, combine los jugos con el resto de los ingredientes. Licúe por 2 minutos o hasta que esté homogéneo. Sirva inmediatamente.
Rinde 1 taza

JUGO DE PERA Y GRANADA CONGELADO

1 pera
1 taza semillas de granada crudas
1 banano
1 porción proteína en polvo
1 taza hielo

Pase pera y semillas por el exprimidor por separado. En una licuadora o un procesador, combine los jugos con el resto de los ingredientes. Licúe por 2 minutos o hasta que esté homogéneo. Sirva inmediatamente.

Rinde 1½ tazas

CHAPUZÓN DE JENGIBRE Y APIO

½ taza jugo de naranja (2 naranjas pasadas por exprimidor)
1 cucharadita jugo de jengibre (1 pulgada de jengibre)
1 cucharada jugo de arándano (¼ taza arándanos pasada por exprimidor)
1 porción proteína en polvo
1 taza hielo

Pase naranjas, jengibre y arándanos por el exprimidor por separado. En una licuadora o un procesador, combine los jugos de naranja, jengibre y arándano con el resto de los ingredientes. Licúe 2 minutos o hasta que este homogéneo. Sirva inmediatamente.

Rinde 1½ tazas

JUGO DE AJO Y ACELGAS

1 manzana
1 pepino
1 tallo apio
1 manojo pequeño de acelgas
1 diente de ajo

Pase manzana, pepino, apio, acelgas, y ajo por el exprimidor. Licúe en un procesador. Sirva inmediatamente.

Rinde 1½ tazas

JUGO DE HOJA DE REMOLACHA

2 manzanas
2 zanahorias
1 manojo pequeño de hojas de remolacha

1 remolacha
1 porción proteína en polvo
1½ tazas hielo

Pase manzanas, zanahorias, hojas, y remolacha por el exprimidor por separado. En una licuadora o un procesador, combine los jugos con el resto de los ingredientes. Sirva inmediatamente.
Rinde 2¼ tazas

TÓNICO DE KIWI Y MELÓN
1 taza trozos de sandía pelados
4 kiwis pelados
1 limón
1 porción proteína en polvo
1¼ tazas hielo
Pase sandía, kiwi, y melón por exprimidor.

En una licuadora o un procesador, combine los jugos con el resto de los ingredientes. Licúe por 2 minutos o hasta que este homogéneo. Sirva inmediatamente.
Rinde 1½ tazas

JUGO MAQUINA VERDE
1 taza perejil
3 pepinos
1 manojo pequeño de acelgas
2 pimientos rojos
2 pulgadas de jengibre
1 taza berro

Pase todos los ingredientes por el exprimidor juntos. Sirva inmediatamente.
Rinde 2¼ tazas

BATIDO DE PINA Y ARÁNDANO

1 taza piña pelada
2 tazas trozos de sandía pelados
½ taza arándanos
1 limón
1 taza agua de sets
1 porción proteína en polvo
½ hielo

Pase piña, sandía, arándanos, y limón por exprimidor. En una licuadora o un procesador, combine los jugos con el resto de los ingredientes. Licúe por 2 minutos o hasta que esté homogéneo. Sirva inmediatamente.
Rinde 3¼ tazas

BATIDO DE NUEZ Y PROTEÍNA

1 manzana
¼ banano
⅓ taza pecanas molidas, entera, o en crema, sin sal
1 porción proteína en polvo
½ cucharadita extracto de limón puro
1 taza agua de sets
1 taza hielo

Pasa manzana por exprimidor. En una licuadora o un procesador, combine el jugo con el resto de los ingredientes. Licúe por 2 minutos o hasta que esté homogéneo. Sirva inmediatamente.
Rinde 2½ tazas

JUGO DE LECHUGA Y MANZANA REFRESCANTE

3 manzanas
1 cabeza de lechuga romana
1 limón

Pase manzana, lechuga y limón por exprimidor juntos. Sirva inmediatamente.

Rinde 1½ tazas

BATIDO DE FRESA Y BANANO

2 manzanas
1 pera
2 tazas fresas
2 tallos de apio
½ banano
2 cucharadas proteína en polvo
1 taza hielo

Pase manzanas, pera, fresas, y apio por exprimidor por separado. En una licuadora o un procesador, combine los jugos con el resto de los ingredientes. Licúe por 2 minutos o hasta que este homogéneo. Sirva inmediatamente.

Rinde 2½ tazas

BATIDO DE GIRASOL Y PAPAYA

1 papaya
2 cucharadas de coco rallado sin endulzantes
4 cucharadas semillas de girasol desgranadas, sin sal
1 cucharadita extracto de almendra puro
1 taza leche de arroz
1 taza hielo

Pase papaya por exprimidor. En una licuadora o un procesador, combine el jugo de papaya con el resto de los ingredientes. Licúe por 2 minutos o hasta que este homogéneo. Sirva inmediatamente.

Rinde 2¼ tazas

JUGO DE BROTES DE GIRASOL Y MANZANA

1 manzana

3 tazas brotes de girasol o de alfalfa

1 limón

1 taza agua

Pase manzana, brotes, y limón por exprimidor por separado. Combine los jugos con el agua. Sirva inmediatamente.

Rinde 1½ tazas

COCTEL DE KIWI Y MANDARINA

1 mandarina

2 kiwis pelados

1 porción proteína en polvo

¼ taza hielo

1 taza agua

Pase mandarina y kiwi por exprimidor. Licúe el jugo con el resto de los ingredientes por 2 minutos o hasta que este homogéneo. Sirva inmediatamente.

Rinde 1½ tazas

BATIDO DE FRESA AGRIDULCE

4 manzanas

½ taza arándanos

2 tazas fresas, frescas o congeladas

1 taza leche de arroz sin saborizantes/ endulzantes

1 porción proteína en polvo

1 cucharadita canela

1 taza hielo

Pase manzanas y arándanos por exprimidor. En una licuadora o un procesador, combine los jugos con el resto de los ingredientes. Licúe 2 minutos o hasta que esté homogéneo. Sirva inmediatamente.

Rinde 3 tazas

ESPUMOSA DE SANDIA Y LIMÓN

2 tazas trozos de sandía pelada

2 kiwis pelados

2 limones

1 taza agua de sets

½ hielo

Pase sandía, kiwis, y limón por exprimidor.

En una licuadora o un procesador, combine los jugos con el resto de los ingredientes. Licúe por 2 minutos o hasta que este homogéneo. Sirva inmediatamente.

Rinde 2 tazas

ALMUERZO

Sugerencias

Queso de arroz, soya o almendra puede sustituir cualquier queso regular en estas recetas. Crema agria, yogurt, queso crema, y requesón, todos se pueden obtener de forma no-láctea.

Tenga cuidado, algunos productos libres de lactosa, basados en arroz y soya, contienen caseína, un ingrediente lácteo.

Busque productos con etiquetas que indiquen que son libres de lácteos, trigo, y gluten; y que los productos sean veganos.

Nota: El aceite de oliva extra virgen es abreviado como AOEV

SOPA DE PASTA Y FRIJOLES NEGROS PICANTE

4 pepinos

1 cabeza de coliflor, cocinada al vapor y enfriada

1 taza cebolla picada

4 cucharadas AOEV

½ taza leche de arroz sin endulzantes

1½ tazas tomate picado

1 taza frijoles negros cocinados

½ taza escarola o col rizada

¼ taza apio picado

¼ taza zanahoria picada

2 cucharaditas eneldo fresco picado

4 cucharaditas albahaca fresca picada

½ cucharadita sal marina

½ cucharadita pimienta negra

⅓ cucharadita cayena

4 dientes de ajo, majados

1 taza de macarrones de arroz no-cocidos

Pase pepinos y coliflor por el exprimidor. En un sartén grande, saltee cebolla por 5 minutos, Agregue 1½ tazas de jugo de pepino, pulpa de coliflor, y leche de arroz. Lleve a hervor, y luego reduzca fuego a mediano. Agregue el resto de los ingredientes, excepto los macarrones, y cocine a fuego lento 15 minutos. Hierva macarrones, escurra, y agregue a la sopa. Sirva caliente o frío. Sirve a 3–4

EMPAREDADO DE BERENJENA PARMESANA

1 rebanada de berenjena (¼ pulgada de grosor)

4 cucharadas de AOEV

1 diente ajo

4 tomates pequeños (tomates ciruela)

½ taza agua filtrada

¼ cucharadita albahaca

¼ cucharadita sal marina

2 rebanadas de pan de brotes de espelta

2 onzas queso mozzarella de arroz o soya

Precaliente el horno hasta 375 grados F. Ponga dos cucharadas de aceite en el sartén. Hornee la berenjena en el sartén con grasa por 20 minutos o hasta tierno. En otro sartén, saltee el ajo en el AOEV restante. Corte los tomates. Agréguelos al sartén con el agua, albahaca, y sal. Cocine a fuego lento por 20 minutos, agitando a menudo. Tueste el pan. Ponga la berenjena sobre una rebanada de pan y cubra con salsa de tomate. Cubra con el queso de soya. Ponga la otra rebanada de pan sobre el queso y hornee por 5 minutos. Remueva y sirva inmediatamente.
Sirve a 2

ENSALADA DE FRIJOLES CON MACADAMIA Y MOSTAZA
2 tazas de habas
¼ taza mayonesa de soya con eneldo como saborizante
¼ taza macadamia crudas
1 cucharada mostaza
1 cucharada semillas de linaza
¼ taza ramitas de eneldo crudas para adornar

En un tazón mediano, mezcle las habas con la mayonesa y la mostaza. Rocíe nueces y semillas de linaza sobre las habas. Sirva frío o a temperatura ambiente, adornando con ramitas de eneldo.
Sirve a 2

GUISADO DE ALBÓNDIGAS DE VEGETALES
1 cucharadita sal marina
⅓ cucharadita pimienta negra
2 cucharadas salsa inglesa
1 cucharadita cascara de limón rallada
1 cucharadita albahaca seca
1 cucharadita polvo de curry
1 cucharadita salsa tamariz sin trigo
1 tallo apio, picado

1 cebolla, picada

2 cucharadas sustituto de huevo

4 onzas tempeh

¼ taza harina de espelta

1 cucharada AOEV

4 tazas agua

1 calabaza amarilla, cortada

1 nabo, hervido y cortado en cubitos

1 papa roja mediana, hervida y rallada

1 taza tomate fresco, pelado con las semillas removidas, picado

1 puerro con la parte de arriba removida

1 cubito de caldo de vegetales, para un cuarto de galón

1 cucharada albahaca fresca picada

En un tazón mediano, combine sal, pimienta, salsa inglesa, ralladura de limón, albahaca, curry, apio, cebollín, sustituto de huevo, y tempeh de soya picado. Forme en albóndigas de una pulgada y pase por harina de espelta. Caliente aceite en sartén y dore las albóndigas, ligeramente volteándolas con un tenedor y una cuchara. Cuando termine, sáquelas del sartén y reserve el aceite. En una cacerola grande, hierva 4 tazas de agua con la calabaza, el nabo, la papa, el tomate, el puerro y el cubito de caldo vegetal. Hierva a fuego mediano por 30 minutos. Agregue las albóndigas de vegetales a la sopa y caliéntelas por 5–7 minutos. Rocíe con eneldo. Sirva con pan de brotes de espelta.
Sirve a 3–4

PASTA PRIMO

⅓ libra pasta de quinua

5 corazones de alcachofa

¼ cucharadita sal marina

¼ cucharadita cayena

1 limón

4 cucharadas AOEV

4 diente de ajo, picados

3 onzas tomates secos

½ libra seitán, en cubitos

1 ramita albahaca fresca, picada

16 aceitunas, sin semilla y picadas

¼ queso rallado parmesano de soya o arroz

Cocine la pasta. Cocine los corazones de alcachofa al vapor hasta tiernos. Sazone el seitán con sal, cayena, y limón.

En un sartén, saltee el ajo con los tomates secos en aceite de oliva por 3 minutos. Agregue seitán, albahaca, y aceitunas y cocine hasta que el seitán se desmorone cuando se toca con un tenedor, aproximadamente 5 minutos más. En un tazón grande, mezcle el seitán con la pasta y el parmesano y sirva.

Sirve a 2

SALTEADO DE BRÓCOLI

1 taza tofú firme

2 tazas de flores de brócoli

2 cucharadas aceite picante de ajonjolí

2 cucharadas salsa tamariz

2 cucharaditas de hinojo

1 cucharadita jengibre rallado

3 dientes de ajo, picados

2 cucharaditas jugo de limón

En una cacerola mediana, saltee el tofu y el brócoli en aceite por 3 minutos sobre fuego mediano. Remueva de la cacerola y ponga el contenido en un tazón. Combine el resto de los ingredientes en la cacerola.

Cocine a fuego mediano hasta que llegue a un ligero hervor por 1 minuto. Agregue la mixtura de brócoli a la salsa y cocine cubierto por 2 minutos. Agite bien. Sirva con arroz integral de grano corto o con fideos de arroz de Oriente Medio.

Sirve a 1

SALCHICHA DE VEGETALES DINAMITA

¾ taza orzo sin cocinar

1 taza agua

¾ cucharadita orégano fresco, finamente picado (o ½ cucharadita orégano seco)

2 cucharaditas perejil italiano, finamente picado

3 cucharadas AOEV, divididas

1 cucharada vinagre balsámico

2 dientes de ajo, majados

3 cucharadas avellanas, finamente picadas

6 aceitunas griegas, sin semilla, picadas

4 salchichas de soya

6 tazas (9 onzas) hojas de espinaca, lavadas, secadas y cocinadas al vapor hasta ligeramente marchitadas

¼ taza tempeh desmoronado

Perejil de adorno

Cocine el orzo de acuerdo a las instrucciones de etiqueta. En una jarra de cristal, mezcle agua, orégano, avellana, sal, y pimienta. Cubra bien y agite bien. Combine aceitunas picadas y orzo cocido en un tazón. Vierta aderezo y mezcle. Dore salchichas ligeramente en el aceite de oliva que queda. Arregle 2 platos con salchichas de soya sobre hojas de espinaca. Llene platos de mixtura de orzo con aceitunas y rocíe el tempeh por encima. Adorne con perejil.

Sirve 3–4

SOPA CREMOSA DE CALABAZA

2 cucharadas aceite de coco

1 cebolla pequeña, picada

2 dientes de ajo, picados

½ taza manzana, sin semillas, picada

½ taza pulpa de calabaza, rallada

½ apio picado

1 taza tofú blando

1 cucharadita polvo curry suave

¼ cucharadita cúrcuma

¼ cucharadita comino

1 cucharada albahaca picada

1 cucharada harina de arroz

1 cucharada polvo de arrurruz

3 tazas caldo de vegetal o 3 tazas agua más 2 cubitos de vegetal

2 porciones proteína en polvo

En un sartén, caliente el aceite y saltee cebolla, cebollín, ajo, manzana, calabaza, y apio por aproximadamente 5 minutos. Agregue el tofú y cocine 2 minutos. Agregue el resto de los ingredientes, excepto el caldo, agitando y cocinando por 3 minutos adicionales. Lentamente Agregue el caldo a lleve a hervor. Tape, baje el fuego, y cocine a fuego lento por 15 minutos. Ponga mitad de la sopa en la licuadora y licue con proteína en polvo. Vierta puree al sartén. Cocine 3 minutos más. Sirva caliente.
Sirve a 2

TEMPEH CON ARROZ Y PIMIENTOS

½ libra tempeh

1½ tazas arroz integral cocinado

¾ cucharada mejorana fresca picada

½ cucharadita estragón fresco picado

2 cucharadas pimiento rojo picado

2 cucharadas pimiento amarillo picado

2 cucharadas pimiento verde picado

1 cucharadita sal marina

¼ cucharadita comino

1½ cucharadas AOEV

Cocine pimientos al vapor por solo 1 minuto para que se mantengan crujientes. Ase el tempeh a la parrilla por 5 minutos. Combine todos los ingredientes en un tazón y mezcle bien.

Sirve 1–2

ENSALADAS

Nota: en las siguientes recetas, Aceite de Oliva Extra Virgen se abrevia AOEV.

ENSALADA CÉSAR CON PICATOSTES

3 zanahorias (¾ taza pulpo)

4½ tazas lechuga romana picada

½ taza picatostes de espelta

1½ cucharadas queso de soya rallado

Aderezo natural de mostaza Dijon (disponible en tiendas de productos de salud)

Pase las zanahorias por el exprimidor. En un tazón grande, mezcle ¾ tazas pulpa de zanahoria con lechuga. Mezcle ensalada con aderezo Dijon a gusto, picatostes de espelta y queso soya. Sirva frío o a temperatura ambiente.

Sirve a 2

ENSALADA DE ENDIBIA Y ACEITUNA

½ libra endibia, lavada

1 cebolla dulce

Aceite de oliva para saltear y para el aderezo

2 dientes grandes de ajo

½ taza aceitunas mixtas

1 cucharadita jengibre fresco rallado o en polvo
¼ cucharadita cúrcuma
Sal marina a gusto

Ponga endibia seca en un tazón, dispersando las hojas. Corte la cebolla en aros y ponga sobre endibia. En un sartén ligeramente engrasado, saltee el ajo hasta que esté levemente dorado. Permita que el ajo se enfrié unos minutos, corte en rebanaditas, y agregue al plato. Agregue aceitunas, y rocíe con brotes como adorno. Se poder rociar con aceite de oliva a gusto, si desea. Sirva inmediatamente, o refrigere y sirva frío.
Sirve a 2–3

ENSALADA CALIENTE DE ALGA ROJA Y ARROZ INTEGRAL
2 tazas arroz integral cocido
½ cebolla dulce picada
2 cucharadas hojas de alga roja picadas
3 cucharadas AOEV, más extra para saltear
1½ cucharadas amino líquido Bragg's
⅓ taza agua caliente
1 pepino de ajo encurtido o fresco, picado
1 cucharada semillas de hinojo molidas
2 cucharadas jugo de limón
2 ramitas de perejil, picadas
Sal marina
Pimienta negra acabada de moler

Cocine arroz integral. Saltee cebolla y hojas de alga roja en un poquito de aceite sobre fuego mediano. Agregue cebolla, algas, pepino, e hinojo al arroz. Mezcle bien. Agregue aceite de oliva y rocíe jugo de limón y perejil. Agregue un poquito de agua si está seco. Sirva caliente, añadiendo sal y pimienta al gusto.
Sirve a 2

ENSALADA DE BRÓCOLI Y PASTA

2 tazas pasta de arroz integral de grano entero (lacitos, conchas
   ziti o penne)
2 tazas salsa de tomate
2 taza flores de brócoli, cocinados al vapor
½ taza aceitunas mixtas
1 taza piñones enteros
1 cucharadas AOEV

En un tazón grande, mezcle pasta con el resto de los ingredientes.
Sirva frío como ensalada o plato principal.
Sirve a 2

ENSALADA DE PIMIENTO ROJO Y PAPA

½ libra papas rojas
3 tallos medianos de apio, picados
½ cebolla pequeña, picada
¼ taza pimiento rojo y amarillo finamente picados
1 cucharada perejil finamente picado
1cucharada menta finamente picada
1 cucharadita estragón finamente picado
½ taza mayonesa de soya
2 cucharadas condimento de pepino amargo
Sal marina a gusto
Pimienta negra acabada de moler a gusto

Cocine papas a vapor hasta cocidas pero firmes, aproximadamente
15–18 minutos. Escurra, pele, y déjelas enfriar. Ponga apio,
cebolla, y pimientos en un tazón grande. Agregue perejil, menta,
y estragón. Cuando las papas se han enfriado, agréguelas a la
mixtura de apio y cebolla. Agregue mayonesa poco a poco, hasta
que ensalada esté bien cubierta, pero no demasiado. Agregue

condimento, sal, y pimienta al gusto y mezcle bien. Cubra con plástico y refrigere. Sirva frío.
Sirve a 2

ENSALADA DE RÚCULA Y ESPINACA
½ libra rúgala lavada
½ libra espinaca lavada
1 cebolla roja mediana
1 onza hoja de diente de león
Aceite de oliva para saltear y aderezo
2 dientes grandes de ajo
1 cucharadita jengibre fresco rallado o en polvo
Brotes de brócoli
¼ cucharadita cúrcuma
Sal marina a gusto

Ponga hojas de espinaca y rúgala secadas en un tazón y dispérselas. Corte cebolla en aros y mezcle con las hojas. Corte hojas de diente de león en tiritas y agregue. En un sartén ligeramente engrasado, saltee ajo hasta que esté levemente dorado. Permita que ajo se enfríe unos minutos antes de cortar en tiras y agregar al plato. Agregue botes, rocíe con cúrcuma, y sal marina a gusto. Rocíe AOEV. Sirva inmediatamente o refrigere para servir luego.
Sirve a 2–3

ENSALADA DE HUMMUS PICANTE Y PEPINO
1 pepino grande cortado en rebanadas
1½ cucharaditas AOEV
1 cucharadita sal marina
1 diente de ajo, cortado por la mitad
2 cucharadas eneldo fresco picado
1 taza hummus fresco

2 cucharadas menta fresca picada
2 cucharaditas jugo de limón fresco
¼ cucharadita jalapeño o salsa Tabasco
2 cucharaditas vinagre de cidra de manzana
Pisca pimentón

Combine todos los ingredientes excepto el pepino y el pimentón en una licuadora. En un tazón, mezcle los pepinos y la mixtura. Adorne con pimentón y sirva inmediatamente.
Sirve a 2

ENSALADA DE ADZUKI Y VEGETALES

3 onzas frijoles de adzuki, cocinadas y enfriadas
3 onzas cebolla picada
2 onzas tomate picado
3 onzas pimiento verde picado
1½ onzas almendras escaldadas picadas
2 cucharadas aceite de ajonjolí
½ cucharadita ajo picadito
½ cucharadita estragón
¼ cucharadita albahaca
1 cucharadita sal

Combine todos los ingredientes. Sirva a temperatura ambiental.
Sirve a 2

ENSALADA DE MANZANA, NUEZ, Y TOFÚ

¼ taza cebolla picada
¼ taza apio picado
2 cucharaditas vinagre de cidra de manzana crudo
½ taza mayonesa de soya
¼ cucharadita comino molido
1 manzana, picada en cubitos de ½ pulgada

1 libra tofú firme, drenado y desmoronado
¼ taza nueces crudas

Combine cebolla, apio, vinagre, mayonesa, comino y manzana y mezcle bien. Agregue tofú y nueces. Sirva o refrigere hasta 3 días.
Sirve a 2

ENSALADA DE BRÓCOLI Y TORTELLINI
2 tazas tortellini veganos
½ taza flores de brócoli, cocinados a vapor 3–4 minutos
¼ taza aceitunas negras picadas
½ taza corazón de alcachofa adobada (en jarra)
3 cucharadas vinagre de cidra de manzana
1 cucharada tamari

Ponga tortellini en agua hirviendo por 15 minutos, escurra, y deje en reposo 10 minutos. Combine con los otros ingredientes en un tazón mediano, y refrigere 2 horas antes de servir.
Sirve a 2

ENSALADA ORIENTAL DE ALGAS
3 onzas *hijiki* (1 onza seca)
3 onzas zanahoria, picada en tiras finas y largas
3 onzas rábano japonés, picado en tiras finas y largas
3 onzas cebollino, picado
2 cucharadas aceite de cártamo
1 cucharadita ajo, finamente picado
½ cucharadita semillas de alcaravea
½ cucharadita sal
3 onzas de amaranto, cocido y enfriado

Ponga hijiki en remojo, lave tres veces, y ponga en un tazón. Ligeramente saltee zanahoria, rábano, y la cebolla en aceite de cártamo por aproximadamente 5 minutos, y agregue al hijiki. Agregue ajo, semillas de alcaravea, y sal. Combine con el amaranto. Mezcle bien.

Sirve a 2

ENSALADA DE PASTA

4 onzas rulos de macarrones de quinua, sin cocinar

1 taza requesón vegano

¼ cucharadita mostaza en polvo

⅓ cucharadita yogurt vegano sin azúcar

1 pimiento rojo, picado en trozos grandes

4 cebollines, picados

1 cucharadita perejil seco

1 cucharadita eneldo

1 cucharadita tamari (salsa soya) o, Aminoácidos Bragg's

Sal y pimienta al gusto

Cocine la pasta de quinua de acuerdo a las instrucciones de etiqueta. Escurra bien y enfríe, En un tazón grande, combine el requesón vegano, la mostaza y el yogurt. Agregue la pasta de quinua, mezcle bien, y agregue el resto de los ingredientes. Mezcle otra vez. Sirva sobre lechuga.

Sirve a 4

AGRIDULCE

1 onzas calabaza

3 onzas rúgala

3 onzas brotes de alfalfa

1½ onzas grosellas

2 cucharadas aceite de girasol

½ cucharadita eneldo

½ cucharadita perejil

½ cucharadita sal

Pele la calabaza. Corte en mitad en remueva las semillas. Descártelas. Ponga la calabaza con la parte cortada hacia abajo, en un recipiente para hornear con 1/3 pulgada de agua. Hornee por 40 minutos a 400 grados. Cuando la calabaza haya reposado suficiente tiempo como para poder tocarla, corte en trocitos. Ponga en un tazón mediano. Lave le rúgala cuidadosamente para remover la tierra. Remueva los tallos y descarte. Agregue la rúgala a la calabaza. Agregue el resto de los ingredientes. Mezcle ligeramente para no maltratar a la calabaza. Sirva caliente o frío. Sirve a 2

CENA

Sugerencias

El diabético promedio consume la mayoría de su proteína de fuentes de animal que incluyen carne de res, cerdo, ternera, pollo, cabro, y lácteos. La mayoría de sus carbohidratos vienen de panes refinados con grasa parcialmente hidrogenada que incluyen *bagels*, pan blanco, pan de emparedados, pizza, panecillos y donas.

Todas las comidas mencionadas contribuyen al desarrollo de diabetes y exacerban los síntomas en individuos que ya tienen la enfermedad.

En las siguientes recetas, encontrará alternativas de sanas para la cena. Estas incluyen comidas ricas en proteína, fibra, tofú, frijoles, nueces, granos enteros, y vegetales.

CHOP SUEY DE PISTACHO
Para la salsa
1 cucharadita miel
1 taza caldo vegetal o un cubito de caldo vegetal
1 cucharada vinagre de arroz
1½ cucharadas polvo de arrurruz
1 cucharada vinagre de cidra de manzana

Para los vegetales:

4 hojas *bok choy*

2 cucharaditas aceite de ajonjolí tostado

3 dientes de ajo, finamente picados

½ taza palmito en lata, lavado, drenado, y cortado diagonalmente

1 taza coliflor

1 tallo apio

1 taza *shiitake* picado

1 taza brotes, preferiblemente de frijoles *mung*, lavados

½ taza pistachos tostados

Para preparar la salsa, en una cacerola pequeña, caliente miel, caldo, tamari, y vinagre de arroz. En un tazón, bata el polvo de arrurruz y el vinagre de cidra de manzana. Para preparar los vegetales, separe las hojas de *bok choy* de los tallos. Caliente aceite de ajonjolí. Agregue ajo, palmito, tallos de *bok choy*, coliflor, y apio, y saltee por 4 minutos. Agregue los hongos, brotes y hojas de *bok choy*. Saltee 2 minutos más. Vierta contenido del sartén en un tazón grande. Combine una mezcla de miel-tamari con salsa de arrurruz en centro del sartén, agitando constantemente hasta que pierda aspecto turbio y se ponga espeso. Ligeramente agregue los vegetales a la salsa y vuelva a calentar por 2 minutos. Adorne con pistachos tostados.

Sirve a 2

GARBANZOS CURRY

12 onzas o una lata garbanzos

1 taza agua

3 cucharadas aceite de ajonjolí tostado

½ taza cebolla finamente picada

4 dientes de ajo

2 cebollines

1 cucharadita jengibre fresco rallado

3 cucharadas jugo de limón
¼ taza pecanas tostadas
1 cucharadas curry molido
1 cucharadita sal marina a gusto
Achicoria roja finamente picada como adorno (opcional)
    Ensalada verde mixta fresca (disponible previamente mezclada
    en el mercado)

Cocine los garbanzos a fuego lento en agua con aceite de
ajonjolí, cebolla, ajo, cebollín, jengibre, y jugo de limón por 15 a
20 minutos, hasta que estén tiernos. Agregue las pecanas, comino,
y sal. Tenga cuidado de no cocinar demás, o se pondrá pastoso.

    Escurra. Adorne con achicoria o cilantro y sirva con una
ensalada verde fresca. Sirva inmediatamente.
Sirve a 2

BERENJENA MOZZARELLA

2 berenjenas pequeñas a medianas, peladas
Sal marina a gusto
4 cucharadas AOEV, licuado con,
2 ramitas azafrán picado
⅓ taza queso crema de tofu
¼ libra mozzarella fresca de soya, en rodajas finas
1 lata de 8 onzas de salsa de tomata
1 cucharadita estragón seco
¼ cucharadita cayena
2 cucharadas albahaca fresca picada
¼ taza queso parmesano de arroz o soya

Corte la berenjena en rebanadas de ¼ pulgada de grosor.
Rocíelas con sal y ponga un plato pesado sobre ellas. Mantenga
así durante una hora o toda la noche. Escurra y lave las
rebanadas y séquelas. Mezcle la albahaca en el queso crema de

tofú. En un sartén pesado, caliente el aceite sobre fuego mediano. Saltee la berenjena hasta que las rebanadas se doren de los dos lados. Escurra sobre una toalla de papel. Precaliente el horno a 350 grados F. En un recipiente para hornear, arregle la berenjena, la mezcla de queso crema, mozzarella de soya, salsa de tomate, orégano y cayena en capas. Continúe haciendo capas hasta que se agoten todos los ingredientes. La última capa debe ser de queso crema de soya cubierta de queso parmesano. Hornee por 20 minutos, hasta que la última capa este dorada y burbujeante. Sirva tibio.

Sirve a 2

LO TIENE QUE QUERER

1 taza acelgas finamente picadas

1 taza peras picadas

1 taza hongos picados

½ taza puerros picados

1 cucharadita sal marina

1 cucharadita pimienta negra acabada de moler

2 cucharadas AOEV

1½ cucharaditas jugo de manzana

½ taza guisantes de punto negro, cocidos a vapor 15 minutos

½ cucharadita pimento (preferiblemente de Hungría)

3 cucharadas malagueta

1 cucharadita nuez moscada

½ taza semillas de cajuil

En un sartén grande, saltee acelgas, peras, hongos, puerros, sal, y pimienta en aceite sobre fuego mediano a alto por 7 minutos. Agregue los ingredientes restantes y cocine 10 minutos adicionales. Sirva caliente.

Sirve a 3–4

CACEROLA INDIA

2½ cucharadas aceite de coco, dividido

¼ taza harina de avena

½ taza guisantes partidos cocidos

⅓ taza curry en polvo

¼ cucharadita ajo finamente picado

¼ cucharadita sal marina

¼ cucharadita orégano

¼ taza agua filtrada

½ taza col rizada

½ taza trocitos de brócoli

1 taza arroz integral de grano corto cocido

½ aguacate en rebanadas

Precaliente el horno a 375 grados F. Ligeramente cubra el interior de una cacerola para hornear 4x8 con aceite de coco. En una licuadora, combine la harina, guisantes partidos, aceite, curry, ajo, sal marina, orégano, y agua. En un tazón separado, combine col, brócoli, y arroz integral. Mezcle bien. Transfiera la mezcla a la cacerola, cubra con la combinación de avena y guisantes. Hornee por 15 minutos. Adorne con rebanadas de aguacate. Sirva caliente.

Sirve a 2

SALTEADO DE VEGETALES

2 tomates (½ taza jugo)

1 tofú extra firme, cortado en cubitos de 1 pulgada

1 cucharadas aceite de oliva

1 taza cebolla amarilla picada

2 tazas guisantes congelados

1 taza tomates picados

¾ taza leche de soya

2 cucharaditas vinagre de cidra de manzana

½ taza rúgala finamente picada

2 chiles verdes, finamente picados

3 dientes de ajo, majados

2 cucharaditas jengibre rallado

1 cucharadita semilla de cilantro molida

1 cucharadita chiles en polvo

1½ cucharadita sal marina

Ensalada de espinaca u otra verdura de hoja verde

Pasa tomates por exprimidor. Reserve ½ taza del jugo. En un sartén grande, dore el tofú en aceite a fuego alto. Agregue cebollas. Saltee 2–3 minutos hasta que cebollas queden tiernas. Reduzca fuego a mediano-bajo. Agregue ½ taza de jugo de tomate y los ingredientes restantes excepto la ensalada, y cocine a fuego lento, sin tapa, 5minutos mas. Sirva con ensalada verde fresca.
Sirve a 4

PILAF DE ARROZ BASMATI

2 cucharadas aceite de nuez

2 chalotas, finamente picadas

4 dientes de ajo, finamente picadas

1 taza arroz basmati, lavado y drenado

1⅓ tazas caldo vegetal (opcional) o agua

⅓ taza menta fresca

½ taza guisantes congelados

1 cucharada aminos líquidos Bragg's o a gusto

Espinaca o rúgala cocida

3 cucharadas AOEV

En una olla, caliente aceite de nuez a fuego lento. Saltee la chalota y el ajo por 3 minutos. Agregue el arroz y agite por 1 minuto. Agregue el caldo o agua, menta, guisantes, y aminos. Lleve a hervor, luego reduzca a fuego lento. Tape y cocine sobre fuego lento aproximadamente 15 minutos o hasta que el agua ha sido absorbida y el arroz esté tierno. Remueva del fuego. Libere vapor de la olla removiendo la tapa a un ángulo lejos de su cara. Cubra la olla con una toalla para absorber el vapor sin perder el calor. Sirva sobre espinaca o rúgala rociada con aceite de oliva.

Sirva a 2

ENSALADA GUSTOSA DE TOMATE

1 cucharadita sal marina
⅓ cucharadita cayena
½ cucharadita pimienta negra recién molida
2 cucharadas jugo de lima
2 cucharadas albahaca fresca
½ romero picado
1 tomates en su punto
1 manojo rúgala
1 manojo berro

En un tazón pequeño, combine sal, cayena, pimienta negra, jugo de lima, albahaca, y romero. Corte los tomates en rebanadas gruesas; mezcle con rúgala y berro. Vierta aderezo sobre ensalada, déjela marinar por 1 hora en el refrigerador. Sirva frío.

Sirve a 2

FIDEOS DE ARROZ ORIENTALES CON HONGOS SHIITAKE

3 pulgadas de jengibre
2 tazas hongos *shiitake*, cortado en tiras con los tallos removidos
1 taza pimiento rojo o amarillo dulce, picado
3 cucharadas aceite de ajonjolí tostado
1 taza de brotes de frijoles *mung*, drenados
3 cucharaditas tamari
3 cucharaditas cebollines picado
¾ libra fideos de arroz, cocidos

Pase jengibre por exprimidor.

En un sartén grande, saltee los hongos sobre fuego alto hasta tiernos. Reduzca el fuego a mediano-bajo. Agregue 2 cucharadas jugo de jengibre, brotes, salsa soya, y cebollines. Cocine a fuego lento hasta que mixtura se ponga espesa. Sirva los vegetales sobre los fideos de arroz y sirva caliente.
Sirve a 2

HAMBURGUESAS DE LENTEJA
4 zanahorias
1 taza lentejas rojas cocidas
¼ taza brotes de lenteja
¼ taza cajuiles molidos sin sal o crema de cajuil
2 cucharadas de almendras sin sal, picadas
1 cucharada cebolla amarilla picada
2 cucharaditas curry en polvo
½ cucharadita semilla de cilantro molida
1 cucharadita sal marina
½ taza migas de pan de espelta entero
2 panes pita con brotes
¼ cucharadita cayena

Pase las zanahorias por exprimidor. Precaliente el horno a 425 grados F. En un tazón pequeño, combine ½ de taza de pulpa de zanahoria con el resto de los ingredientes excepto las migas y el pan pita. Mezcle bien. Forme mixtura en dos hamburguesas. Cubra hamburguesas con migas y ponga en un recipiente de hornear sin aceite. Hornéelas por 10 minutos. Voltéelas y hornee 10–15 minutos adicionales. Sirva caliente adentro del pan pita (agregue hummus con limón para un sabor más exótico).

QUICHE DE BRÓCOLI CON HONGOS
2 tomates (½ taza jugo)
1 manojo grande albahaca (½ taza pulpo)
1 taza tofú blando

1 taza aguacate, majado con 3 cucharadas jugo de limón

¼ cucharadita jalapeños finamente picados

¼ taza tomates finamente picados

¼ taza cebolla Bermuda finamente picada

¾ taza queso soya rallado

2 cucharadas AOEV

⅓ cucharadita sal marina

⅓ cucharadita pimienta negra

1⅓ flores de brócoli

1¼ hongos cortados en tiras finas

1 corteza de espelta (use uno pre-horneado de la tienda de alimentos de salud)

Precaliente horno a 375 grados F. Pase el tomate y la albahaca por exprimidor por separado.

Reserve ½ taza de jugo de tomate y mitad del pulpa de albahaca. En una licuadora o un procesador, combine tofú, aguacate, jalapeños, cebolla, queso, aceite, sal, pimienta negra, jugo de tomate y pulpa de albahaca. Licúe por un minuto o hasta que esté cremoso. Disperse brócoli y hongos sobre corteza de espelta. Ponga una capa de tomate picado sobre ellos. Vierta mixtura de tofú sobre vegetales. Hornee quiche, sin taparlo, por 25–30 minutos o hasta se solidifique y se haya dorado. Remueva quiche del horno. Deje en reposo 5 minutos antes de cortar. Sirva caliente con ensalada.

Sirve 4–6

PASTA MEDITERRÁNEA DE ARROZ Y ACEITUNAS

¾ cucharadita orégano fresco

⅓ taza perejil italiano finamente picado

3 cucharadas AOEV

2 cucharadas vinagre balsámico

1 diente de ajo

1 cucharada nueces de macadamia finamente picadas

Sal marina a gusto

Pimienta negra recién molida a gusto

12 onzas a 1 libra pasta de arroz

8 aceitunas negras griegas, sin semillas y picadas

4 tazas (aproximadamente ½ libra) hojas de espinaca, lavadas, secadas, y cocinadas al vapor hasta que se marchiten

½ libra tofú medio firme, en cubitos

¼ taza tempeh desmoronado

Perejil de adorno

En una jarra de cristal, mezcle orégano, perejil italiano, aceite de oliva, vinagre, ajo, nueces de macadamia, sal, y pimienta. Selle bien, agite bien, y reserve para se mezclen los sabores. Cocine la pasta de arroz en agua de acuerdo a las instrucciones de etiqueta.

Combine pasta y aceitunas picadas en un tazón. Vierta el aderezo sobre mixtura y mezcle. Ponga la espinaca cocinada en un plato. Ponga la mixtura de aceitunas y pasta y tofú sobre la espinaca. Rocíe tempeh. Adorne con perejil.

Sirve a 2

ORZO DE CENA

¼ libra pasta orzo

⅓ libra calabacín de espagueti, cocinada y cortada en cubitos de ½ pulgada

Agua

½ taza acelgas

2 cucharaditas ajo finamente picado

2 cucharaditas tomillo

½ cucharadita sal marina

Cocine la pasta orzo de acuerdo a las instrucciones de etiqueta. Escurra y ponga a un lado. Cocine acelgas al vapor 6 minutos. Combine acelgas con calabaza, ajo, tomillo y sal marina en un recipiente para hornear. Hornee a 375 grados F por 15 minutos. Sirva caliente.

Sirve a 1

PIZZA VEGANA SIN GLUTEN
Para la salsa
Salsa para pizza orgánica (disponible en tiendas de alimentos de salud)
Para la corteza

Corteza libre de trigo, gluten y lácteos (en tiendas de alimentos de salud busque "Old World Napoli Gluten Free Rustic Crust," hecha de harina de arroz, harina de tapioca, aceite de soya, harina de soya, azúcar de caña cruda, levadura, semillas de chía, sal, y especias).

Para los ingredientes de la pizza
Lave y corte 3 hongos blancos sin los tallos, 1 tomate de viña pequeño y maduro, y media taza cebolla blanca. Ralle 2 tazas de queso soya o mozzarella de arroz (en tiendas de alimentos de salud busque "Vegan Gourmet Dairy Free, Gluten Free Mozzarella Cheese").

Precaliente el horno a 450 grados F. Cepille ambos lados de la corteza con AOEV. Vierta ⅔ taza de salsa en la corteza y distribuya con una cuchara. Rocíe 2 tazas de queso soya o mozzarella de arroz sobre la corteza (más o menos, dependiendo de su gusto). Agregue los hongos, tomates, y cebollas. (Puede reemplazarlos con otros vegetales, incluyendo pimientos, aceitunas, berenjena, alcachofas, y brócoli.) Ponga en el horno a 400 grados F y hornee por 12–15 minutos o hasta que la corteza esté crujiente y el queso se haya derretido. Rocíe con orégano, sal, y pimienta al gusto. Rocíe aceita de oliva (opcional).

SALCHICHAS DE TOFÚ EN PAN DE GRANOS Y BROTES

2 salchichas de tofú (en tiendas de alimentos de salud busque "Tofu Dogs" hechas de proteína de soya, frijoles de soya, polvo de remolacha, aceite de girasol, sabor natural, sal, pimentón, chicle vegetal, y pulpa de tomate)

Pan de grano germinado (en tiendas de alimentos de salud busque "Ezekiel Bread" hecho solo con ingredientes orgánicos: trigo entero germinado, cebada germinada, mijo, lentejas, frijoles de soya, espelta, levadura fresca, y sal marina)

Ponga los Tofu Dogs en un sartén sobre fuego mediano por 5 minutos. Voltéelos en la mitad del tiempo de cocción.

Sirva sobre pan (pan se puede calentar, tostar, o se puede servir a temperatura ambiental).

Condimentos (opcionales)

Ketchup orgánico sin azúcar (en tiendas de alimentos de salud)

Cualquier variedad de mostaza orgánica (en tiendas de alimentos de salud)

Chucrut (en tiendas de alimentos de salud), caliente sobre fuego mediano por 3 minutos o sirva frío)

Frijoles horneados orgánicos (en tiendas de alimentos de salud)

Sugerencias para servirlos

Sirva solo o con cualquiera variedad de ensalada o papas fritas orgánicas congeladas (en tiendas de alimentos de salud busque las que contienen papas orgánicas, aceite canola, concentrado de jugo de manzana, y ácido cítrico) o con una acompañamiento de arroz integral con frijoles.

Sirve 1–2

BEBIDAS

TODO VERDE
½ pepino
1 hoja col rizada
½ manojo perejil
1 cabeza pequeña de lechuga romana
3 tallos apio
2 onzas jugo de sábila de botella

Pase pepino, col, perejil, lechuga, y apio por exprimidor, y después añada jugo de sábila. Nota: Compre jugo de sábila de hoja completa. Para preservar el jugo por 24 horas, agregue ⅓ cucharadita ácido ascórbico.
Sirve a 2

SUPREMO DE CEREZA CONGELADA
3 tazas jugo de naranja
1 taza hielo
½ taza cerezas congeladas
1 banano
¼ cucharadita canela en polvo

Combine todos los ingredientes en una licuadora y licúe hasta que quede homogéneo.
Sirve a 2

BATIDO DE MANGO Y FRESA
1½ tazas jugo de mango
1 pinta fresas
1 cucharada proteína en polvo
½ taza yogurt de soya sin azúcar

Licúe todos los ingredientes hasta que quede homogéneo.
Sirve a 2

LECHE DE PECANA CRUDA CON MELOCOTÓN

2 melocotones
1 taza de pecanas
4 tazas agua filtrada
1 cucharadita stevia
Pizca sal

Combine todos los ingredientes en una licuadora o un procesador.
Cuele y beba. Se puede refrigerar y mantener por 1–2 días.
Sirve a 2

POSTRES

MELÓN FRIO RELLENO DE CREMA DE CEREZA

1 taza cerezas congeladas
¾ cucharadita extracto de limón
2 tazas tofú blando
1 melón, cortado por la mitad con las semillas removidas, y
  refrigerado

En una licuadora, combine las cerezas, extracto de limón, y tofú
a velocidad mediana hasta que se vuelva cremoso. Vierta en las
mitades de melón y sirva.
Sirve a 2

FIESTA HAWAIANA CRUDA

½ taza tempeh crudo cortado en bocaditos pequeños
½ taza calabacín cortado en bocaditos pequeños
½ taza piña cortada en bocaditos pequeños

Adobo

1 cucharada *nama shoyu*
2 cucharaditas jugo de limón
2 dientes de ajo
¼ cucharadita malagueta

Combine todos los ingredientes y vierta sobre tempeh, calabacín, y piña. Deje reposar.
Sirve a 2

ARROZ DULCE PEGAJOSO EN PAPAYA

2¼ tazas leche de coco
⅓ taza agave
¼ cucharadita sal marina
1 taza arroz basmati de grano corto, lavado
2 papayas maduras, con las semillas removidas, cortadas por la
   mitad
1 cucharadita jugo de limón
1 cucharadita semillas de girasol
Crema espesa de coco (opcional)
4 hojas de menta como adorno

Lleve la leche de coco y el agave a hervor en una cacerola grande, luego agregue sal y cocine 5 minutos. Agregue arroz, agite, y reduzca fuego a bajo. Tape y chequee después de 20 minutos. Remueva del fuego cuando todo el líquido se ha absorbido. Rocíe las mitades de papaya con limón y semillas de girasol. Llénelas con mixtura de arroz. Condimente con una cucharada de crema de coco si desea, y adorne con una hoja de menta.
Sirve a 2

ADEREZOS Y SALSAS

SALSA DE COLIFLOR Y AJO

1 taza garbanzos (precocinados y licuados)
3 cucharadas tahini
1 taza flores de coliflor
1 taza pimiento rojo cortado en tiritas
1 cucharadita jugo de limón
¼ cucharadita cúrcuma
½ taza cajuiles enteros sin sal
½ taza pimientos rojos picados como adorno
4 ramitas perejil fresco como adorno
2 cabezas de ajo, majadas
3 cucharadas aceite de oliva
Pizca de cayena

Precaliente el horno a 425 grados F.

En un tazón mediano, combine el puré de garbanzo, tahini, coliflor, brócoli, pimiento rojo picado, jugo de limón, cúrcuma, y cajuiles, y mezcle bien. Vierta esa mixtura en un recipiente de hornear de 9x12 pulgadas engrasado u otro recipiente de hornear grande de vidrio o cerámica. Cubra con tapa de vidrio o papel de aluminio y hornee por 25–30 minutos o hasta que el coliflor esté levemente tierno (los otros vegetales deben mantenerse crujientes). Adorne con pimiento rojo y perejil, y sirva caliente con un acompañamiento de arroz o ensalada verde Para la salsa de ajo:

Saltee ajo en aceite de oliva con una pizca de cayena. Roció esta salsa sobre la coliflor.

Sirve a 2

SALSA EXÓTICA DE TOFÚ

2 tazas tofú blando
2 cucharadas cebollines finos picaditos

4 cucharadas mostaza preparada

½ taza mayonesa vegana

3 cucharadas vinagre balsámico

1 cucharadita pimienta negra recién molida

2 cucharadas eneldo fresco y pimentón como adorno

Licúe todos los ingredientes, excepto eneldo y pimentón, en una licuadora o un procesador hasta que quede homogéneo. Rocíe pimentón. Sirva con zanahorias, pedazos de apio, y flores de brócoli y coliflor.

Rinde 2½–3 tazas

SALSA DE MENTA

1 taza menta fresca, sin tallos, finamente picada

¼ taza agua

1 cucharadita stevia en polvo (disponible en tiendas de alimentos
  de salud)

⅓ taza vinagre de vino tinto

Hierva menta por 5 minutos.

Remueva del fuego y deje en remojo, cubierto, por 15 minutos. Agregue la stevia y el vinagre. Agite y sirva con papas pequeñas.

Sirve a 2

SALSA PICANTE DE MANÍ

1 cucharada aceite de ajonjolí tostado

1 diente de ajo

¼ taza crema de maní suave

1 cucharadita agave

1 cucharadita jugo de limón fresco

⅓ taza agua más 1 cucharada

2 gotas aceite de chile picante o salsa Tabasco

Combine todos los ingredientes en un licuadora hasta que salsa quede homogénea, 2–3 minutos. Sirva a temperatura ambiental sobre fideos cocidos.

Rinde ⅔ taza

ENTRADAS

PASTA CAPELLINI (FIDEOS FINOS) Y GUISANTES

2 cucharadas aceite de oliva extra virgen

3½ tazas hongos picados

1 taza guisantes frescos o congelados

1 cucharada sal

¾ cucharadita pimienta negra recién molida

½ taza leche de soya

1 taza achicoria roja picada

⅓ taza queso parmesano de soya rallado

3 tazas capellini cocinado

En un sartén grande, caliente el aceite a fuego mediano a alto y saltee los hongos y los guisantes 5 minutos o hasta tiernos. Agregue la sal, pimienta, leche de soya, tape, y cocine 2 minutos más. Agregue la achicoria y cocine 1 minuto más. Remueva del fuego y mezcle con el queso parmesano vegano y la pasta.

Sirve a 2

COSTILLITAS DE BARBACOA Y COCO CON ESPAGUETI DE REMOLACHA

4 dátiles medjool sin semillas

6 tomates secos

1 taza coco rallado sin endulzantes

⅓ taza cebolla

½ albaricoque

2 dientes de ajo

1 cucharada chipotle (remueve semillas para alcanzar su nivel deseado de picante)

1 cucharada AOEV

1 cucharada hongos

Combine todos los ingredientes, excepto el coco, en un procesador. Licúe hasta que quede una mixtura espesa. Forme costillitas de esta masa y enrole en coco rallado, Espagueti de remolacha Ponga la remolacha en un cortador de vegetales en forma espiral para hacer los fideos de remolacha. Sirva costillitas de coco sobre espagueti y coma juntos. El dulce de la remolacha complementa el sabor picante de las costillitas de coco.

Hace 6 costillitas de coco.

BRÓCOLI GRATINADO

1 manojo brócoli

2 cucharadas mantequilla vegana

2 cucharadas harina de espelta entero

1½ tazas vino blanco

¼ libra queso *cheddar* vegano, rallado

Corte el brócoli y los tallos en bocaditos pequeños. Cocínelo a vapor hasta que este ligeramente tierno. Mientras el brócoli se cocina, engrase una cacerola de hornear. Ponga el brócoli cocido en la cacerola. Precaliente el horno a 350 grados F. Derrita la mantequilla en un sartén y bate la harina para mezclarla. Agregue el queso rallado, agitando constantemente. Gradualmente agregue el vino blanco, batiendo hasta que esté incorporado. Continúe cocinando sobre fuego mediano hasta que la salsa se condense. Vierta sobre el brócoli. Hornee 15 minutos.

Sirva a 4

CALABAZA CON SALSA DE AJONJOLÍ TOSTADO

1 calabaza, cortada en cubitos de 1 pulgada
1 cucharadas aceite de ajonjolí tostado
6–8 cucharadas tahini
3–4 cucharadas gomasio
2 cucharaditas sal

Cocine la calabaza a vapor 15–20 minutos. Remueva del vapor y corte en dos o tres porciones. Combine el aceite y el tahini en un tazón pequeño y mezcle bien. Vierta mixtura de tahini sobre calabaza. Roció gomasio.
Sirve a 2–3

CURRY DE GARBANZO Y CALABACÍN

1 taza garbanzos secos
2 cucharadas aceite de oliva
1 cebolla grande, picada
1½ cucharadita cúrcuma
¼ cucharadita cayena o más a gusto
1 cucharadita comino molido
1 cucharadita semillas de mostaza
1½ cucharaditas semillas de cilantro molidas
¾ cucharadita canela
4 dientes de ajo, majados
1 o 2 rebanadas finas de jengibre
1 clavo entero
1 tomate grande, cortado en trozos grandes
1 cucharada tamari
6 onzas pasta de tomate, diluida con ½ taza agua
2 calabacines medianos picados
4–5 tazas arroz integral cocido

Deje los garbanzos en remojo, en suficiente agua para cubrirlos, por toda la noche. Escurra. Cocine los garbanzos en agua son sal por aproximadamente una hora o hasta que estén suficientemente tiernas coma para majarlos con un tenedor. Reserve. Caliente el aceite en un sartén grande. Cuando esté caliente, pero sin echar humo, agregue la cebolla y todos los ingredientes. Cocine hasta que las semillas de mostaza exploten. Entonces agregue tomate, tamari, pasta de tomate, y garbanzos. Agite bien para mezclar con los saborizantes. Cocine, cubierto con tapa, por aproximadamente 15 minutos. Agitando ocasionalmente. Agregue el calabacín, mezcle bien y continúe cocinándolo 10–15 minutos más hasta que calabacín este cocinado, y su comida esta lista. Sirva sobre arroz integral. Sirva a 4–6

TOFÚ CON CURRY, HONGOS GRATINADO CON CALABAZA

½ taza proteína vegetal con textura
1 cucharaditas aceite de cártamo
1 cucharadita ajo picado
½ taza cebolla, picada en trocitos de ½ pulgada
1 tazas hongos, lavados, con los tallos removidos, y picados
1 cucharadita curry en polvo Madras
½ libra tofú firme, drenado y desmoronado

En un procesador, licúe proteína vegetal con textura hasta lograr le consistencia de magas de pan. Caliente el aceite en un sartén, a fuego bajito. Cocine cebolla, ajo, y hongos a fuego lento por diez minutos, hasta que hongos estén cocinadas y se les ha secado el líquido. Agregue curry y tofú, y cocine a fuego lento por 10 minutos más. Ponga mixtura en una cacerola de hornear y cubra con proteína vegetal molida. Hornee a 350 grados F por 20 minutos hasta que la proteína vegetal se dore.

BOLAS DE PLÁTANO VERDE

1 plátano verde, con cáscara
4 cucharaditas agave

2 cucharaditas extracto de almendra

2 cucharaditas extracto de vainilla

Sal marina a gusto

Calalú o espinaca cocinada (opcional)

Ponga el plátano en una olla de agua sin sal con tapa y lleve a hervor. Agregue los extractos y hierva hasta tierno, aproximadamente 30 minutos. Remueva y deje enfriar. Cuando se pueda tocar, remueva cáscara y descarte. Corte en rebanadas y sazone con sal marina. Sirva tibio con calalú (o espinaca si el calalú no está disponible), Jamaican Rum Down o con el condimento opcional que sigue.
Sirve a 2

LINGUINI CON VEGETALES DE JARDÍN

½ taza aceite de oliva extra virgen

3 cucharadas agua

2 tazas flores de brócoli

4 tazas hongos picados

2 cucharaditas sal

½ cucharadita pimienta negra recién molida

1 taza tomates frescos picados

¼ taza albahaca fresca picada

3–4 tazas linguini o capellini cocidos

¾ taza queso parmesano vegano rallado

En una cacerola grande, combine el aceite, agua, y brócoli, y cocine, tapado, sobre fuego media a alto por 5 minutos. Agregue los hongos, sal, pimienta, y cocine hasta tierno. Remueva del fuego y agregue los tomates, albahaca, pasta y queso.
Sirve 2–3

ARROZ AMABLE

3 onzas arroz basmati, cocinado y enfriado

3 onzas amaranto, cocinado y enfriado

1 onza berro, picado

1½ onzas pimiento rojo, picado

2 cucharadas aceite de cártamo

1 cucharadita cebolla finamente picada

½ cucharadita sal

Jugo de un limón

Combine todos los ingredientes

Agite y sirva.

Sirve a 2

LA POTENCIA DE POPEYE

3onzas espinaca

3 onzas molondrones

3 onzas pimiento rojo, picado

3 onzas guisantes partidos, cocidos

1½ cucharaditas aceite de cártamo

½ cucharadita salsa soya o amino ácidos Bragg's (para reemplazar
  salsa soya)

½ cucharadita estragón

½ cucharadita sal

3 onzas arroz integral, cocido

Cocine espinaca, molondrones, y pimiento por 7 minutos a vapor
o hasta tiernos. Licue guisantes en licuadora con aceite, salsa soya,
estragón, sal, y 2 onzas agua hasta llegar a consistencia de salsa.
Vierta salsa de guisantes sobre vegetales y arroz y sirva caliente.
Sirve a 2

SALTEDO DE REPOLLO MORADO Y ESPAGUETI DE CALABAZA

¼ taza aceite de ajonjolí tostado

2 tazas pedazos de brócoli

2 tazas repollo morado cortado en tiras
¼ taza cebollines picados
2 tazas calabaza de espagueti cocinada y cortada en cubitos
3 dientes de ajo
1½ tazas tofú firme
2 cucharadas tamari
2 cucharadita sal
¼ taza semillas de ajonjolí para adornar

Caliente el aceite en un sartén grande sobre fuego alto. Antes de que el aceite eche humo, agregue brócoli, repollo, y cebollines y saltee por 5 minutos. Agregue los ingredientes restantes, excepto las semillas de ajonjolí, y cocine 5–7 minutos más. Adorne con ajonjolí.
Sirve a 3

ARROZ Y LENTEJAS (DAHL)
2 tazas arroz basmati
1 taza lentejas rojas o amarillas lavadas
1 taza hongos blancos
3 dientes de ajo, finamente cortados
1 cebolla amarilla, picada
4 tazas agua
1 cucharada tamari
3 cucharadas aceite de ajonjolí tostado
1 cucharadita semillas de comino
2 cucharaditas sal marina
Trozos de naranja como adorno

Combine arroz, lentejas, hongos, ajo, y cebolla en un tazón grande. Cubra con agua y deje en remojo una hora, luego escurra y lave. Ponga mixtura en un sartén espeso para hornear. Agregue el agua y tamari. Lleve a hervor sobre fuego mediano. Cubra, reduzca fuego y cocine a fuego lento por 20 minutos. Precaliente horno a 450 grados F. Apague el horno y ponga sartén lleno de arroz bien cubierto en el horno. Deje en el horno 20 minutos para que arroz absorba el líquido. En un sartén pequeño, caliente aceite de oliva sobre fuego mediano. Agregue las semillas de comino y sal, y saltee hasta que se doren y se vuelvan olorosas. Sirva arroz con lentejas caliente, rociado con semillas de comino, y adornado con trozos de naranja alrededor del plato.

Sirve a 2

FRIJOLES CON BULGUR GUSTOSO

1½ cucharadas aceite de girasol
3 onzas frijoles rojos, cocidos
3 onzas bulgur, cocido
3 onzas arroz integral, cocido
3 onzas hongos, picados
3 onzas zanahoria, picada
1 onza cebollines, picados
1 onza salsa de tomate
½ cucharadita orégano
½ cucharadita sal
3 onzas hojas de espinaca

Precaliente horno hasta 350 grados F. Ligeramente engrase recipiente para hornear 4x8 con aceite de girasol. Combine todos los ingredientes excepto la espinaca. Mezcle bien. Transfiera a recipiente para hornear y ponga en el horno por 20 minutos. Sirva sobre la espinaca.

Sirva a 2

VEGETALES SALTEADOS SOBRE ARROZ INTEGRAL

1 diente de ajo, picado
½ cebolla mediana, rebanada
2 cucharadas aceite de ajonjolí tostado
1 zanahoria, pelada y rebanada

1 chirivía mediana, pelada y rebanada

1 pimiento rojo, picado

1 calabacín mediano, rebanado

½ berenjena mediana, rebanada

Tamari (salsa soya) a gusto

5–6 hongos, rebanados

6–8 onzas de tomate rebanado

Saltee ajo y cebolla en el aceite de ajonjolí en un sartén pasado. Agregue zanahoria, chirivía, pimiento rojo, calabacín, y berenjena. Agregue el tamari, y finalmente agregue los hongos. Cocine tapado sobre fuego mediano por 20–25 minutos, agitando frecuentemente. Baje fuego y cocine a fuego lento 5–10 minutos. Entonces agregue tomate y cocine a fuego lento 5 minutos adicionales. Sirva sobre arroz integral.

Sirva a 2

SUPREMO DE FIDEOS SOBA

3 onzas espárragos, cortado en bocados de 1 pulgada

3 onzas calabaza

3 onzas fideos soba, cocidos

3 onzas espinaca, picada en bocaditos

5 cucharadas aceite de cártamo

1 cucharadita eneldo

1 cucharadita sal

Precaliente horno a 400 grados F. Cocine los espárragos a vapor hasta que estén tiernos, aproximadamente 8 minutos. Corte la calabaza por la mitad, remueva las semillas y descártelas. Ponga calabaza en un recipiente para hornear, con el lado cortado hacia abajo, con ⅓ pulgada de agua, y hornee por 40 minutos. Cuando se enfríe, remueva la cascara de la calabaza, y corte en bocaditos. Combine todos los ingredientes y mezcle bien. Sirva tibio.

Sirva a 3

CACEROLA DE CALABAZA Y PAPA

3 onzas batata dulce

3 onzas calabaza amarilla, en cubos

1 onza pimiento verde, picado

2 cucharadas aceite de oliva

½ cucharadita tomillo

½ cucharadita albahaca

½ cucharadita sal

3 onzas arroz basmati cocido

3 onzas amaranto cocido

Precaliente horno a 400 grados F. Perfore la batata con un tenedor y ponga en el horno por 45 minutos. Cuando de enfríe, corte en cubitos de ½ pulgada. Baje temperatura a 375 grados. Cocine calabaza y pimiento al vapor hasta ligeramente tiernos. Ligeramente engrase una cacerola de hornear con aceite de cártamo. Combine todos los ingredientes y mezcle bien. Transfiera a cacerola y ponga en horno por 15 minutos.

Sirve a 2

VEGETALES CON TOFÚ Y FIDEOS ACEITE DE OLIVA EN ROCIADOR

1 cebolla amarilla pequeña

1 cebollino, piado

1 zanahoria pequeña, cortada en tiras finas

½ pimiento rojo pequeño

½ pimiento verde pequeño

½ chile Anaheim, sin semillas y finamente picado

1½ mostaza estilo Dijon

1 diente de ajo elefante fresco majado o 3 dientes de ajo regular

¼ cucharadita cayena o a gusto

½ cucharadita salsa soya, más la cantidad que desee a gusto, o aminoácidos Bragg's

2 cucharaditas aceite de ajonjolí, maní, u oliva

¼ taza agua
Sal marina
Pimienta negra recién molida a gusto
1 libra tofú firme
Pizca semilla de comino, bien majada (use pilón)
1 cucharada semillas de linaza molida
5 onzas fideos chinos extra largos, cocidos
Agave (opcional)

En un sartén grande rociado con aceite de oliva, saltee cebolla, cebollino, pimientos, chile Anaheim, mostaza, ajo, y cayena. Cuando las tiras de zanahoria estén crujientes-tiernas, agregue ¼ cucharadita salsa soya, aceite de ajonjolí, agua, sal, y pimienta al gusto. Mezcle bien y reserve.

Rocíe otro sartén con aceite de oliva, y caliente sobre fuego mediano, Ponga tiras de tofú en el sartén con comino majado y ¼ cucharadita salsa soya. Dore el tofú levemente por los dos lados, aproximadamente 2 minutos. Escurra el aceite y el líquido de la mixtura de vegetales en una cacerola pequeña. Agregue la linaza hasta que se condense. Cubra el interior de un sartén antiadherente con mixtura de vegetales. Asar 2 minutos. Ponga fideos cocidos (mezclados con sal y pimienta negra, si desea) en una bandeja bonita. Cubra el centro con la mixtura de vegetales, y ponga tiras de tofú sobre ellos. Sirva inmediatamente. Use salsa condensada restante como acompañante, con agave, si desea.
Sirve a 2

LASAÑA VEGETARIANA
1 cucharada aceite de cártamo
½ taza cebolla, picada en trocitos de ¼ pulgada
1 cucharadita ajo, picado
1 libra tofú firme, drenado y desmoronado
1 taza espinaca cocinada y picada

3 tazas salsa marinara

½ caja lasaña de arroz (que no se hierve)

¼ taza parmesano vegano, rallado

¼ taza mozzarella vegana, rallada

Caliente aceite en sartén grande sobre fuego lento. Cocine cebolla y ajo por 5 minutos y agregue tofú. Cocine tofú por diez minutos sobre fuego lento. Agregue espinaca y mitad de salsa marinara para calentarla. En una cacerola de hornear 9x9, ponga marinara, fideos, y tofú en capas. Cubra con queso y tape. Hornee a 350 grados F por una hora.

Sirve a 2

ESPAGUETI DE VEGETALES

3 onzas calabaza espagueti

3 onzas cebollines

6 onzas tomata

3 onzas pimiento verde

1½ onzas cebolla

2 onzas hongos

2 cucharadas aceite de oliva

¼ cucharadita albahaca

½ cucharadita romero

1 cucharadita ajo fresco, finamente picado

1 cucharadita sal

Corte la calabaza por la mitad, remueva semillas y descártelas. Ponga la calabaza en un recipiente para hornear con la parte cortada hacia abajo en ⅓ pulgada de agua. Hornee 40 minutos a 400 grados F. Cuando se ha enfriado suficiente como para tocarla, remueva el pulpo. Cuidadosamente lave cebollines, tomates, pimientos, cebolla y hongos. Córtelos en pedacitos de mediano a finos. En un sartén grande, vierta aceite y saltee los vegetales con los saborizantes y la sal por 5 minutos. Combine todos los ingredientes en un tazón grande. Mezcle cuidadosamente y transfiera a una bandeja de servir.

Sirve 2

SALSA CRUDA DE MANÍ SOBRE FIDEOS DE CALABACÍN Y NARANJAS

1 calabacín (cree espagueti pasándolo por cortador de vegetales en forma espiral)

1 naranja cortada en bocaditos

4 dientes de ajo

3 cucharadas crema de maní crudo

3 cucharadas aceite de ajonjolí

3 cucharadas *nama shoyu*

2 cucharaditas agave

½ cucharadita sal marina

¾ cucharadita jengibre

Pizca de cayena

Combine todos los ingredientes, excepto calabacín y naranja, en el procesador. Sirve salsa sobre espagueti de calabacín y naranja.

ALGAS ROJAS PÉRSICAS

3 onzas garbanzos

½ algas rojas en seco

3 onzas coliflor

3 onzas tempeh

2 onzas cebolla

6 onzas salsa de tomate

12 cucharadas aceite de oliva

1 diente de ajo majado

¼ cucharadita sal

½ cucharadita albahaca

2 onzas agua

En un tazón mediano, ponga los garbanzos en remojo en 16 onzas de agua por toda la noche. En la mañana, lave y escurra los garbanzos y transfiera a una olla mediana son 20 onzas de agua fresca. Cocine 1¾ a 2 horas, hasta cocidas. Lave algas 2 o 3 veces en agua fría. Lave coliflor y corte en flores. Corte tempeh en cubitos y ponga todos los ingredientes en un tazón mediano. Pele y corte la cebolla y agregue a la mixtura. Mezcle ligeramente, transfiera a un recipiente para hornear ligeramente engrasado y hornee por 20 minutos en un horno precalentado de 350 grados.

Sirve a 2

CHILI ARGELINO

2 tazas alubias blancas secas

⅛ taza aceite de oliva extra virgen

1 cebolla mediana, picada

1 cebollín, finamente picado

1½ chiles secos rojos

8 dientes de ajo, finamente picados

½ cucharada pimentón dulce

⅛ cucharadita pimienta negra recién molida

1 cucharada curry en polvo

2 cucharaditas comino molido

5 tomates secos, reconstituidos en agua para generar ½ taza pasta de tomate

1 tomate, cortado en trozos grandes

3½ tazas de agua o caldo vegetal

1 hoja de laurel

Pizca cayena

10 ramitas de perejil frescas, mitad de ellas picadas, la otra mitad amaradas con hilo de cocina

1¼ cucharadita sal marina

5 ramitas de cilantro, picadas

Ponga alubias en remojo por la noche. Escurra y reserve. En una olla grande sobre fuego mediano, caliente el aceita y cocine la cebolla y el cebollín, agitando ocasionalmente, hasta tiernos, 6–8 minutos. Agregue los chiles, ajo, pimentón, pimienta, pimiento, curry en polvo, y comino. Cocine, agitando, por 2–3 minutos y después agregue la pasta de tomate seco, cocinando 1–2 minutos más hasta que se condense. Agregue el tomate fresco y 1 taza del agua o caldo y lleve a hervor. Agregue las alubias y el resto del agua o caldo, hoja de laurel, cayena, sal marina, y el bultito de perejil. Baje el fuego a mediano-bajo, tape y cocine las alubias hasta tiernas, 1–2 horas. Descarte los chiles, hoja de laurel, y bultito de perejil antes de servir. Agregue el perejil y cilantro picados. Sirva caliente.

Sirve a 2

ACOMPAÑAMIENTOS

FIDEOS DE JARDÍN FRÍOS

2 cucharadas aceite de cártamo

2 cucharadita de perejil fresco

½ cucharadita ajo picado

½ cucharadita albahaca

½ cucharadita sal

Pizca jengibre

3 onzas arroz integral, cocidos

3 onzas fideos soba, fríos

3 onzas aguacate, picado en bocaditos

3 onzas corazones de alcachofa

Combine todos ingredientes y mezcle bien.

Rinde: 2 porciones

ENDIBIA RIZADA CON BAYAS Y SEMILLAS

1 taza endibia rizada o Bélgica

¼ taza hojas de albahaca empaquetadas

1 taza lechuga Bibb

½ taza brotes de girasol

1 taza tomates frescos o zanahoria rallada

1 taza bayas azules

½ taza semillas de girasol

Combine endibia, albahaca, lechuga, brotes, y tomates en un tazón grande de ensalada. Adorne con bayas y semillas. Sirve con un aderezo favorito como vinagreta de naranja.

Rinde: 2 porciones

HONGOS RELLENOS ESPECIALES

6 hongos sin tallos (corte tallos finamente y reserve)

4 cucharadas aceite de oliva extra virgen

1 aguacate

2 cucharadas linaza, molida

2 cucharaditas perejil, picado

½ cucharadita salvia

½ cucharadita romero

½ cucharadita tomillo

Sal marina y pimienta negra

Cubra tapas de los hongos con 2 cucharadas aceite de oliva. Ponga en deshidratador por 1 hora. Combine el resto de los ingredientes en un procesador. Llene las tapas de hongos deshidratados de la mixtura y sirva.

Rinde: 6 hongos

CALABAZA CON MANÍ

3 onzas calabaza

1½ onzas chalotes, finamente picados

1½ onzas maní

2 cucharadas aceite de girasol

1 cucharadita eneldo fresco picado

¼ cucharadita tomillo

¼ cucharadita albahaca

½ cucharadita sal

3 onzas aguacate rebanado

Precaliente horno a 400 grados F. Ligeramente engrase un recipiente de hornear 4x8 con aceite de girasol. Corte la calabaza en mitad, remueva las semillas y descártelas. Ponga mitades de calabaza en recipiente con el lado cortado hacia abajo, con ⅓ pulgada de agua. Hornee por 40 minutos. Remueva calabaza del horno, y baje a 350 grados. Cuando se ha enfriado suficientemente, remueva cáscara y corte en cubitos de 1 pulgada. Combine chalotes con calabaza y transfiera a sartén para hornear. En una licuadora, combine manís, aceite, eneldo, tomillo, albahaca, y sal hasta creer un puree homogéneo. Vierta sobre calabaza y chalotes y hornee por 20 minutos. Adorne con aguacate.

Rinde: 2 porciones

EJOTES CRUJIENTES CON HIERBAS

1 libra ejotes

1½ tazas agua hervida

2 cucharadas sal marina

¼ taza cebolla finamente picada

½ taza pimiento verde picado

½ cucharadita mejorana

¼ cucharadita romero majado

½ cucharadita pimienta negra

Corte las puntas de los ejotes y cocínelos a vapor sobre agua salada por 3–4 minutos hasta que estén tiernos pero no blandos. Deben estar crujientes. Mezcle ejotes, cebollas, pimiento verde, y saborizantes en un tazón grande. Sirva caliente.

Rinde: 4–6 porciones

SOPAS

SOPA PORTUGUESA DE COL RIZADA Y PAPA

½ libra col rizada fresca o acelgas frescas
1 papa mediana
4 tazas agua
⅛ taza aceite de oliva extra virgen de fuerte sabor
Sal marina a gusto
Pizca nuez moscada
3 cucharaditas hojas de menta

Lave col y corte los tallos. Enrolle las hojas y córtelas en tiritas finas. Resérvelas. En una olla grande, lleve papa, agua, aceita, sal y pimienta a hervor. Reduzca a fuego lento. Cubra y cocine lentamente por 25 minutos o hasta que la papa esté tierna. Ponga en la licuadora o procesador para crear un puree. Vierta puree en la olla grande y agregue tiritas de col, nuez moscada, y menta. Cocine aproximadamente 15 minutos más o hasta que col este tierno. Sirva caliente.

Sirve a 2

SOPA FAVORITA DE VEGETALES

3 onzas frijoles mung
3 onzas cebolla rebanada
2 onzas apio picado
2 onzas repollo rojo, picado
1 cucharadita perejil fresco picado

3 cucharadas aceite de macadamia

½ cucharadita sal

½ cucharadita orégano

½ cucharadita albahaca

6 onzas arroz basmati cocinado

Deje frijoles en remojo por la noche. En la mañana, lávelos, ponga en una cacerola, y agregue 32 onzas de agua. Lleve frijoles a hervor y baje fuego a mediano. Tape la cacerola. Cocínelos aproximadamente 1½ horas. Cuando los frijoles han estado en cocción una hora, agregue los vegetales, aceite, y saborizantes. Ponga mitad de la mixtura en la licuadora 15 segundos para crear un puré. Vierta puré en la cacerola y agregue el arroz. Mezcle bien y cocine 10 minutos adicionales.

Rinde 4–5 tazas

PASTA PENNE Y SOPA DE ALUBIAS BLANCAS

3 pepinos (1½ tazas jugo)

½ cabeza de coliflor, cocinada a vapor y enfriada

¼ taza cebolla amarilla picada

3 cucharadas aceite de oliva extra virgen

1½ tazas tomata picado

¾ taza alubias blancas cocidas

½ taza escarola o col rizada

¼ taza apio picado

¼ taza zanahoria rebanada

¼ taza macarrones de trigo entero

2 cucharaditas perejil fresco picado

2 cucharaditas albahaca fresca picada

½ cucharadita sal marina

½ cucharadita pimienta negra

1 diente de ajo, majado

Pase los pepinos y la coliflor por el exprimidor por separado. Reserve 1½ tazas del jugo de pepino y ½ taza del pulpa de coliflor. En un sartén grande, saltee cebolla en aceite por 2–3 minutos. Agregue jugo de pepino y agua, y lleve a hervor sobre fuego alto. Reduzca el fuego a mediano-bajo, agregue el resto de los ingredientes, y cocine sobre fuego lento sin tapa por 15 minutos o hasta que el asta este tierna. Sirva caliente o frío con pan.
Sirve 2–4

SOPA DE REMOLACHA ESPESA Y ROBUSTA

4 cucharadas aceite de oliva

2 cebollas, picadas

5 remolachas, 3 ralladas, 2 picadas

1 zanahoria grande

2 puerros, picados (opcional)

2 tazas repollo rojo rallado

2 tazas repollo verde rallado

1 cucharadita sal

2 cucharadas vinagre de cidra de manzana

1 hoja de laurel

2 dientes de ajo

2 cuartos caldo vegetal

2 papas, hervidas y rebanadas

Caliente el aceite en una olla extra grande. Agregue todos los vegetales y cocine sobre fuego lento por 10 minutos, agitando constantemente para asegurar que todos los trocitos se cocinen. Los vegetales deben estar tiernos pero no sobre-cocinados. Agregue saborizantes y caldo. Lleve a hervor y cocine a fuego lento hasta que todo esté muy tierno. Agregue las papas hervidas.
Sirve a 4

SOPA DE FIDEOS VENECIA

5 cucharadas aceite de oliva extra virgen

½ taza calabacín rebanado

½ taza papas rebanadas

½ taza apio picado

1 taza cebolla picada

¼ hongos picados

¼ perejil fresco picado

½ taza flores de brócoli

1 cucharadita sal

¼ cucharadita pimienta negra recién molida

2 hojas de laurel

¼ eneldo fresco picado

6 tazas agua

2 tazas fideo no cocidos

4 dientes de ajo majados

En un sartén grande, caliente el aceite sobre fuego mediano y saltee los vegetales aproximadamente 10 minutos. Agregue el resto de los ingredientes, excepto los fideos, y cocine a fuego lento por 25–35 minutos. Agregue los fideos y cocine 10 minutos más. Sirve a 2

Capítulo 10

No más excusas

Después de asimilar la sobria realidad de la diabetes, he escuchado a personas, al recibir el diagnóstico preguntaron sorprendidas: ¿Cómo llegué a este punto? O, ¿cómo sucedió esto?

Este libro ha dado toda una lista de las razones, pero falta una de la que no hemos hablado. La verdad es que no somos felices. La inconformidad en nuestras vidas lleva a la enfermedad. Conduce a la conducta que inevitablemente causa daño serio a nuestra salud. Y por eso es que es tan difícil cambiar, porque aun cuando las personas supuestamente han "arreglado" sus problemas de salud, no arreglan los asuntos fundamentales que los llevaron a su enfermedad en un principio.

Entonces, ¿por qué estamos inconformes? Recuerde por un momento en el experimento que hice cuando contrasté a cinco grupos de personas que intentaban bajar de peso. La lección que se manifestó fue que aquellos quienes basaron su pérdida de peso en cambios de filosofía fueron quienes rebajaron y pudieron mantener su nuevo peso. Sin embargo, hay una cosa que quizá pueda derivar de esa discusión. Manejo mis programas de salud en grupos, no diseñando programas individuales. Hay una razón por esto. He encontrado repetidamente que la gente puede revertir perjudicial y asumir un camino hacia la salud de la manera más eficiente si lo hacen rodeados de otros quienes también están batallando para recobrar o fortalecer su salud.

Después de todo, como enfaticé especialmente en relación a los jovencitos con trastornos de alimentación, a menudo es un ambiente u hogar perjudicial que debilita la autoestima que los impulsa a tomar acciones negativas. Entonces, tiene sentido que para una persona que está trabajando para rebajar, estar rodeada de otros quienes disciplinadamente trabajan en mejorar y rebajar—otros quienes comparten acerca de sus sentimientos, y abriendo sus corazones sobre sus triunfos y reveses—es la receta para sostener sus esfuerzos para que sean exitosos.

Vamos a recurrir a uno de los libros de Dewey. Mencioné la idea de la educación, que conlleva aprender para ver más conexiones y actuar de acuerdo de lo que uno ha aprendido, pero he notado una cosa sobre este pensar. El sentía que este es el tipo de educación preeminente para la democracia. ¿Pero que es la democracia? Actualmente no existe en Estados Unidos o cualquier otra nación. Es el ideal mantenido por mis grupos de mejoría da la salud. Déjeme citar de The Public and Its Problems de Dewey, y luego mostraré su relevancia al argumento hecho en este libro.

> Dondequiera que hay actividades conjuntas cuyas consecuencias son apreciadas como buenas por todas personas individuales quienes participan en ellas, y donde la realización de aquel bien es tal que crea un deseo energético y un esfuerzo de sostenerlo en ser justo porque es un bien compartido por todos, entonces ahí hay una comunidad. La consciencia clara de una vida comunal, con todas sus implicaciones, constituye la idea de la democracia.

Entonces, para traducir esto en términos de los grupos de sustento de la salud, ellos pueden ser democráticos en el sentido descrito, pero solo si los miembros llegan a dos conocimientos y dos conciencias.

Cada participante tiene que ver que los cambios positivos que él o ella hace no son el resultado solo de su esfuerzo individual, sino que son la recompensa de participar en la comunidad. Según este pensar, cada individuo tiene que saber que sus pares en el grupo están haciendo cambios positivos, no solo porque estas otras personas han elegido la salud a la fuerza, aunque es parte de la razón, pero que en un sentido es muy real, porque los que los rodean tomaron la misma decisión. En otras palabras, si estás en el grupo y haces cambios positivos, descubres que solo eres responsable por ellos, pero también que eres en parte responsable por los pasos positivos de las personas a tu alrededor. Ahí es donde nace la comunidad, en el mismo lugar que empieza la felicidad.

Estamos en una década nueva, y es hora de despertar a estas visiones nuevas del ser, la salud, y la comunidad. Tristemente, muchos aún se aferran a los pensamientos auto-destructivos y comportamientos que adquirieron hace veinte, treinta, y cuarenta años.

Así que déjeme añadir un último pensamiento a estas consideraciones. Es una que se encuentra en cualquier guía de vacaciones. Planifique con antelación.

Frecuentemente fallamos en hacer los cambios que queremos hacer porque no enfrentamos al cambio con una meta y con un plan para llegar a ella.

Dije meta, pero pienso que una metáfora del fútbol americano nos puede ayudar. Bill Belichick es el entrenador más exitoso en el fútbol americano profesional, habiendo guiado a los New England Patriots a tres victorias del Super Bowl. ¿Puede imaginarse a Belichick entrando a un juego sin un plan?

Sin embargo, a menudo tropezamos por la vida sin uno. ¿Cuánto más valiosas son nuestras vidas que un partido de fútbol americano?

En los grupos de mejoría de salud que patrocino, hay personas de todas edades, que me ha llevado a ver que los cambios que necesitan hacer y cómo hacen sus planes se puede clasificar, en parte, por generación. La forma en que nos criamos y el mundo que hemos conocido tiene todo que ver con quienes somos. Entonces, para cambiar quienes somos, tenemos que considerar todo lo que hemos vivido. Para una persona nacida durante el "boom" de natalidad eso es un mundo y una vida diferente que para una persona que nació en los 1980. Cada generación tiene su forma de afrontar los problemas y de interactuar. Cada tiene una forma diferente de acercarse, construir, y participar en una comunidad. Y eso significa que todo lo que ha leído en este texto tiene que ser moldeado para conformar con sus propias fuerzas y debilidades.

Casi ha terminado el libro. Lo cerraré con una serie de testimonios de personas como usted, quienes se han retado a renunciar sus hábitos antiguos y malos para entrar a un espacio nuevo de vivir sanamente. Déjeme repetir una vez más el punto de Dewey sobre la educación. No se termina con aprender algún material, sino con implementar lo que ha aprendido. Los que están dispuestos a tomar ese paso y empezar a poner en práctica el protocolo, las recomendaciones de alimentación, los ejercicios, y las técnicas de relajación profunda postuladas en este libro encontrarán que la vida es emocionante cuando la vive de una manera consciente y natural. Este es el tipo de vida en la que, como dice Dewey en mi epígrafe, "acciones [sanas] se convierten en aventuras del descubrimiento de un ser que es posible, pero aun no está actualizado, un experimento en crear un ser que será más inclusivo que el que actualmente existe."

Testimonios

Introducción

Durante toda mi carrera adulta en la salud pública, me ha confundido y concernido la forma en que los médicos primarios, tanto como las autoridades de la salud pública, y las publicaciones científicas, tratan la experiencia de los pacientes con la enfermedad. Dos cosas en especial que tienen que ver con no escuchar a los pacientes o permitirles la libertad de tratar sus propias formas de recuperar la salud.

El primer punto es este. Cuando una persona entra a una oficina médica, una de las primeras cosas que el doctor inevitablemente pregunta es, "¿cómo se siente"? Seguido por, ¿ha habido cambios? Entonces el paciente explica como su tratamiento actual lo ayuda o perjudica. Como resultado de este intercambio, si es necesario, el doctor hará cambios en el tratamiento.

En otras palabras, todo es muy seco. La mitad del tiempo, habiendo salido de una sala de espera llena, el paciente termina sintiendo que el doctor está apurado por ver al siguiente paciente. Sin embargo, pregúntele a cualquier paciente, y le dirá que mientras más tiempo pasa hablando con su doctor acerca de su salud, mejor se siente.

Efectivamente, muchos doctores creen que el tiempo de calidad es esencial para entender todos los factores que impactan (de manera positiva o negativa) el resultado del cuidado médico del paciente. Por lo tanto, la opinión del paciente es crucial.

Y hay un segundo problema. El doctor quiere dictar cada paso que el paciente toma. Sin embargo, digamos que una paciente mujer decide mejorar su propia salud sin las órdenes del doctor, cambiando su dieta, suplementándola y haciendo ejercicio, y ya no tiene presión arterial elevada, colesterol elevado, dolor, fatiga, insomnio, o aumento de peso. Cuando ella se reporta al médico con resultados mejorados, en el sentido de que no fueron alcanzados con drogas o intervención médica, este cambio es descartado como un golpe de suerte y estadísticamente insignificante.

Estos dos problemas representan el lado oscuro de la medicina de hoy. Esto explica como tenemos un complejo médico de $2.5 trillones de dólares que es incapaz de prevenir cualquier enfermedad, o de reversar exitosamente (en números significantes) cualquiera de las enfermedades mayores. El paciente no cuenta, excepto como una fuente de ingreso para la industria farmacéutica y los hospitales con fines lucros. Tristemente, la situación se pone cada vez peor.

No obstante, hay buenas noticias. Cuando los pacientes se apoderan de su salud, se dan cuenta de que son más que una parte rota, un fallo mecánico que necesita corrección. Al contrario, cada parte de su ser, todo lo que piensan y la forma en que toman sus decisiones, directamente impacta su salud. Aquí están las voces de individuos que eligieron apoderarse de esa manera positiva. Estos son los relatos de personal reales que han hecho cambios reales y hoy disfrutan de la buena salud. Estas personas cuentan.

1. Frank, hombre

Yo usaba insulina y metformina para la diabetes severa. Mi presión arterial estaba alta. Tenía asma, pero lo más preocupante era mi diagnóstico de cáncer de próstata. No podía imaginar a personas que cambiaban sin medicamentos, pero mis condiciones no estaban mejorando con medicamentos y decidí unirme [a uno de los grupos organizados por Null]. Mi vida cambió de forma tremenda. Aprendí a equilibrar mi trabajo y vida personal. Mi energía incrementó. Requiero menos sueño. No más episodios asmáticos. No tengo que tomar medicamentos para la diabetes. Mi peso bajó de 240 a 205 libras. Yo asumí el protocolo para nunca regresar a esas enfermedades.

2. Viola, mujer

Tenía miedo y estaba confundida. Estaba sobrepeso y estancada en una mala situación en mi hogar. Las horas que pasé estancada en la duda me dejaron con el miedo de volverme loca. No tenía con quien hablar, ni dónde acudir. Al principio Me pregunté [cuando me uní a un grupo de auto-ayuda de Null y aprendí sobre los cambios de dieta que postulaban] ¿Cómo puedo renunciar a la comida que he consumido toda mi vida? Recordé lo estancada que estaba y juré implementar el programa por completo. Perdí peso y me volví vegetariana.

Mis hijos y yo prosperamos en el programa. Más nunca toleraré abuso verbal. Establezco límites firmes. Mis hijos y yo recién nos mudamos a otro estado y ahora tenemos un hogar de paz. Deshacernos del pasado trajo amistades nuevas a nuestras vidas.

3. Verónica, mujer

Comía comida chatarra y tomaba mucho café. Era hiperglucémica y me desmallaba frecuentemente. Mi piel tenía erupciones feas. Lloraba fácilmente y tenía poca energía. Tenía varias alergias. Perdí 15 libras durante este periodo. Eventualmente [según cambié mi vida] todas mis infecciones respiratorias y problemas de la piel desaparecieron. Sigo la dieta y consumo jugos a lo largo del día, como frutas por la tarde, y preparo una comida bien planificada por día, Ahora soy corredora de maratones. Mi energía no tiene límite. Estoy saludable.

4. Dora, mujer

Desarrollé quistes en mis senos y fui diagnosticada hipoglucémica. No me sentía bien y me pregunté si mi dieta impactaba mi sistema físico. Motivada por el miedo de desarrollar futuras enfermedades, me uní a un grupo de apoyo de salud. Las lecciones y el protocolo me dieron las respuestas que necesitaba. Los quistes en mis senos desvanecieron, no más dolor. Soy vegana y orgánica. Ya no soy hipoglucémica; puedo faltar una comida. Con yoga y ejercicio diarios, tengo una energía maravillosa. Mi piel está humectada. Las personas halagan mi rubor y actitud más feliz. Mi pelo y uñas están saludables. Duermo bien y estoy consciente del potencial de las personas y de las situaciones tóxicas. Mi familia está empezando a seguir el protocolo.

5. Robert, hombre

Desarrollé problemas intestinales. Mi presión arterial estaba baja, tenía tensión en mi pecho, y sufría con una condición de la piel aguda y dolorosa en mis manos por 30 años. La primera mejoría fue una ráfaga de energía tras de eliminar el trigo y el maíz. La condición en mis manos mejoró; las uñas ya no están despegadas de la piel. Mi pelo está creciendo. Me siento determinado y consciente, y ayudo a personas de la calle. Escribir cartas [y de esa forma abrir las vías de comunicación] eliminó la tensión que tenía en el pecho.

6. Jozanna, mujer

Estaba sobrepeso y no podía adelgazar. Tenía acidez aguda y explosiones de cólera. Lidiar con mi hijo adolescente era increíblemente estresante. Quería cambiar mi vida y aclarar mi mente. Tras seguir el protocolo, mi cuerpo está vigoroso y energético. Aclaro mi mente y mi hogar a diario. Manejo a mis compañeros de trabajo y a mi hijo sin ira. Me pregunté como no lo había hecho antes. Soy optimista, más abierta, más paciente, y critico menos. Cambie la ira por el amor propio.

7. Zara, mujer

Soy una diabética juvenil. Usaba café y consumía comida chatarra, soda, etc. Tenía retinopatía diabética en desarrollo; depósitos de grasa en mi ojo. Busqué la sanación a través de la forma mente-cuerpo-espíritu.

El [grupo de apoyo de la salud] me abrió a la meditación espiritual y a encontrar la fortaleza dentro de mí. Estoy contenta de informar que la retinopatía detuvo su progreso, no hay más depósitos de grasa. Consulté con mi doctor tres meses después de empezar el protocolo. Mi examen reveló que los vasos en mis ojos están más fuertes y está creciendo una membrana más gruesa. Me siento revitalizada y energética después de eliminar a personas negativas, y tóxicas de mi vida.

8. Etta, mujer

Tenía artritis, soriasis, poca energía, y cáncer uterino. Tuve una histerectomía, sin embargo, el cáncer volvió. Quería sanarme y estar en salud total. Encontré el lugar correcto en el momento preciso. Mi cáncer parece estar en remisión completa. Perdí 20 libras, la soriasis se aclaró y mi pelo y piel se ven excelentes. No hay más síntomas de artritis. Estoy consciente de haber sido muy dura conmigo misma en el pasado y me perdoné a mí y a otros. Mi sistema inmunitario está fuerte.

9. Medina, mujer

Realmente soy una sobreviviente. Tuve cáncer del seno hace 11 años y reúse a la quimioterapia y la radiación, pero use Tamoxifen que perjudicó mi vista y mis emociones. Desarrollé pólipos, un problema digestivo inflamatorio, y una úlcera. Fue demasiado. Los medicamentos me estaban enfermando. Buscaba un método natural de sanación y apoyo a la inmunidad. Aumentaba de peso sin causa, mi abdomen se hinchaba. Después de tres meses en el protocolo, mi sistema inmunitario disparó. La digestión mejoró sin inflamación, y eliminé muchas comidas. El peso gradualmente bajó. Me siento radiante y despierto a las 5:00 cada mañana con una energía fenomenal para hacer ejercicios de respiración y meditación. Todos los aspectos de mi vida se han unido. Estoy donde debo estar.

10. Scott D., hombre

Soy un trabajador de la construcción. Sentía que estaba perdiendo el aguante y no sabía si podría manejar mi trabajo. Sentía mi cuerpo envejecer. Hoy puedo seguir el ritmo con mis compañeros de trabajo más jóvenes, mi resistencia física aumentó. Las heridas y músculos desgarrados se sanan rápidamente. Mis cartas de perdón me otorgaron la introspección verdadera, y me enfoco en evadir toda situación tóxica.

11. Jay D., hombre

He sido un dentista holístico y un vegetariano por 32 años. Tenía cambios de ánimo y a veces problemas concentrándome, probablemente debido al azúcar y los lácteos. Mi pelo se estaba poniendo gris. Mi energía aumentó masivamente después del protocolo y los cambios de ánimo desaparecieron. Mantengo una actitud mental positiva por largos periodos de tiempo. Mi concentración se ha estabilizado. Noto menos pelo gris en el crecimiento nuevo. Ahora recomiendo al protocolo a mis pacientes.

12. Alexandra M., mujer

Estaba insatisfecha con mi cuerpo. Mi energía era baja y estaba muy sobrepeso. Mis conocidos y amistades me estaban deprimiendo hasta el punto de estar irritable. Tenía miedo de hablar en público y no sabía dónde acudir a pedir ayuda.

Me uní a un grupo de apoyo a la salud. Gary Null fue informativo en la radio, pero no pude aplicar esta información de una manera constructiva [hasta que me uní a este grupo].

Perdí 16 libras sin hacer dieta. Mi energía incrementada me hizo sentir joven de nuevo. Necesito menos sueño y encuentro que no soy distraída con los asuntos insignificantes de la gente. Mi casa está libre de regueros; tener menos objetos me dio espacio, un sentimiento de libertad. Mis relaciones tóxicas fueron descartadas; mi autoestima las reemplazó. Aprendí a ser mi yo verdadero, sana y vital.

13. Alice, mujer

Estaba preocupada por mi salud. Mi presión arterial y colesterol estaban elevados. Tenía una vida estresante y no podía controlar esos sentimientos. No me gustaban mis venas varicosas. Sufría con una condición de reflujo que supuse era a causa de mi trabajo. Mi cuerpo estaba deshaciéndose.

Me desintoxiqué y seguí cuidadosamente el protocolo de Gary. Me siento más fuerte cada semana y suelto el estrés cada día. Hoy mi presión arterial es normal. Mi digestión mejoró, ya no tengo más reflujo de ácido. Perdí 15 libras. Mis pruebas de sangre salen bien y mi cuerpo es más esbelto. Soy más curvilínea. Me siento más limpia. Hago aeróbicos por la mañana en casa, yoga en la tarde, monto bicicleta, camino y corro. Mi ambiente despejado y escribir, me dan una perspectiva nueva. Uso jugos verdes, y uso polvos verdes y rojos con suplementos. Mi agua es pura. Soy orgánica, Estoy enfocada en alcanzar las metas.

14. Andrea, mujer

Pesaba 300 libras y usaba ropa talla 24–26. No fui diagnosticada con enfermedades, pero me sentía exhausta, tenía venas varicosas dolorosas, problemas de la espalda, sentía nausea después de comer, era intolerante a la lactosa, y tenía una pobre digestión, comía carnes y lácteos. Escuché a *Natural Living* [programa de radio] y me uní a un grupo de apoyo.

Hoy peso 225 libras y soy talla 18. Desarrollé un sentido de valor en el grupo y puedo decir "no." Me siento centrada y empoderada.

Tomo jugos y suplementos. Tras descubrir un mundo nuevo de tiendas de alimentos de salud, elijo productos cuidadosamente. Como cocinera creativa disfruto traducir mis recetas antiguas en versiones vegetarianas usando granos. Hice un área de baile en mi hogar y disfruto montar bicicleta, esquiar, tomar clases de kayak, y clases de natación.

15. Angelo, hombre

Pesaba 300 libras, tenía colesterol y presión arterial elevados, hepatitis B, descoloración alrededor de mis ojos, usaba un inhalador, sufría de eczema, y me salía sangre de los nudillos y codos. También tenía hemorroides, me sentía extremadamente aletargado y fatigado, y sentía dolor con movimientos simples.

Escuché a *Natural Living* y me uní a un grupo de apoyo con mi esposa en 1999. Desde entonces, todas mis enfermedades han desaparecido. Perdí 100 libras. Tengo energía constante: corro, hago carreras, camino, patino, hago aeróbicos, y entreno en un gimnasio. Mi talla de zapatos se redujo una talla de ancho. Mi pelo y piel mejoraron. Necesito pelarme más frecuentemente y ya no tengo pelo gris.

Sigo el protocolo: jugos con polvos verdes y rojos. Mi esposa y yo creamos menús de comida orgánica vegetariana. Se me hace fácil completar tareas y estoy en una juerga descontrolada de despojamiento.

Hoy trabajo en consejería de imagen. Mis hijos están empezando a apreciar nuestra nueva dieta saludable.

16. Connie, mujer

Tengo 65 años y pensé que la fatiga, artritis, presión arterial elevada, colesterol alto, cataratas, osteoporosis, y estar sobrepeso era parte de envejecer. Mi pelo y uñas estaban más débiles y era sensible a las opiniones de los demás.

Decidí seguir las investigaciones y conocimientos de Gary. Quería bienestar y felicidad.

Ya no me siento cansada y aletargada. No siento más dolor. Perdí 20 libras y me veo más joven. Mi pelo y uñas crecen fuertes, y lo más importante de todo es que soy indiferente a las opiniones y críticas de la gente. ¡Mire lo que hice! Bravo por mí.

17. Damon, hombre

Me sentía frustrado y sin energías. Dormía demás. Mi pelo se estaba poniendo gris, mis infecciones nasales me volvían loco, y mi colesterol y presión arterial estaban elevados. Ese no era yo, y tenía que encontrar un método auténtico de detenerlo.

Cuidadosamente implementé el protocolo de Gary. Fue fácil. Disfruté de las comidas nuevas. Aprendí a entender los mecanismos de mi cuerpo. Mis niveles elevados de sangre ya son normales. Duermo menos y despierto con energía. La textura de mi pelo ha mejorado y tengo menos canas. Estoy determinado a alcanzar y mantener las relaciones con mi familia.

18. Doug, hombre

Comía carnes, lácteos, azúcar; comida chatarra a diario, y estaba sobre peso. Me consideraba sano aunque estaba programado a tener cirugía de la vesícula para aliviar acidez crónica. Mi electrocardiograma prequirúrgico salió anormal y tuve que tener cirugía de bypass cuádruple. Era hora de cambiarlo todo. Escuché al programa de Gary Null y me registré para un grupo de apoyo.

Los miembros, Luanne y las lecciones de Gary, y las tareas tuvieron un efecto dramático. Perdí peso, no tuve más acidez, y disfruto de buena salud. Soy vegano, sigo el protocolo estrictamente. Compro en tiendas de alimentos de salud y continuamente aprendo sobre formas más sanas de vivir. Empiezo mi día con treinta minutos de ejercicio caminando con fuerza, y como mi comida principal al mediodía.

19. Ernestina, mujer

No era feliz con mi estilo de vida y estaba incómoda con mi cuerpo. Tumores de grasa en mis brazos y muslos combinados con el exceso de peso dificultaban caminar. Estaba aletargada, usaba medicamentos para aliviar el dolor en las articulaciones, y me enfocaba en mis enojos del pasado. Vivía con tensión exhaustiva y no podía controlar mi vida ni la situación en que vivía. Sin buscar excusas, entré a un grupo de apoyo.

Todos nos sentamos en el cuarto ansiosos de empezar, pero sin saber cómo hacerlo. Todo fue explicado. Como nos enfermamos, como podíamos limpiar nuestros cuerpos y reconstruir nuestra salud. Esperábamos cada reunión con entusiasmo y seguimos el protocolo. Según me desintoxicaba y cambiaba a comida orgánica, mi ira y tensión desaparecieron. Eventualmente los tumores grasos desaparecieron. Perdí 30 libras y no necesitaba medicamentos para el dolor. Pienso continuar este estilo de vida sano y diseminar la palabra.

20. Fatimah, mujer

Estaba adicta al azúcar y comía dos libras de ella a diario, creando un cuerpo enfermo e incómodo. Consumía comida chatarra en exceso. Mi energía era baja, mi piel era mala, mi colesterol y presión arterial estaban elevados. La inhabilidad de controlarme me estresaba. Según escuchaba a Gary, pensé en liberarme de estos hábitos. Me uní a un grupo de apoyo.

21. Fran, mujer, 65 años

La condición de mi piel me avergonzaba. Las verrugas que colgaban de mi cara y manchas oscuras me entristecían. La energía que una vez disfrutaba iba disminuyendo con la edad. Las pruebas indicaban que tenía los niveles de LDL y HDL elevados. Vi el color de mi pelo cambiar y mis funciones cognitivas disminuyeron.

Las razones de estos cambios desagradables fueron explicadas en las reuniones del grupo de apoyo. Las comidas que consumimos, el agua que bebemos, y los pensamientos que tenemos, todos contribuyen a la disfunción de nuestros cuerpos. Aprendí las razones para la desintoxicación: porque la necesitamos y lo que se espera cuando se empieza. Aprendí que sufrí de años de mal comer. Hoy sigo el protocolo y siempre lo haré. El resultado es que soy una nueva persona y optimista. Mis verrugas ya no están, mi piel es más firme y las manchas se han borrado. Mi actitud y cuerpo son más juveniles. El pelo nuevo me crece marrón oscuro. Otra cosa es que mis pruebas de sangre fueron de alto riesgo a normal. Estoy llena de energía y abierta a los cambios sin miedo. El grupo de apoyo me devolvió la vida.

22. James R., hombre

Aplacé hasta encontrarme en una condición cardiaca severa. Después de mi angioplastia, tomaba medicamentos para la presión y me uní al club de caminatas de Gary. Me sorprendió que los caminadores y corredores, algunos que superaron enfermedades serias, estaban en buena forma y salud. Hicieron cambios mayores en su estilo de vida. Miré mi vida, trabajaba de 7 a.m. a 9 p.m., sin ejercicio. Estaba adicto al café y estancado. Un cambio era necesario. Me uní a un grupo.

Si vas a implementar el protocolo, tienes que hacerlo por completo como lo hice yo. Todo orgánico, jugos, polvos, veganismo, y cambios de vida. Somos un equipo maravilloso, el grupo de apoyo y yo. Hoy somos personas diferentes. Eso es lo que hace el conocimiento. Estoy consciente de las etiquetas y los químicos. Ya no siento antojos por la cafeína para energía. He corrido en dos maratones y he afrontado mi aplazamiento. Creo en el poder de la actualización.

"Hable las palabras, viva las palabras."

23. Bob, hombre

Mi vida era ingobernable y mi estrés era demasiado. Tenía muchas alergias e infecciones respiratorias frecuentes. Mi presión arterial y colesterol estaban elevados. Supe de los grupos de apoyo de Gary y de la desintoxicación. Necesitaba cambiar y decidí entrar a un grupo. Ese fue el inicio de la mejor parte de mi vida.

¿Cómo es que los jugos verdes limpian al cuerpo de las toxinas? Eso fue exactamente lo que pasó y con buenos resultados. Mi energía incrementó, cesaron mis dolores de cabeza y bajo mi colesterol y presión arterial. Tengo un cuerpo nuevo después de hacer ejercicio, levantar pesas, hacer *chi gong*, y respiración profunda. Me siento más tranquilo, más paciente, y menos irritable. Amo mi comida y vida progresista.

24. Glen, hombre

Quería un futuro mejor sin enfermedades. Mi colesterol estaba alto y tenía mucho dolor por discos herniados, que no me permitían hacer ejercicio. Comía compulsivamente y elegí una dieta pobre. Roncaba y simplemente no me cuidaba. Cuando Gary habló de un grupo de apoyo en su programa, no vacilé y me uní en 2000.

Era estudiante de nuevo. El tiempo entero estuve fascinado. Aprendí que mi cuerpo tenía problemas y lo que podía hacer para eliminarlos. Entendí el impacto de la meditación y el perdón. Perdí 18 libras y estoy libre de dolor. Hago ejercicio tres veces a la semana, practico artes marciales, y no ronco más. Me recupero rápidamente de las enfermedades, y me siento feliz y consciente.

25. Glenroy, hombre, 65 años

Soy diabético y desarrollé celulitis mientras servía en el ejército. Tenía dolor severo en las rodillas y los discos. No podía subir escaleras y usé muletas y un bastón durante dos meses. Eventualmente estuve paralizado y condenado a una silla de ruedas. Aunque mi presión arterial y mi colesterol estaban elevados, consumía comidas típicas americanas llenas de carnes, trigo, y lácteos pero a pesar de todo, deseaba salud.

Tras seguir la dieta de jugos y desintoxicación de Gary Null, mi cuerpo ha cambiado de sentir dolor, a recuperación y gozo. Mis piernas no están hinchadas con celulitis. Mi dolor de espalda ha disminuido y mi circulación es normal. Fácilmente subo los tres pisos de escaleras hacia mi apartamento. Como alimentos orgánicos y uso pescado, polvos rojos y verdes, y suplementos. Amo cuidar a mi nieta ya que estoy más liviano y energético. Todos mis antiguos achaques se han ido. Soy tolerante y aprendí la humildad. Me centro. Mi cuerpo y mi vida son míos.

26. Irene, mujer

Estaba abrumada por mis pertenencias. Mi hogar era muy grande y revuelto. Era demasiado para mi esposo y yo. Mi peso, colesterol, y presión arterial subieron. Desarrollé arritmia cardiaca y perdí energía. Mis uñas se tornaron débiles. Estábamos perdidos en la indecisión.

Unirnos a un grupo de apoyo nos dio las herramientas para crear una vida y nueva y un futuro nuevo. Desintoxicarme regresó mi cuerpo a la salud. Perdí 30 libras, lo cual normalizó mi colesterol y presión arterial. Ya no soy paciente cardiaca. Mis uñas crecen fuertes. Somos energéticos, y lo más importante es que vendimos nuestra casa grande, dividimos nuestras pertenencias entre nuestra familia, y ahora vivimos en una casa de cuatro cuartos y la amamos.

27. Jane, mujer

Mi vida estaba en un letargo constante. Estaba sobrepeso y siempre cansada, lo cual me causaba dormir demás. Mi vista estaba afectada con manchas flotantes y tenía manchas en mi piel. Mi convertí en una mujer exhausta y negativa.

Me uní al grupo de apoyo de Gary Null y la desintoxicación limpió mi vida. Perdí peso y uso una talla dos números más pequeña. Disfruto de energía renovada y requiero menos sueño. Después de haber sido pos-menopáusica por cinco años, empecé a menstruar de nuevo. Las manchas faciales están desvaneciendo, mi pelo crece saludablemente, las manchas en mi vista han disminuido, y tengo una actitud positiva.

28. Janice, mujer

Tenía un hijo de diez años, pero fui diagnosticada infértil. Abortaba naturalmente y no lograba embarazarme. Mis periodos eran pesados. Tenía la enfermedad de Lyme con dolores de cabeza y de las articulaciones. Estaba exhausta con todas estas condiciones más tenía alergias. Comíamos una dieta típica americana.

Cambios positivos llegaron con el grupo de apoyo de Gary en 200. Veo una mejoría de 96 por ciento en todas las áreas de mi salud y vida. Mis periodos son normales, mi vista mejoró, y mis alergias han disminuido. Comemos orgánico y seguimos el protocolo usando polvos rojos y verdes. Nuestras relaciones de familia son mejores, porque somos saludables y optimistas.

29. Peggy, mujer

Estaba un poco sobrepeso. Mis síntomas eran incómodos: brotes en la piel, quistes y erupciones en mis brazos, y síndrome premenstrual. Estas condiciones no cabían en mi proyección de un futuro feliz. Por eso me uní a un grupo de apoyo y aprendí una forma de vida totalmente diferente.

Hoy la piel de mi cara está clara, las erupciones en mis brazos desaparecieron, y la molestosa sinusitis desapareció. Es maravilloso estar saludable. Pienso mantenerme así.

30. Bill, hombre

Ya no siento letargo y estoy más fuerte, ambos mental y físicamente. Duermo menos. Mi cara tiene rubor natural, es mucho menos pálida. Rebajé 10 libras y tengo mejor definición en mis músculos. La gente me comenta sobre cuanto mi apariencia ha mejorado.

31. Rainy, hombre

Me siento más enfocado y menos tóxico. Tengo una actitud más sana y positiva hacia la vida en general, y manejar los problemas se ha vuelto mucho más fácil. Me siento menos deprimido de lo usual. Me siento más apoderado. Ya no tomo la vida tan en serio, y hago tiempo para las amistades y las actividades sociales.

32. Albert, hombre

Me siento como un hombre nuevo. Rebajé 7 libras. Puedo caminar 10 millas. Duermo menos. Ayudo a más gente en la calle y en el trabajo, lo cual se siente grandioso. Ya no como de noche.

33. Alexandria, mujer

Perdí 16 libras y gané más energía. Mis sentimientos de ira profunda, que me deprimían, se han desvanecido. Mis amistades y familia me han comentado sobre el cambio. Soy más musculosa. ¡Nunca pensé que me encantaría hacer ejercicio, pero ahora sí!

34. Felicia, mujer

Me puedo enfocar mucho mejor. Mi indigestión se fue. Mi piel se aclaró. Estoy más delgada y firme, pero no flaca. Ya mi cara no está hinchada. Mis brazos están definidos. Ya no me preocupo sobre enfermarme con frecuencia como lo hacía antes.

35. Lavy, hombre

Estoy más consciente de mí mismo. Ya no le reacciono mal a los demás. Me siento más confiado. Ya no tengo la necesidad de enmendar las cosas con la gente. Simplemente me siento mejor.

36. Jennifer, mujer

Tengo mucha más energía. Los quistes que solía tener en la espalda y pecho se fueron. Siento que me paro más derecha. Me siento esbelta. Me siento divina. ¡Rebajé diez libras!

37. Mary Ann, mujer

Renuncié al trigo, lácteos, y azúcar. Bajé 5 libras. Mi relación conmigo misma y con los demás se ha transformado. Me siento equilibrada y confiada. También estoy emocionalmente fuerte. Ya no siento miedo. Me siento menos controladora de situaciones y de la gente. Ya no soy la víctima. Mis episodios de depresión han desaparecido. Me siento más amable y compasiva. Creo que antes de esto no estaba consciente de lo agradecida que estoy. Puedo realizar mis sueños. Ya no se sienten tan fuera de mi alcance como antes.

38. Leda, mujer

Solía tener infecciones serias de la cavidad nasal tres veces al año, y ahora rara vez ocurre. Mi piel estaba muy seca y se ha vuelto muy lisa. Fui diagnosticada con artritis reumatoide y ya casi no tengo síntomas. Mi sentido de audición ha mejorado dramáticamente.

39. Karen, mujer

Aprendí que mis limitaciones mentales me estaban quitando la vida. Me convencí de que tenía limitaciones físicas. Aprendí que tengo el poder mental para destruir estas barreras y vivir mi potencial pleno.

40. Ellen, mujer

Aprendí que aún estoy ahí por debajo de todas las cosas que se han acumulado a lo largo de los años. Aprendí que nunca es muy tarde para hacer las cosas que quiero hacer y que he aplazado. Ahora me acuerdo lo rico que es sentirse bien.

41. Olive, mujer

Toda mi vida he estado preparándome para el mañana y el futuro. Lo he tomado todo tan en serio que no me permití tiempo de "jugar." He aprendido vivir en el momento, vivir para hoy y crear tiempo para divertirme. Eso también es importante.

42. Liz, mujer

Aprendo perdonarme, y si cometo un error, seguir intentando.

43. Wanda, mujer

He aprendido como aplicar la disciplina, enfoque, paciencia, y sentido común a todos los aspectos de mi vida.

44. Linda, mujer

Sufría de pérdida de músculo, mi piel estaba fina, y mi pelo era gris. No tenía energía, era extremadamente olvidadiza, y mi vista era obstruida por manchas flotantes. También sentía hambre todo el tiempo porque era hipoglucémica. Después de seguir el protocolo de Gary, me siento como una persona nueva. Soy más fuerte, la condición de mi piel mejoró, y tengo más energía y claridad. Mi vista se ha aclarado y ahora puedo controlar mi hipoglucemia a través de mi dieta.

45. Iris, mujer

Antes de unirme al grupo de apoyo de Gary, estaba sobrepeso, lo cual me causaba dolor en las rodillas y articulaciones. Me sentía ansiosa todo el tiempo, enfadada y explotada. También crujía los dientes por la noche, despertaba con dolor en la mandíbula. Después de estar en el grupo de apoyo de Gary, perdí peso. Mis rodillas y articulaciones ya no me duelen, y tengo una perspectiva más positiva de la vida sin la ansiedad e ira que me plagaban.

46. Patty, mujer

No tenía energía. Mi piel estaba seca y se ponía fina, y estaba aumentando de peso y perdiendo músculos. Mi cuerpo se sentía tenso, y tenía manchas flotantes bloqueando mi vista. El protocolo de Gary me ayudó a perder peso. Mis articulaciones ya no se sientes rígidas, y mi vista ha mejorado, ya que las manchas han desaparecido. Tengo mucha más energía y me siento divina.

47. John, hombre

Antes de unirme a un grupo de apoyo, sufría de rosácea [rojez facial], pérdida de cabello, caspa, piel seca, adrenales sobre-estimulados, poca energía, herpes simple, colesterol elevado, riñones debilitados, falta de enfoque, y tintineo [en los oídos].

48. Karin, mujer

Era miope y experimentaba síntomas menstruales severos la semana antes de mi periodo, incluyendo sudores de noche, insomnio, y cambios de ánimo, El grupo de apoyo de Gary me ayudó a aliviar estos síntomas y mejorar mi vista.

49. Delia, mujer

Cuando empecé con el grupo de apoyo, estaba constantemente cansada, las manos y pies me picaban, y mi piel estaba muy seca. Era fumadora y experimentaba bronquitis a menudo, tenía tos crónica, y no podía respirar profundamente. También tenía presión alta y ciática en mi pierna derecha, experimentaba estreñimiento, y perdí mi vista de noche. Después de seguir el protocolo de Gary, me siento mucho mejor. He rebajado y aprendí a comer bien y hacer ejercicio, y ahora tengo más energía. Mi piel es mucho más suave ya no me pica. Mi presión ha bajado, y mi ciática ha mejorado. Muchos de mis problemas relacionados a fumar han mejorado. Puedo respirar mejor; ya no me de bronquitis; y mi tos ha desaparecido. Mi vista y problemas de digestión, también han mejorado de gran forma.

50. Raymond, hombre

Estaba cansado todo el tiempo, mi pelo estaba gris, también sufría de síndrome del intestino irritable, hinchazón, y aumento de peso. Tras seguir el protocolo de Gary, pude bajar de peso, ya no tengo panza. Mis problemas digestivos han mejorado de gran forma y ya no me siento hinchado o tengo síndrome del intestino irritable. Tengo mucha más energía, y mi pelo ya no me crece gris.

51. Mark, hombre

Me uní al grupo de apoyo de Gary, porque quería tener más energía. Tenía el pelo gris y se me estaba cayendo, y tenía osteopenia [baja densidad ósea]. También tenía grasa abdominal, vista borrosa, y dolor en los hombros. Tras seguir el protocolo, mi pelo está creciendo más oscuro y grueso, y mi masa ósea ha incrementado. También perdí peso, y el dolor en mis hombros se fue. Mi vista también ha mejorado de gran forma.

52. Deborah, mujer

Siempre tuve la menstruación irregular y no había menstruado en casi dos años. Había tomado píldoras anticonceptivas por años, pero dejé de tomarla en el año 2000 debido al aumento de 35 libras. Entonces, gradualmente dejé de menstruar. Mi libido desapareció, fue imposible bajar la grasa alrededor de la cintura, y experimentaba calores ocasionales. También experimenté depresión al pensar que podía ser infértil y en los efectos a largo plazo de no tener suficiente estrógeno. Toda mi diabetes mejoró.

53. Michael, hombre

Perdí 15 libras, mi piel y el color de mi pelo mejoraron.

54. Elizabeth, mujer

Tenía cándida y senos con quistofibrosis. Hoy soy libre de estas condiciones y me siento completamente sana y llena de energía. Mi piel ha mejorado. Mi pelo es más grueso. Soy más feliz y tengo más enfoque y claridad.

55. Adele, mujer

Estaba infeliz con mi peso, papada y mi tez que oscurecía. Tras seguir el protocolo, mi memoria mejoró. La diferencia más maravillosa que este programa me dio, fue ver mi cuerpo cambiar. Bajé 25 libras y gané músculo.

56. Peter, hombre

Mi intolerancia a la comida fue tratada con antibióticos en el pasado. Ahora, después de seguir el protocolo de Gary Null, encuentro que puedo tolerar casi toda la comida. Mi depresión, letargo, y tez pobre se han eliminado. Me siento lleno de vida y saludable.

57. Steven, hombre

Perdí 25 libras. Mi pelo y piel están rejuvenecidos. Uso la meditación, hipnosis, afirmaciones y visualización creativa para eliminar el estrés.

58. Didi, mujer

Incrementé la grasa en mi cuerpo a un nivel sano y puedo disfrutar del sexo de nuevo. Mi colesterol bajó 50 puntos y el HDL subió. Ya no tengo antojos por los dulces.

59. Kevin, hombre

Perdí 60 libras en 14 días. El ejercicio es lo principal en mi agenda.

60. Winston, hombre

Sufría de falta de energía, insomnio, y flatulencia causada por un colon espástico. Mi piel se ve fantástica, y las manchas en mi cuello y pecho ya casi no son visibles. Mi pelo y uñas crecen rápidamente y con fuerza. El estreñimiento, hinchazón, e indigestión se han reducido.

61. Mimi, mujer

Perdí 10 libras.

62. Barbara, mujer

El director de gastroenterología de un hospital de Nueva York me dijo, "deshágase de su colon y siga con su vida." Desde que sigo el protocolo de Gary, mi colon está perfecto. La última colonoscopía reveló un intestino rosado y bastante grande.

63. Iris, mujer

Fatiga crónica y problemas gastrointestinales son menos activos, y ya no requiero siestas.

64. Amy. mujer

Bajé 12 libras. Ya no tengo dolores menstruales. La piel de mi cara nunca ha lucido mejor. Tengo una rutina regular de ejercicio.

65. Juliet H., mujer

Tenía quistes crónicos en mis ovarios. Dentro de tres meses todos los síntomas de mi enfermedad de ovarios habían desaparecido. La protuberancia de mis ojos disminuyó. Ya no siento irritación en la garganta y respiro con comodidad.

66. Frank, hombre

Ocho meses después de una cirugía de 20 horas en el cerebro, que me dejó en cuidado intensivo por tres días, me uní al grupo de apoyo a la salud y grupo de corredores de Gary. Al poco tiempo pude descontinuar el tomar esteroides, píldoras para ataques epilépticos, synthroid, laxantes, y píldoras antiacidez. Mi doctor no entiende mi recuperación física, emocional, y mental en tan corto tiempo.

67. Andrew, hombre

Mi pelo se estaba cayendo. {Desde que me uní al grupo,} perdí 20 libras y he construido músculos. Mi pérdida de pelo cesó, la bursitis de mi rodilla disminuyó. Ya no necesito tomar siestas por la tarde. Duermo menos y me recupero de resfriados más rápidamente. Me curé de la faringitis sin antibióticos.

68. Muriel, mujer

Me siento fantástica. Tengo más energía, pienso con mayor claridad, y mi esposo y yo ambos dejamos de fumar.

69. Charlotte, mujer

Bajé 35 libras. Me siento muy fuerte. Tengo una actitud más feliz, más conforme sobre mi vida.

70. Dimitrios, mujer

Perdí 15 libras y pude mantenerlas. Hago ejercicio tres veces a la semana. Casi no veo televisión. Amo correr y caminar.

71. Andrea, mujer

Mis alergias mejoraron. Me dan menos resfriados y elimino mejor. Mi energía incrementó y perdí peso.

72. Beatrice, mujer

Mi pelo se estaba cayendo. Tenía una infección de hongos en mi talón derecho. Apenas tenía energía para completar mis tareas diarias. Noté rugosidad en mis uñas. Ahora mi cabello está creciendo más saludable, la rugosidad de mis uñas ha disminuido, y no tengo dolor artrítico. El hongo en mi talón desapareció. Mi nivel de energía es alto.

73. Susan, mujer

Perdí 20 libras. Mi piel es lisa, uñas fuertes, y mi pelo es brilloso.

74. Patrick, hombre

Mi capacidad de recordar y memoria son agudas. Mi piel es clara. Tengo menos mucosidad nasal, y una frecuencia cardiaca en reposo mejorada. El tamaño de mis aperturas nasales se achicó. No tengo ojeras y el dolor de la neuropatía periférica en las dos piernas ha disminuido tanto, como el dolor artrítico. No me he enfermado desde que empecé el programa.

75. Elaine, mujer

Pierdo una libra por semana. Mi presión arterial bajó. Mi pelo es brilloso. No estoy deshidratada, ni me dan dolores de cabeza.

76. Sigrid, hombre

Bajé 30 libras.

77. Trelline, mujer

[Antes del programa] Tenía estrés, sobrepeso, hipertensión, anemia, y una menstruación pesada. [Con el programa] mi pelo, piel, y uñas están fuertes y saludables. La anemia amenazaba mi vida. Hoy, ya no tengo esta condición y mi menstruación es normal.

78. Gary, hombre

Estaba 35 libras sobrepeso. Mi presión arterial era 180/110, mi colesterol 240. Perdí 18 libras, y ahora corro en el maratón de Nueva York.

79. Eugene, hombre

Fui diagnosticado con un melanoma pequeño en mi ojo derecho. Soy legalmente ciego en el ojo izquierdo. El cáncer no ha crecido en ocho meses. Las migrañas virtualmente desaparecieron. Perdí 35 libras y mi espalda ha mejorado. Otras condiciones menores también han mejorado.

80. Nevea, mujer

Ya no tengo infecciones de la cavidad nasal ni resfriados, mi piel se ve maravillosa, y mi menstruación es normal.

81. Natalie, mujer

Ya no tengo dolores de cabeza por la tensión y la severidad del herpes labial ha mejorado.

82. Stacey T., mujer

Perdí más de 60 libras. Duermo menos. Mi piel se aclaró, y tengo control de la vejiga. Practico yoga y meditación.

83. Eleanor H., mujer

Antes del grupo de apoyo, tenía trastornos físicos. Mi función adrenal y de la tiroides era baja, dejándome exhausta, estresada, fría, y cansada. No tenía la energía para hacer ejercicios. El protocolo eliminó estos problemas. No he tenido una infección de la cavidad nasal en siglos. Mi hipoglucemia prácticamente ha desaparecido. Despierto temprano sin estrés, sintiéndome feliz y consciente. Ya no uso medicamentos recetados. Mi cuerpo se sana solo.

84. Rich V., hombre

La calidad de mi piel mejoró. Perdí peso y ahora corro ocho millas por día. Mi olfato está mejorando. Mi pelo crece menos gris. Ya no siento falta de energía a las 3 p.m. todos los días.

85. Liz M., mujer

Perdí 20 libras. Tengo una energía increíble y no siento que me agoto. Duermo menos horas, pero tengo sueño reparador. No estoy deprimida.

86. Liza S., mujer

Soy maestra y me enfadaba con mis estudiantes. [En el programa] perdí 25 libras y tengo más fuerza y menos dolor. Mi piel se ve bien. Puedo tolerar a mis estudiantes sin ira. Mi punto de vista nuevo y energía positiva parece estar contagiándolos.

87. Chris M., hombre

Mi fuerza y resistencia incrementaron. Mi tez está más clara.

88. Florence H., mujer

Perdí peso y me siento más energética. Sigo el protocolo con placer.

89. Moishe, hombre

Timidez, remordimiento, y autoestima baja fueron reemplazados con respeto propio y control personal. La condición de acné se aclaró. La artritis que me limitaba, mejoró 70 por ciento. Ya no necesito gotas para los ojos. Recibía inyecciones dos o tres veces por semana sin mejoría para varias alergias. Tenía dificultas caminando en el aire tóxico de la cuidad. Estos problemas o disminuyeron o desaparecieron por completo. Me veo diez años más joven. Mi piel facial es clara y saludable.

90. Patricia B., mujer

Fui diagnosticada con leucemia mielógena durante la separación de mi esposo abusivo con quien estuve 28 años. Estaba en remisión con quimioterapia y fui a una charla de Gary Null sobre "Quien realmente eres." Hoy camino con fuerza y corro tres millas, cinco veces por semana. Hago 200 abdominales a diario. No podía creer que iba a encontrar la energía para re-inventarme, pero lo hice.

91. Kristi A., mujer

Mi actitud y cuerpo se transformaron. Perdí 83 libras.

92. Josephine, mujer

Desde empezar el protocolo de Gary, mi cándida ha mejorado bastante, mis quistes fibroides desaparecieron, al igual que mi acné.

93. Angela, mujer

Perdí 5 libras. Eczema mejoró y mi flexibilidad mejoró. Tengo más energía y me siento menos egoísta.

94. Monica, mujer

Perdí 3 libras. Requiero menos sueño. Mi condición bronquial se corrigió. Mi vista a los 71 se ha mantenido estable sin el uso de espejuelos. La salud de mis encías ha mejorado, mis uñas están más fuertes y crecen más rápidamente. Las raíces de mi pelo se han vuelto grises con manchas marrones y negras cuando antes eran blancas, y crece más rápido. Las arrugas de la piel son menos y se ve más tersa y suave. Sexualmente, mi proceso de envejecimiento se ha detenido. He vuelto a ser premenopaúsica. Mis senos están más llenos y firmes, y mis órganos reproductivos ahora se auto-lubrican.

95. Patricia F., mujer

Tengo un historial psiquiátrico de más de 30 años. Tengo un bocio y la tiroides inflamada del litio y la discinesia leve [movimientos involuntarios] de Stelazine. Hoy soy libre de toda droga psiquiátrica. No tomo litio, ni Wellbutrin, ni Stelazine. Me siento equilibrada, feliz y emocionada por la vida. Estoy menos confundida, más clara en mis pensamientos, y con la memoria mejorada.

96. Pat, mujer

Me siento mejor ahora que como me sentía en mis 20. Ahora tengo 42. Perdí 20 libras. Mi piel está más clara, mi energía aumentó. Siento mayor estabilidad mental. La piel reseca en mis pies se aclaró, la caída de mi pelo mejoró, las alergias desaparecieron. No he tenido un resfriado o gripe desde que empecé el protocolo. Necesito menos sueño, pero despierto renovada.

97. Joel, hombre

Perdí 8 libras, 2 pulgadas de cintura y 2 por ciento de mi grasa corporal. Mi pelo y piel se ven mejor, y mi visión está más clara.

98. Natalie, mujer

Perdí 50 libras. Tengo más energía. Me siento más despierta y consciente y menos fatigada. Mi pelo es más brilloso. La rojez en mi cara ha mejorado. Y no necesito medicamentos para los dolores menstruales.

99. Tara, mujer

Mi artritis mejoró y mis articulaciones son menos dolorosas. El herpes general y genital ha desaparecido. Mis alergias han mejorado y mi menstruación es regular. Tengo muy poco dolor en la espalda, y ya no estoy estreñida.

100. Peter, hombre

Perdí 8 libras. Los problemas de la tiroides desaparecieron y ya no tengo depresión. Tengo mucha energía. No necesito muletas.

101. Stanley, hombre

Me siento como lo hacía hace 10 años. He reducido la presión arterial. Tengo una mejor habilidad para concentrarme. Tengo mayor fuerza física. Tengo mayor resistencia, y mayor interés en el sexo.

102. Jennie, mujer

La depresión ha disminuido y tengo menos dolor en general. Tengo más control sobre mis emociones.

103. Sandy, mujer

Llegué al programa sobrepeso, corta de respiración, y diabética. Perdí 29 libras. Camino 2 millas por día sin sentirme corta de aire, y mi diabetes está controlada.

104. Patricia, mujer

Mi piel se aclaró. Ahora es tersa y suave. Tengo más energía. Mis venas varicosas se están aclarando. Perdí 10 libras. Bajé una talla y media. Me siento muy bien haciendo ejercicio.

105. Eva, mujer

Perdí 35 libras. Ya no estoy deprimida e hinchada. El dolor ha desvanecido. Mi espalda nunca me duele.

106. Susan, mujer

Perdí 20 libras, mi piel es más limpia, mi pelo es más brilloso, y mis uñas están más fuertes. Soy mucho más fuerte y tengo mejor definición muscular.

107. Nick, hombre

Ya no me siento hinchado, y mi nivel de energía ha incrementado. Perdí 20 libras. He ganado 5 a 7 libras de músculo. Corro tres a cuatro millas por día, tres a cuatro veces a la semana.

108. Liza, mujer

He bajado 25 libras y tengo menos dolor de fibromialgia y artritis. Estoy mentalmente más clara, mucho más enfocada. Tengo más energía aunque duermo mucho menos.

109. Gary M., hombre

Tengo la mente más clara. Perdí 11 libras. Mi piel resplandece. Mi respiración es mucho mejor. Mi actitud hacia la vida es más positiva.

110. Nancy, mujer

Ya no estoy estreñida, y por lo general el dolor en mi cuerpo ha desvanecido.

111. Joel, hombre

Tengo más energía y por lo general soy más eficiente de día a día.

112. Hyacinth, mujer

Mi colesterol era alto. Tenía episodios de mareos. Dedos artríticos, mi piel y mi pelo mostraban las señales del envejecimiento temprano. Mi piel es más tersa y juvenil; el nivel de colesterol ha bajado. Mi pelo está creciendo de nuevo; mis uñas son firmes y rosadas. La artritis en mis dedos ha disminuido, y no tengo mareos. Pienso claramente, y estoy alerta.

113. María Q., mujer

Tenía fatiga y edema. No podía tolerar el calor y tenía migrañas, artritis, y un ritmo cardiaco irregular. Perdí 15 libras, y ahora mi energía es tan alta como mi optimismo.

114. Neville, hombre

Tengo mayor claridad en mis pensamientos. Mi colesterol bajó, y también lo hizo mi peso, y la definición de mis músculos ha mejorado.

115. Michael, hombre

[En el pasado] ataques epilépticos tuve con síntomas parecidos a los del Alzheimer. Un edema anormalmente severo en mis piernas, me incapacitó. Estuve en una coma por 60 días. Se me sugirió que ingresara a una facilidad de cuidado médico. Mi salud tomó un giro positivo con el protocolo de Gary Null. Hoy ya no necesito un compresor para la edema de mis piernas. El tamaño de mis piernas se redujo 30 por ciento. Duermo menos y perdí 23 libras. Hago ejercicios con pesas de mano. Mi presión arterial ha bajado. La velocidad de mi cerebro parece estar más rápida.

116. Nellie, mujer

Mi presión arterial era 140/90, y mi colesterol era 268. Tenía fibroides grandes y fui advertida sobre el cáncer. Demasiado estrés creó dolor de pecho y angina. Perdí 15 libras. Ahora mi colesteroles
198 y mi presión arterial es 120/80. Mi último examen médico fue excelente, ningún rastro de fibroides. Camino con fuerza y me siento energética. La gente halaga mi piel saludable. Manejo el estrés con humor y no reacciono a la indiferencia de los demás. Ante todo, mi vida es más saludable.

117. Oliver, hombre

Pesaba 238 libras. Mi colesterol y presión arterial estaban elevados. Tenía dolor en el pecho, en mis rodillas y tobillos, y acidez frecuente. Estaba avergonzado de las manchas de envejecimiento marrones en mi piel y mi vista estaba mal. Mi peso fue de 238 libras a 188 libras en 5 meses. La presión arterial y colesterol bajaron. Hago ejercicio de una a dos horas diariamente, medito, y uso jugos y suplementos con gran entusiasmo. Ya no tengo dolor en el pecho o acidez. Me siento energético, menos astigmático, y mi pelo y unas están más saludables. El grupo de apoyo terminó, pero mi vida empezó.

118. Ricardo, hombre

Estaba enfermo constantemente con refriados y gripe, mi pelo se estaba cayendo, perdía energía, y estaba engordando. Reaccionaba mal a las personas que me criticaban y nunca manejaba situaciones correctamente. Cambie mis hábitos y seguí el protocolo de Gary. Ya no me dan resfriados, mi pelo es más grueso, y tengo la energía de mi juventud. No hice dieta, solo seguí el protocolo y perdí peso. Siento claridad y lidio con la gente de forma diferente. Quizás es porque mejoré mi autoestima. Fue una gran mejoría para mí.

119. Richard, hombre

Noté que me daban muchas infecciones respiratorias cuando aumentaba de peso. También me faltaba energía, necesitaba más sueño. Mi piel estaba seca y era problemática. Perdí 20 libras y tengo buena energía. No necesito dormir tanto como antes. Ya no me sale flema con la tos. Mi piel está lisa y humectada.

120. Rose, mujer

Mi presión arterial se disparó. Ese fue uno de los aspectos preocupantes que me dio con el envejecimiento. Estaba cansada durante el día y quiera recobrar mi vitalidad. La mejor forma fue entrar a un grupo de apoyo de la salud de Gary Null. El cuerpo es extraordinario. En un corto tiempo mi presión se normalizó. También me siento mucho más energética.

121. Ruben, hombre

No me agradaba la forma en que me sentía ni mi apariencia. Mi piel tenía erupciones con quistes infecciosos. Necesitaba largos descansos de noche. Mi aumento de peso coincidía con resfriados frecuentes, y mi pelo se tornó seco con una textura desagradable. En un corto tiempo, perdí 12 libras y los quistes de mi piel se aclararon. Mi pelo está suave, y más saludable. Ya no tengo infecciones respiratorias, Duermo menos y disfruto más de las horas que estoy despierto. El protocolo realmente funcionó para mí.

122. Susie, mujer

La noche que mi hijo me llevó a la sala de emergencia, me dijeron que no vería el amanecer al día siguiente. Tenía tres úlceras que sangraban y sentía ira hacia mi enfermedad. La anemia me causó fatiga extrema, y la pérdida de peso que experimentaba a diario era algo de relajo para mí. Me dijeron que podía perder 30 por ciento de mi estómago si la condición persistía. Me mandaron a casa con una lista de medicamentos. Gary mencionó en su programa de radio que los jugos de sábila y repollo eran buenos para las úlceras. Compré un exprimidor y sábila y me bebí la combinación. Ese día descarté todos los medicamentos. Eventualmente, me uní a un grupo de apoyo. Sábila, repollo, y a veces el chucrut aliviaban mi problema, pero fueron los jugos verdes y la eliminación de los lácteos, trigo, y otros productos lo que realmente me reforzó. Mi endoscopia reveló que ya no había úlceras. Creo que esto es increíble. Perdí 15 libras en el protocolo; mi cuerpo empezó a tomar forma nueva. A este punto de nunca haberme desviado del protocolo, he detenido mi envejecimiento, y soy más fuerte emocionalmente.

123. Job, hombre

Antes de unirme al grupo de apoyo, pesaba 210 libras, me fumaba tres paquetes de cigarrillos al día, tomaba alcohol, me sentía deprimido, tenía dolor en las rodillas, y tenía infecciones respiratorias. Un día vi al hombre viejo en el espejo y me espanté.

Hoy sigo el protocolo y tomo sus polvos rojos, verdes, y de proteína. Los batidos me mantienen satisfecho todo el día. Tomo agua purificada, uso suplementos, y me siento de maravilla. No he tenido un resfriado en cinco años, y no hay más infecciones respiratorias.

124. Joe, hombre

Sigo una dieta orgánica y vegana y no tomo vacunas. Mis vecinos me dicen que parezco de 45 años. Ellos admiran mis cambios. Yo aprecio mi estilo de vida sano. Me hace muy consciente de la tremenda cantidad de obesidad que hay hoy en día. Estoy confiado y contento con mi vida.

125. John F., hombre

Desarrollé artritis psoriásica hace 30 años. Tuve cirugía para fundir mi muñeca. Mis rodillas y cuello se estaban deteriorando, y por eso usaba medicamentos fuertes y analgésicos de la farmacia. Mi presión arterial se elevó, y fui advertido que debía cambiar de carrera.

Mi hija me motivó a unirme a un grupo de apoyo de la salud. Hoy soy vegano, y no como azúcar ni trigo. Después de empezar el protocolo y tomar jugos, estuve libre de dolor en cuatro semanas. Ya no tomo más medicamentos, y toda la inflamación ha disminuido. Mi doctor comentó que la condición de mis rodillas es la mejor que ha visto y que mi presión arterial es normal. Ahora puedo tomar largas caminatas. He recobrado mi vida. Mis vecinos que observaron la mejoría hoy están siguiendo el protocolo. Una pareja, un diabético y su esposa con esclerosis múltiple, reportaron mejoría física. Por seguir el protocolo, mi primo bajó 10 libras en 2 semanas y ya no tiene acidez.

126. Karen, mujer

Frecuentemente tenía las glándulas hinchadas e infecciones respiratorias. Mi energía era baja, mi pelo se ponía gris, y estaba demasiado cansada antes de la menstruación. Mi vida era complicada por personas que hoy llamo tóxicas.

Me uní a un grupo de apoyo y decidí darle todo lo que tenía. Tomé jugos y me volví orgánica, muy cuidadosa con mi plan de alimentos. Hice las tareas y escuché las charlas e invitados cuidadosamente. Hoy estoy en excelente salud sin resfriados, incomodidad pre-menstrual o [la molestia] del impacto de personas irritantes. Mi energía es alta, y he perdonado errores del pasado.

127. Karina, mujer

Estaba bastante enferma antes de que aprendiera a desintoxicarme. La condición de mi piel era muy fea, mis encías sangraban, tenía neuropatía en mis manos y rodillas, dolor de artritis, y fui diagnosticada con insuficiencia renal. Manchas flotantes y retinopatía me causaban problema en la vista. Las pruebas mostraron niveles anormales de la tiroides, y mi presión arterial y colesterol estaban elevados.

Hoy, después de completar el grupo de apoyo, seguir las instrucciones de Gary, y cuidadosamente hacerlo día a día, no tengo la piel mala. Mis dientes y encías están bien. El dolor de neuropatía y artritis desapareció. Las pruebas determinaron que mi enfermedad renal se ha reducido. Mis problemas de la vista han desaparecido. Mis pruebas de la tiroides son normales tanto como las de la presión arterial y el colesterol. Tengo una vida normal y estoy agradecida por la experiencia, educación, y cuidados que recibí.

128. Kenneth, hombre

Estaba cargando demasiado peso en mi cuerpo. Estaba incómodo con dolor en mi hombro de una herida. Mi asma frecuentemente me limitaba. Estos problemas me hicieron rabioso y pesimista. Tenía rabietas frecuentes, a veces con violencia. Mi confianza y autoestima eran bajas.

Tomar jugos, hacer las tareas, hacer la dieta vegetariana, las charlas, y la confianza que me enseñó la gente de mi grupo me ayudó a completar las primeras semanas. Ahora soy vegano y disfruto mi estilo de vida. Aprendí mucho de mí a través de responder a las preguntas. Pensé en mis relaciones. Perdí más de 35 libras. Ya no estoy congestionado todo el día, mi asma parece estar controlada, y no trato de competir con otros. Mi vida está despojada y mi cabeza también.

129. Keith, hombre

Estaba bastante infeliz con mi vida. Tenía que perder peso y pensé que ese era el problema. No sentía que podía lograr gran cosa. No sabía a dónde iba, no hacía nada constructivo. No estaba seguro que unas charlas y cambios de dieta me ayudarían. Las cosas estaban tan malas. ¿Qué tenía que perder? Me uní a un grupo de apoyo.

Muchos de los participantes entraron peguntándose si funcionaría. Sabíamos que la información y lecturas estarían correctas, pero cuestionábamos si lo podíamos hacer. Yo lo hice y también lo hicieron todos los demás. Qué cambió del primer día a la graduación. Perdí 10 libras y las mantengo. No me siento solo y tengo ganas de planificar un futuro mejor. Actualmente me siento feliz y he aprendido a escuchar mi voz interior. Le experiencia me ha reformado. Sé que tengo determinación propia, y estoy loco con el protocolo.

130. Larry, hombre

Cargar con un cuerpo pesado me causó agotamiento y fatiga. Nunca hice ejercicio y comía la dieta típica americana. A menudo tenía problemas de acidez por el azúcar en la soda y comida chatarra.

Me tomó un poco de tiempo para acostumbrarme a tomar los jugos, pero las explicaciones y el respeto que nos mostraron a los que estábamos en el grupo nos hizo estáticos. Empecé a sentir mi energía crecer. Me volvió totalmente orgánico, vegano, hago ejercicio. Corro y camino con fuerza. Mi pelo crece más oscuro, bajé 20 libas, y mi digestión mejoró. Aún sigo el protocolo, uso los polvos y suplementos, y amo a mi nuevo cuerpo, y nuevo estilo de vida. Gracia a Luanne y Gary por ayudarnos a entender que nuestras vidas están en nuestras manos.

131. Luis, hombre

En el momento que me uní al grupo, pesaba 155 libras. Mi presión arterial estaba elevada y mi colesterol también. Ya no era "avispado." Mi memoria no era tan buena como una vez lo fue. Mi pelo se estaba cayendo y me sentía cansado. Escuché a Gary Null en la radio y leí sus libros, y cuando un grupo de apoyo nuevo empezó, me uní inmediatamente. Estaba entusiasmado y optimista. Me quedaba después de clase para compartir mis sentimientos positivos con los otros miembros. Hoy peso 145 libras. Soy totalmente orgánico, tomo jugos, uso agua pura, y tengo energía excelente. Mi pelo y cejas son más gruesos. Las pruebas de presión arterial y colesterol son normales. Mi memoria mejoró, mi piel se ve excelente, y puedo leer sin espejuelos.

Como mi última comida antes de las 6 p.m. Esta experiencia me dio una nueva oportunidad de vida.

132. Marina, mujer

Tenía varios problemas y quería una solución. La comunidad médica no la tenía. Estaba sobrepeso y eso me drenaba la energía. Después de la menopausia, mi pelo y uñas se tornaron débiles, y me sentía muy deprimida. Fui recetada Prozac para el "síndrome multimenopaúsico." Aún estaba deprimida. ¿No había un lugar para personas como yo? Finalmente escuché sobre un grupo de apoyo de la salud y sin saber exactamente lo que era, me registré.

Me uní al grupo, y era tan interesante, y era inteligente, y respetaban a las personas que la atendían. Aprendí como la dieta afecta el estado de ánimo y el cuerpo. Seguí el protocolo y perdí peso. Lo mantuve así. Tengo mucha energía. Mi pelo y uñas están volviendo a su grosor premenopaúsico. Detuve el Prozac cuando empecé el protocolo y empecé a sentirme maravillosa. Duermo bien. Ya no tengo depresión.

133. Marlene, mujer

Estaba sobrepeso, lo cual causaba que una de mis rodillas se me hinchara y se me lastimara. Mi presión arterial estaba alta. Siempre me daban resfriados, y tenía dificultad recuperándome de ellos. Alergias ambientales me hacían sentir enfermo. Comía lácteos y carnes. Cuando me hice el análisis de pelo, me dijeron que tenía uranio, arsénico, titanio, y tintes comerciales en mi sistema. Mi diagnóstico de salud era tan malo que sabía que tenía que hacer algo, y ese algo fue anunciado en el programa de radio de Gary Null. Me uní a un grupo.

Aprendí como le hacemos daño a nuestros cuerpos con comida y la exposición. Estaba fascinada. La mayoría de la gente en el grupo creó sus propias enfermedades. Seguí las instrucciones de Luanne y Gary cuidadosamente, un día a la vez. Hoy soy 40 libras más delgada. Puedo caminar libremente. Descubrí comidas nuevas y granos, panes diferentes. Tengo menos incomodidad nasal, menos alergia, menos infecciones respiratorias. Hay un sentido de bienestar en mí. Las cartas de perdón y las tareas me dieron comprensión. Las clases me dieron libertad. Estoy agradecida.

134. Mary Ann C., mujer

Empecé a demostrar las señales del envejecimiento. Mi peso subía con mi fatiga, mi pelo estaba más débil, mi piel se arrugaba. Era pesimista sobre mi apariencia física. Sentía dolor por unos discos herniados en mi cuello. Noté que mi definición muscular no era lo igual que hace unos años atrás. Estaba determinada a eliminar estas condiciones y me uní a un grupo de apoyo después de escuchar a miembros hablar de sus experiencias.

La experiencia del grupo era emocionante. Los participantes eran fabulosos, optimistas, y serviciales conmigo y con los demás. Éramos una familia. Bajé 20 libras y tengo menos arrugas. Mi pelo es más saludable. Tengo menos dolor en mi espalda, y con ejercicio mis músculos mejoraron, No me dan resfriados, y me siento más fuerte, tranquila, y más positiva. Es un milagro, pero realmente no lo es. Es limpiarse, fortalecerse, y mantener el protocolo.

135. Monty, hombre

Estaba sobrepeso y era semivegetariano. Usaba lácteos y tenía incomodidad digestiva. Me sentía sano, pero me enfadaba fácilmente. Soy psicólogo, estudié medicina china, herbología, y acupuntura eléctrica alemana. Viví en Italia por muchos años.

Me uní al grupo de Gary para aprenderme el protocolo para mí y para mis pacientes. Reconocí mi ira defensiva. Hoy por vivir vegano, tomar jugos, y disfrutar de patrones de comer diferentes, encuentro a la vida diferente. Medito. Me siento apoderado de mí mismo, establezco límites, y no me expongo a abusos. Mi carrera está empezando a ser exitosa. Hago contactos con facilidad. Recordando mi comportamiento de ira, reconozco que el grupo de apoyo y la desintoxicación renovaron mi vida.

136. Barbara, mujer

Pesaba 168 libras y aumentaba de peso sin comer en exceso. Usaba medicamentos para una herida en los discos de la columna y estaba en rehabilitación, terriblemente estresada con ataques de ansiedad. Estaba hinchada tras de comer mi dieta usual de carne, trigo, azúcar, café, y lácteos. Mi colesterol estaba alto y las migrañas me condenaban a la cama. Fui clasificada deshabilitada por cuatro años. La cándida atacaba mi cuerpo. Vomitaba después de las comidas. Un día después de leer uno de los libros de Gary, lo vi en PBS. Me uní a un grupo de apoyo en 1994.

Asistí a las clases abierta al cambio, y después de dos semanas en el protocolo, de comer vegano, orgánico, y nunca más volver a las comidas tóxicas, el cambio empezó. Hago ejercicio en un centro de rehabilitación para mi problema de la espalda. Los probióticos y comer con sensatez eliminaron los vómitos. Soy una cocinera vegetariana y pienso estudiar la preparación de comidas vegetarianas. El dolor en la espalda es esporádico y no tan agudo. Aún estoy en recuperación pero ya no uso medicamentos. Nunca vi la vida como la veo ahora.

137. Rick, hombre, 80 años

Tuve cirugía para una hernia aortica. También tenía una hernia de hiato, colesterol alto, herpes, y estrés.

Entre a un grupo de apoyo, me volví vegano y orgánico. Completé todas las tares, escuché las charlas, y encontré salud y conformidad. Mi cuerpo se sanó bien después de una cirugía peligrosa. Ahora tengo negocio propio y compito con personas mucho más jóvenes que me tratan como un igual. Tengo una vida libre de estrés, automotivadora. Mis relaciones de familia sanaron usando estrategias desarrolladas en las tareas escritas del grupo. El grupo me dio la salud para revitalizar mi vida y entrar a un futuro largo y satisfactorio.

138. Eileen, mujer

Estaba sobrepeso. Mi pelo y uñas estaban débiles. Tenía una rodilla hinchada por tres accidentes de automóvil. Sufría de erupciones de la piel. No podía dormir bien y estaba cansada todo el día. Quería estar saludable y cambiar mi trabajo. Decido unirme a un grupo de apoyo. Escuché a los miembros hablar de su éxito. Decidí cambiar mi trabajo, mi vida.

El grupo tuvo un efecto maravilloso. Me hice amiga de varias personas y hablaba con ellos durante la semana. Nos motivábamos. Hoy, soy 25 libras más delgada. Mi pelo y uñas crecen rápidamente. La hinchazón en mi rodilla ha disminuido. Ya no tengo erupciones en la piel, mi energía es alta todo el día porque duermo bien. También estoy en una carrera nueva.

139. Joseph I., hombre 63 años

Leí los libros de Gary Null y escuché *Natural Living* por muchos años con buenos resultados. Tengo hepatitis, presión arterial elevada, diabetes, nervios dañados, y recientemente tuve un episodio de Bell's Palsy. También tengo tres discos protuberantes en la columna. Con todos estos problemas, buscaba alivio y sanación.

Decido seguir el protocolo. Las personas que lo adoptan tienen buenos resultados. Hoy tomo jugos, no necesito espejuelos durante el día, y estoy contento porque mi presión y diabetes están controladas, y que el Bell's Palsy no ha regresado por dos años. Dejé de levantar pesas cuando lastimé mi espalda hace diez años. Recientemente resumí levantar pesas. Tengo mucha energía y la piel de mi cara es fuerte. Mis uñas son fuertes y rosadas. Como un anciano con un presupuesto fijo, no tengo los recursos para un nutricionista, no obstante, estudio nutrición con los programa de Gary y sus libros. Gracias.

140. Pat, mujer

Fui internada tres veces por padecer de enfermedad cardiaca congestiva. Estaba conectada a oxígeno las 24 horas del día por enfisema. Pesaba 225 libras. Tenía artritis, diabetes, ciática, glaucoma, y usaba esteroides.

Llegué a las reuniones del grupo de apoyo en una silla de ruedas con el oxígeno conectado. Hoy me refiero a mí misma como "un milagro andante." Sigo el protocolo, camino diariamente, ya no uso esteroides, y hasta viajé a Nueva York. Me tomó un tiempo limpiar mi sistema, pero la vida vegana y orgánica fue la solución. Mis vecinos se alegran el verme salir para mi caminata diaria. La desintoxicación funciona.

141. Alice D., mujer

Mi sistema inmunitario estaba débil. Me daban muchas infecciones respiratorias. Necesitaba largas horas de sueño cada noche. Muchos años atrás un médico me inyectó cortisona en mi cuero cabelludo. Pronto descubrimos que yo era alérgica a la droga y desarrollé alopecia [parchos de calvicie]. Mis ojos estaban resecos. Y generalmente estaba incómoda conmigo misma.

Empecé las sesiones del grupo de apoyo y seguí el protocolo y las afirmaciones. Pronto noté que ya no me daban resfriados. Dormía menos y despertaba descansada. La condición de mis ojos está en mejoría y estoy consciente de la relación entre despojar y ordenar mi vida. Estoy feliz de reportar que efectivamente mi vida me satisface. El protocolo y las lecciones me trajeron éxito.

142. Ken S., hombre

Trabajo en una prisión. Este trabajo es muy estresante. El impacto del trabajo me preparaba para noches tensas en la casa. Me sentía culpable por mi trabajo: me drenaba la energía. Se me estaba cayendo el pelo. Sentía que esto era parte de envejecer. Mi energía estaba baja. No sabía qué hacer para reforzar mi resistencia y cambiar mi vida. Cuando se formó un grupo de apoyo, me uní a él.

Sigo el protocolo y eliminé toda comida alérgica. Tomo jugos, lo cual limpia mi sistema y me da energía. Estoy consciente de toxinas ambientales que pueden reformar mi cuerpo y mi mente. Perdí 20 libras, y ya me crece pelo nuevo en la cabeza. El estrés del trabajo que me arrastraba ya no afecta mi vida personal tanto como antes. No siento remordimiento por mi trabajo. Últimamente, pienso y cuestiono los dogmas religiosos. Las cosas están mejorando

143. Maria R., mujer

Fi recetada Prozac para mi síndrome menopáusico por mi ginecóloga. Aumenté de peso y perdí energía. Mi pelo y uñas estaban débiles. Tenía dificultad para dormir y me sentía deprimida. Pensé que seguía un plan de alimentos sensible. No conecté la comida con el envejecimiento.

Empecé el protocolo de desintoxicación cuidadosamente y lo seguí con diligencia. Quería detener mi envejecimiento y limpiar mi sistema. Perdí peso y estoy manteniendo la rebaja. Tengo mucha energía. Mi pelo y uñas están creciendo a su grosor y fuerza premenopáusicos. Descontinué el Prozac cuando empecé el protocolo, y ya no estoy deprimida. Duermo bien, me veo bien, y cada día soy más saludable.

144. Moishe, hombre

No era enérgico en lo más mínimo. Mi piel era áspera. Tenía infecciones de hongos en mis uñas y tenía varias alergias. Tenía un problema crónico de ojos secos con quemazón que persistía. Tenía miedo de la soledad y no viajaba. Me aislaba. Escuché a los miembros del grupo de apoyo hablar de sus mejorías cuando fui a la oficina de Gary Null y decidí que iba a entrar a un grupo de apoyo.

Inicialmente, tras un corto tiempo de desintoxicación, mi energía se disparó. Según continúe, mi piel y uñas sanaron. Hoy no tengo reacciones alérgicas. Mis problemas de los ojos han sanado, y mi pelo crece rápidamente. Las charlas y tareas me hicieron mirar profundamente hacia mi interior. Hoy vivo solo. No le temo a la soledad. Atiendo actividades y me siento abierto a las personas.

145. Dorothy, mujer

Durante el programa, perdí50 libras y muchas pulgadas. Mis números de sostén y zapato bajaron, y soy cinco tallas de vestido más pequeña. La tez y elasticidad de mi piel mejoraron, y mi nivel de energía incrementó. Tuve que cortarme el pelo varias veces el mes pasado. Manejo al estrés y la negatividad, y esto ha incrementado mi autoestima. La meditación es tan importante como leer y reflejar, no solo al cierre del día, pero cuando sea que la requiero. Establezco metas para el futuro, enfocándome en las soluciones y mis necesidades personales. Uso afirmaciones en el presente durante el día, aceptándome sin negación. Estoy segura de soluciones positivas, sin factores negativos. Mis fuerzas son mucho mayores de lo que una vez creía. Soy un trabajo en progreso, y perdono, aprendo mis lecciones, y dejo la basura.

146. Gloria, mujer, 78 años

Llegué al grupo de apoyo con varios trastornos físicos. Estaba un poco sobrepeso. Mi pelo se estaba poniendo gris. Tenía degeneración macular, hipoglucemia, enfermedad periodontal, venas varicosas en mis piernas, y una curva en la columna que podía volverse degenerativa. Me uní a un grupo de apoyo.

Perdí 10 libras y estoy llena de confianza propia. Mi pelo es más grueso, y está creciendo con color. Hay una mejoría en el problema de la degeneración macular que temía iba ser permanente. No tengo hipoglucemia o enfermedad periodontal. Las venas varicosas de las piernas disminuyeron, y la curva en mi columna se siente menos aguda. Mis rellenos de amalgama fueron removidos. Regresé a la universidad para un título universitario, y lo mejor de todo, mi familia está orgullosa de estos cambios. Me preparan las comidas especiales del protocolo cuando los visito y respetan mis decisiones.

147. Bob, hombre

Estaba curioso sobre esta cosa llamada el protocolo de desintoxicación. No sentía que estaba en mala salud, pero decidí asistir a un grupo a ver si me impactaba de alguna manera. Quería rebajar, pero no me gustaba hacer dietas. Mi presión arterial estaba un poco elevada y me daban dolores de cabeza.

Fui a todas las reuniones, escuché y aprendí. Perdí peso sin hacer dieta. Mi cintura es más pequeña. Mi presión arterial es normal. Necesito menos sueño y mis dolores de cabeza se han ido. El protocolo y la ciencia detrás de él son válidos. Es una experiencia maravillosa.

148. Paul P., hombre

Quería sentirme saludable. Los medicamentos no hacían el truco. No podían hacerme sentir saludable, solo aliviaban mi incomodidad por un periodo corto de tiempo. Tenía la presión arterial elevada y problemas musculares frecuentes. Si un grupo de apoyo funcionó para tantas otras personas, decidí darle una prueba.

Los cambios de dieta crean mejorías físicas en tres días. Sigo el protocolo y los ejercicios escritos. Escuché las charlas, y entonces un día me dicen que mi medicamento de la presión [iba ser] reducido a la mitad. Ya no siento tirones musculares. El aspecto espiritual detuvo un impacto y decido bajar mi velocidad y despojar mi hogar. Esto me hizo sentir libre, ahora me considero tan importante como mis clientes y estoy empezando a entenderme.

149. María T., mujer

Estaba deprimida y sobrepeso, incómoda con las libras demás. Contenía mi ira y no discutía, entendía o compartía mis sentimientos con nadie. Tenía temor de tomar riesgos, como pedir un aumento. Ser tímida y rabiosa no era un buen lugar. Conocía y confiaba en Gary Null, y me uní a un grupo a ver si podía ser feliz y hacer cambios.

Estoy en el protocolo y lo amo, Mi depresión se despejó, según mi salud mejoró. Hago ejercicios sin temor a lastimarme. Bajé 20 libras, y mi energía es alta. Doy el frente a las cosas, no contengo mi ira, y le doy voz a mis pensamientos. Hablé en el trabajo y recibí el aumento esperado.

150. Joyce C., mujer

Mi energía ha incrementado. Puedo pasar el día entero sin sentir sueño. La eczema y el estreñimiento mejoraron. Los síntomas de tintineo disminuyeron de gran manera. Perdí peso después de dos meses en el programa y mi grasa corporal bajó casi 10 por ciento. No volví a ganar ese peso. Mi memoria ha mejorado significativamente. Ahora puedo conectar los nombres a las caras de los amigos. Estoy más tranquila y relajada.

151. Gary L., hombre

Mi presión arterial mejoró significativamente. Mis triglicéridos bajaron a un rango normal. Subí mi colesterol bueno y bajé el malo. Los niveles de homocisteína son más bajos que antes. [Niveles elevados de homocisteína están conectados con enfermedad cardiovascular]. Estoy menos deprimido, y tengo una perspectiva más positiva sobre la vida, con más energía. También hasta ahora he perdido 15 libras.

152. Edwin M., hombre

Mi carga viral de hepatitis C se redujo en gran forma de 7 millones a 4 millones después de seguir el protocolo de Gary Null. Pienso con mayor claridad. Los pensamientos nublados y fatiga mental y física se acabaron. Los dolores en mis rodillas y tobillos se fueron. Bajé 40 libras. Encuentro que mi claridad mental y física mejoró, y tengo más energía y fuerza. Parezco necesitar dos horas de sueño menos.

153. Michael C., hombre

Mis resultados tras seguir el protocolo de Gary son fenomenales. Perdí 23 libras, reduje más de cinco pulgadas de mi cintura. Eliminé dos medicamentos de la presión arterial. Duermo por lo menos una hora menos y experimento un fuerte sentido de bienestar. La velocidad de la pérdida de cabello se ha reducido. Tengo fuerza y energía. Los dolores de las articulaciones y la espalda han desaparecido. Respiro con más facilidad, y mis cavidades nasales se han aclarado.

154. Lillian R., mujer

Tengo resultados increíbles después de empezar el protocolo de desintoxicación de Gary Null. Mi nivel de energía ha incrementado grandiosamente. Mi presión arterial bajó a una medida estable. Ya no estoy estreñida. Estoy totalmente motivada para sanar, cuerpo y mente, y traer gozo a mi vida.

155. Ruth K., mujer

Hasta la fecha, felizmente puedo reportar cambios maravillosos en el protocolo de Gary. Perdí 18 libras, y mi presión arterial regresó a normal. Mi nivel de energía incrementó, y no me siento soñolienta después de las comidas. Sentir y pensar positivamente han incrementado mu autoestima. Me siento bien conmigo misma. No he vuelto a ganar peso porque estoy determinada a continuar el programa.

156. Dow R., hombre

Mis niveles de energía han mejorado. Mi piel se está aclarando. Las uñas de mis pies y mi piel se sienten más suaves, perdí varias libras sin esfuerzo alguno.

157. Don, hombre

El protocolo de desintoxicación funcionó muy bien para mí. Mi presión arterial bajó a 120/90. Ya no tengo verrugas en mis manos, y mi energía ha incrementado de forma tremenda. Camino y subo escaleras sin que me falte el aire. M está creciendo pelo nuevo negro sin ninguna caída. Mi memoria ha mejorado y cada día está más aguda.

158. Tim, hombre

Ya no tengo problemas con dormir. Tengo más energía. Mis hábitos de comer mejoraron. Me preocupo menos y siento esperanza para el futuro. Perdí peso sin esfuerzo y lo he mantenido así.

159. Eloise H., mujer

Mi artritis y rigidez en la rodilla se detuvieron. La inflamación e hinchazón disminuyeron. Mi presión arterial es significativamente más baja. El nivel de colesterol se redujo a 159. Baje 6 libras, y todos mis pantalones me sirven. Duermo mejor y disfruto de mucha energía y de un sentido de bienestar.

160. Allen C., hombre

Desde que empecé el protocolo, perdí 10 libras. Mi artritis está muy aliviada, particularmente en mis rodillas. Veo una mejoría considerable en mi condición de fatiga crónica. Tengo buena energía y requiero menos sueño. Mi presión arterial bajó, y ahora tengo una perspectiva positiva sobre la vida.

161. Lyn W., mujer

Mis niveles de energía subieron desde que empecé el programa. Pienso con mayor claridad y puedo manejar la depresión mejor. Tengo una eliminación más cómoda y regular. La comunicación con mi familia está abierta y más positiva.

162. Alexandre, mujer

Una mañana desperté llena de energía. Cuando empecé el programa, tenía una verdadera falta de energía. Estaba durmiendo 10 a 12 horas por noche y siempre estaba cansada a las 4 p.m. Ahora mi sueño bajó a 6 a 8 horas cada noche. Aun no lo puedo creer. También bajé 10 libras de solo eliminar azúcar, lácteos, y trigo. También mantengo un programa regular de ejercicio.

163. Molly, mujer

Me siento sexy (¡a los 59!), y estoy pensando en un compañero. Personas que no me habían visto exclaman, ¿por Dios, que es lo que te has hecho? ¡Te ves fabulosa!

Perdí 16 libras, bajé dos tallas de ropa, y mi abdomen fue de 44 a 39 pulgadas. Estoy mucho más relajada, más capaz de manejar estrés, y necesito menos sueño. Mi vista está más clara, mi tez ha vuelto a su color original, y me siento 20 años más joven. Mi meditación ahora es más profunda y rica, y tengo menos ira y depresión. La mayoría de los días hago 20–130 ejercicios de estiramiento, y ahora estoy dispuesta a retar mis valores y mis creencias.

164. Charles, hombre

Me he distanciado de miembros de mi familia que son hostiles y negativos.

He hecho muchos cambios a nivel físico debido al estudio *Reversando el Envejecimiento*. Tengo mucho menos irritación en los músculos, menos dolor en la espalda baja, que me molestó por años, y tengo una aumento en energía a lo largo del día. Tengo mejor digestión, mi piel se ve fantástica, y mis ojos están más claros. No me consideraba sobrepeso, pero bajeé de 192 a 186 libras, y estoy físicamente más fuerte. Rara vez me da un resfriado, y cuando ocurre es de corto tiempo. Tengo una reducción de reacciones alérgicas notable.

A nivel emocional y mental, tengo una mejoría en la agilidad mental. Mi mente se siente más fuerte, y tengo menos periodos de ofuscación, y una perspectiva mejorada hacia la vida porque soy proactivo. Creo más en mis habilidades. No solo tengo que saber, tengo que actualizar.

165. Bruce, hombre

Al reflexionar sobre mis decisiones en la vida, he descubierto el patrón del tipo de mujeres con quien he tenido relaciones. Eso habló volúmenes sobre mis motivaciones.

Creo que mi nivel de energía ha incrementado, y tengo menos dolores estomacales. Mi piel reseca ha mejorado. Solo he tenido una erupción de herpes. Encuentro que duermo mejor.

He decidido tomar el control de mi destino. Para hacer esto me he registrado en un programa de posgrado en la Universidad de Columbia, donde he conocido varios estudiantes emprendedores con quienes estoy en el proceso de empezar una empresa de tecnología.

166. Donna, mujer

Me sumergí en el protocolo. He perdido alrededor de 25 libras.

Estar sobrepeso se volvió un problema en mi vida adulta. En mis treinta pasé por un divorcio difícil. Estaba devastada emocionalmente, estaba bebiendo y fumando para anestesiar el dolor. Decidí dejar de fumar y tomar menos vino. Pero esto se volvió más difícil de lo que imaginaba. Creo que acudí a la comida para llenar el vacío que sentía dentro de mí. Aumenté continuamente y lo mantenía por más de diez años. Estaba infeliz con mi apariencia, pero no tenía la fuerza de voluntad de hacer algo al respeto.

Intenté par de métodos para perder el peso. Probé la combinación de comidas con un poco de éxito. Al poco tiempo, me uní a un grupo de apoyo. Por lo general, mi salud no estaba mal, pero estaba terriblemente incómoda con el peso extra.

Me sumergí en el protocolo. Bebo jugo cada mañana. He eliminado carne, lácteos, y trigo. Tomo todos los suplementos y medito cada mañana. También leo libros y escucho a varias cintas recomendadas por Gary. El único aspecto del protocolo en el que he sido menos consistente es el ejercicio. Enfocarme en ser positiva, establecer límites, y desconectarme de relaciones toxicas ha sido muy liberador.

He estado en el programa por nueve meses y he perdido alrededor de 25 libras. Soy una persona nueva, energética. He tomado control de una situación en la que no me sentía satisfecha y me sentía indefensa. El protocolo se ha convertido en una forma de vida.

167. Elaine, mujer

Me siento energética, atractiva y fuerte.

Los cambios que logré durante este protocolo fueron mayores que cualquier cambio que había hecho en varios años. Cuando seguí el protocolo estrictamente, perdí 12 libras, varias pulgadas de mis caderas y cintura, y mi presión arterial bajó a 102/60/ Mi confianza en mí misma y energía aumentaron a nuevos límites. Recibí muchos cumplidos sobre mi cabello brilloso y la gente comenta sobre mi piel. Ya no me dan dolores de cabeza, y antes me daba por lo menos uno severo por mes. Me siento más confiada, positiva, mentalmente clara, y capaz de enfocarme en otras metas en mi vida. Me siento como una persona diferente: más fuerte, más feliz, más entusiasta. Las preguntas de las tareas me mantienen enfocada y práctica. Creo que son críticas para detener el envejecimiento.

168. Marina, mujer

Tengo más energía, así que soy más activa.

Empecé a engordar a los 47 años. Cuando me uní, me sentía cansada y tenía muchas complicaciones médicas. Empecé a tomar jugos y cambié mi forma de comer. Camino de tres a cinco millas diariamente. Rebajé 27 libras en cinco meses. Tengo más energía, así que soy más activa.

169. Jacob, hombre

Me gusta amarme un poquito.

Antes de empezar el programa tenía un nivel muy bajo de energía. Necesitaba el estímulo del azúcar a lo largo del día. Mi digestión no era buena, y el ciclo de azúcar confundía mi pensar.

He estado en el programa por tres meses y he perdido 10 libras. En general, mi nivel de energía ha incrementado de gran manera. Mis pensamientos son mucho más claros, y estoy mucho más consciente de mi interacción con las personas a lo largo del día. Las funciones de mi cuerpo se han regulado más. Estoy mucho más consciente de lo que elijo comer. Generalmente, mi actitud está mejor.

Me gusta que soy capaz de escuchar mejor y oír lo que la gente me está diciendo. Soy más paciente con la gente y más consciente de mis propias necesidades. A veces hasta soy capaz de expresarlas.

Antes del programa, estaba irritado por mi trabajo, sintiéndome atrapado. Sentía que el trabajo me controlaba y que no tenía poder. Sentía que siempre tenía que completar las tareas, pero nunca sentía placer haciéndolas.

Ahora, después de seguir el programa, estoy empezando a tomar más control de mi tiempo. Y he empezado a controlar mis horas fuera del trabajo. Ahora soy capaz de mirar hacia atrás y celebrar los pasos pequeños que he tomado. Tengo una vista más positiva del futuro. Me gusta sentirme mejor. Me gusta amarme un poquito.

170. Ted, hombre

Cincuenta libras de grasa desaparecieron.

Perdí 50 libras, mi cuerpo es más fuerte, mi corazón es más fuerte, y mi presión bajó. Encuentro que tengo más claridad mental. No he tenido bronquitis crónica o resfriados, y una reducción notable en la mucosidad en mis cavidades nasales. Ya no sufro de acidez. ¡Me siento grandioso! Soy energético y feliz.

La mejor parte de todo esto es que me siento en control de mi vida. Ya no bebo champán. He continuado el programa de caminar, y siento a mi cuerpo cambiar. He logrado autoestima, autosuficiencia, y la noción de que soy el héroe en mi propia vida. Estoy cada vez más claro sobre cómo vivo mi vida, y veo que mis costumbres del pasado no funcionan. Ahora cuestiono porque tenía ciertas creencias. Me he reclamado a mí mismo y a mi vida, y tengo sentimientos de esperanza y emoción sobre el futuro.

171. Wanda, mujer

Una amistad de veinte años que no había visto en más de un año, me dijo, ¡Wao! ¿Qué has hecho? Le dije 'La cosa de Gary Null'.

Desde empezar el protocolo de Gary, perdí 25 libras y fui de ser suave a tener definición en la musculatura. Estoy bien definida, y ¡ahora la gente me mira en el parque! Mis articulaciones son ágiles, y soy más flexible. Mi presión arterial bajó 20–30 puntos. Tengo más resistencia, y manejo el estrés mental y físico mejor. Mi digestión también ha mejorado, y muevo las entrañas cinco veces al día. Requiero menos sueño, mi pelo es mucho más abundante, con mejor textura, ¡estoy vigorosa y cachonda!

Mis funciones cognitivas también están mucho mejores, especialmente mi memoria. Estoy menos agitada. Estoy tranquila. Disfruto mucho de correr, nadar, y caminar con fuerza. Estas actividades son maravillosas y vigorizantes. Es casi como un retiro espiritual. Tengo una sed más pronunciada para la espiritualidad, para encontrar "esa cosa."

172. Renee, mujer

Un gran logro para mí fue renunciar a mi adicción a la nicotina (dos paquetes por día) y mi adicción a 10 a 15 tazas de café por día. Fue difícil al principio, ¡pero ahora me siento mucho mejor, ambos física y mentalmente!

Mi nivel de energía ha mejorado grandiosamente, mis pruebas de sangre han mejorado, y mi colesterol ha mejorado, yendo de 214 a 187. Mis triglicéridos y niveles de PSA también han mejorado. He incorporado comida nuevas a mi dieta. Eliminé los lácteos de mi vida por completo, y tengo menos congestión, hinchazón y mucosidad. Actualmente estoy trabajando en renunciar al trigo 100 por ciento. Mis hermanos quieren poner a mi madre en una institución de ancianos. Sin embargo, no lo voy a permitir y he tomado grandes pasos legal y emocionalmente para evitarlo.

173. Sharon, mujer

Después de un año en el programa, he bajado 20 libras y reduje mi nivel de colesterol por 30 puntos.

Tras escuchar que Gary iba a tener una orientación sobre manejar el peso, finalmente me dije, "Ya no hay más excusas." El mayor asunto que enfrentaba era ser "un poco sobrepeso" por toda mi vida. Pero "un poco sobrepeso" se convirtió en "muy sobrepeso" después de tener a mis tres hijos. Era perezosa, no hacia ejercicio, y lo comía todo. Mis caderas y pompis se pusieron más anchas, los brazos más pesados, y mi sobrenombre era "muslos retumbantes."

Me preguntaba si realmente podía seguir el protocolo de Gary. ¿Podía hacer la desintoxicación y cambiar a un estilo de vida completamente diferente? Necesitaba el apoyo del grupo, pero también el de mi familia. Nuestras comidas iban a tomar un giro completamente diferente. Respiré profundo y decidí tomarlo día a día. Hice un compromiso de seis meses. Hoy ha pasado un año, y estoy extasiada en decir que lo logré.

Después de un año en el programa, ya no sufro con el dolor atroz de espuelas en el talón. El protocolo me ha ayudado inmensamente.

Después de bajar 20 libras, las espuelas se han aclarado casi por completo. También he reducido mi colesterol por más de 30 puntos. Empecé en 190, y en el examen de los seis meses estaba en 157.

174. Keith, hombre

A la edad de 51, finalmente estoy empezando a vivir y entender mi vida.

Perdí 10 libras; mi drenaje de mucosidad ha parado por completo; y las reacciones alérgicas han disminuido por completo, especialmente desde que cambié mi dieta. Ya no como carne o lácteos.

Siento que me estoy preparando para ser más positivo y me veo como una persona completa e independiente. Ahora siento que estoy en control de mis propias necesidades y mi destino.

175. Cynthia, mujer

Sentir rabia hacia las personas y preocuparme sobre lo que sienten sobre mí ya no me concierne.

Desde empezar el protocolo de Gary, perdí 10 libras, y bajé mi nivel de colesterol. Tengo mucha energía, y mi pelo está mucho mejor. Ahora medito y hago ejercicio diariamente.

176. Toby, mujer

Mi presión arterial se estabilizó. Fui hospitalizada por el diagnóstico de apendicitis. Detuve los medicamentos y empecé a tomar los jugos verdes y tomar suplementos. Una tomografía computarizada dos semanas después eliminó la posibilidad de apendicitis. Perdí 15 libras. Soy menos temerosa de probar cosas nuevas y más dispuesta a trabajar hacia crear proyectos para el futuro.

177. Joan, mujer

Para el cuarto mes, perdí 12 libras.

Cuando tuve la oportunidad de entrar en el programa del doctor Null, tomé la decisión de hacerlo. Para el cuarto mes, perdí 12 libras.

Me tomo cinco vasos de jugo verde orgánico por día. Mi familia y yo comemos orgánico. Siento que las cosas están empezando a ir en la dirección correcta. Mi mayor lección fue sacar tiempo para mí. Ahora estoy aprendiendo a salir a tomar sol y hacer ejercicio. Estoy aprendiendo a tener paciencia conmigo misma. Atribuyo la pérdida de peso a la dieta, el amor que tengo por mí misma, y el orgullo que siento por lo que estoy haciendo.

178. Marilyn, mujer

Colesterol bajó de 300 a 215.

He experimentado más sentimientos de amor hacia mi esposo, y menos ira sobre tener que cuidar de él. Soy más comprensiva y menos temerosa sobre el futuro.

179. Rudy, hombre

Dolores crónicos en mi pene finalmente disiparon. Creo que este dolor estaba relacionado con el estado tóxico en el que me encontraba antes del programa.

Mi cintura se ha reducido bastante, y mi masa muscular ha incrementado. Actualmente empecé a tener el cuerpo de alguien en sus treinta en vez de un hombre de 47 años. Tengo más energía, mi pelo gris prematuro es más natural y marrón. Tenía hongos en las uñas de los pies por años, lo cual se está empezando a aclarar. Mis articulaciones se mueven con más facilidad, mi piel es más lisa, y he reducido mi propensión a preocuparme, lo cual redujo el nivel de miedo. Me siento más asegurado de mí mismo y confiado. Este programa me ha ayudado a centrarme, y ha estimulado la creencia que [esta forma natural] de felicidad es muy importante. Esta clase también está empezando a restaurar mi fe en la espiritualidad.

180. Joan, mujer

Tengo mucha menos depresión.

El grupo de apoyo de Gary y el protocolo me ayudaron a batallar contra la depresión. Gané 5 libras, y ahora despierto con más energía. Requiero menos sueño, y tengo notablemente menos dolores de cabeza de letargo de los músculos. Me siento de maravilla.

181. Frank, hombre

Estoy tan contento que me uní al grupo de apoyo de Gary. Siguiendo su protocolo, bajé 9 libras; mi definición muscular, capacidad cardiovascular, y digestión, han mejorado. Requiero menos sueño y mis alergia están mucho mejores, y no estoy congestionado, Medito después del trabajo; me aclara la mente. El ejercicio ha sido la parte más fácil. Después de hacer mi ejercicio cardiovascular, me siento de maravilla. Hago ejercicio en el gimnasio por la mañana y a veces después del trabajo. Camino por el curso de golf en vez de andar montado. Ahora confío en mí para tomar decisiones, y sigo mis instintos. Mi hogar está más despojado. Tengo un mayor sentido de orden. Ya no juzgo, y estoy muy consciente de hacerlo cuando lo debo hacer. Estoy considerando mudarme a un clima más cálido. Ya no me preocupo por lo que la gente piensa de mí. No permito que nadie detenga mi conexión con "mi gozo." Me he desconectado de amigos negativos. Mi fe es más fuerte. La voz positiva está empezando a dominar a la mala.

182. Bella, mujer

Por veinte años, mi lengua tenía manchas moradas. Ahora, mi lengua ha vuelto a su color original.

La vista en mi ojo izquierdo ha incrementado, y ya no uso un lente contacto en él. Culpé a mi padre por no tener logros propios, porque él me maltrató de niña. Culpaba a mi madre por no ir a la universidad después de la secundaria. Después de escribir la carta de perdón, no culpo más a mi padre. No culpo más a mi madre.

Mi reto personal fue el programa de ejercicio. Al principio, fue lo más difícil para mí. Ahora hago ejercicio seis veces a la semana.

He superado mi miedo de hablar en público. En enero, fui la moderadora para un show de moda. Un año atrás no hubiera podido hacerlo.

Por siempre estaré agradecida.

Desde el inicio de mi participación en este programa, lo siguiente ha ocurrido: claridad mental incrementada, mejor sentido de tranquilidad general y relajación, una perspectiva de la vida muy mejorada, un sentido de consciencia y de mi misma mucho más amplio, menos testarudez, menos fatiga, mejor memoria, habilidad de manejar estrés mucho mejor, movimientos más rápidos y elegantes, mejoría general en mi nivel de energía, piel más clara, cavidades nasales más claras, menos mucosidad, velocidad cardiaca en reposo mejorada, menos sueño necesario para rejuvenecerme, mejor recuperación de hacer ejercicio, un incremento notable en la definición muscular, mejoré movimiento de los intestinos, lo cual es más regular, menos somnolencia, más paciencia, y el tamaño de las aperturas nasales ha disminuido.

Ya no tengo ojeras oscuras debajo de mis ojos. Hay una reducción significante en el dolor de la neuropatía en ambas piernas, y una reducción extraordinaria en el dolor de artritis, ambos de un trauma múltiple que sufrí el 7 de julio de 1997. El cirujano que operó mis piernas, declaró que artritis pos trauma era inevitable, y que tenía que considerar fundirlas en el futuro. No me he enfermado desde que empecé el programa, y eso es sin un bazo.

183. Paula, mujer

Tenía una condición de senos quísticos por los últimos 20 años. Cuatro meses después de hacerme vegetariana y seguir el programa de desintoxicación, los fibroides han desaparecido. Perdí 5 libras, mis ojos ya no son resecos, y no siento dolor en el pecho tras comer ciertas comidas. Tengo más energía y puedo pasar el día con menos horas de sueño cada noche. Y no siento que soy de "superioridad moral."

184. María, mujer

Al principio del programa, estaba cansada todo el tiempo. Era difícil levantarme por la mañana. Estaba cansada todo el día. Mi piel se veía oscura y enfermiza. Tenía ojeras oscuras por debajo de mis ojos, y mi piel tenía erupciones de acné. Mi pelo se me estaba cayendo. Mi cuerpo estaba muy flaco, no tenía definición muscular. [Ahora] he incorporado el ejercicio a mi vida con una membresía en la YMCA. También camino y corro bicicleta. También he empezado a tocar batería en un grupo de rock, lo que encuentro que es una forma divertida de hacer ejercicio.

Mi piel está mucho más clara y se ve más sana Mi cuerpo tiene más definición muscular, ya que hago ejercicio regularmente. Tampoco he tenido gripe en los seis meses desde que empecé a hacer el programa. Mi nariz estaba congestionada todo el tiempo, pero ahora siempre está clara. También removí los rellenos de mercurio de mis dientes, lo cual ha resultado en un incremento dramático de energía.

Tengo una perspectiva más positiva de la vida que la que tenía. A veces caigo en negatividad, pero estoy más consciente de hacerlo para poder salir.

Tenía un empleo que odiaba en lo absoluto. Era una posición que no llevaba a nada, en una industria que no me interesaba. Para mi gran suerte, fui despedida, lo cual me ha dado el tiempo de enfocarme en mi música. Mi banda ha estado viajando para hacer shows y tenemos buena acogida dondequiera que vamos. Esto me ha dado un sentido de satisfacción, de poder hacer lo que amo.

Soy una persona mucho más feliz espiritualmente ahora que nunca. Solo me rodeo de personas cálidas, amorosas, y bondadosas, y no tolero pensamientos negativos que vienen de mi o de los demás. Antes sentía que mis mejores días habían pasado, pero ahora siento que están por delante.

185. Bill, hombre

Antes de empezar el programa, tenía cálculos biliares y mis dedos estaban secos. Ya no tengo los síntomas de los cálculos. Perdí 3 libras y mi piel es 50 por ciento menos seca, incluyendo mis dedos. Mi sistema inmunitario es más fuerte, y no he tenido gripes este invierno. Veo la luz al final de todo esto. Me siento menos culpable cuando digo que no. Se lo que es correcto, y no será dominado por otros. Ya no me deprimo con relación al dinero.

186. Miranda, mujer

Desde trabajar con Gary, generalmente me siento mejor conmigo misma. Realmente tengo una mejor actitud. Bajé 5 libras, mi energía subió, y me siento más descansada por la mañana. Mis antojos por los dulces disminuyeron, mis uñas encarnadas sanaron, la sequedad de mi cuero cabelludo mejoró. Me he vuelto más abierta y confiada.

187. Rona, mujer

Me uní al grupo de invertir el envejecimiento, porque no estaba en forma. Tenía la presión arterial extremadamente alta, y ocasionalmente sufría de hinchazón en las plantas de los pies, lo cual fue diagnosticado como una reacción alérgica no especificada. Cada tarde estaba cansada, y tenía dolor en el pecho. Ahora, la condición de mi piel ha mejorado, tengo uñas más fuertes, y ya no tengo dolor en el pecho. La reacción alérgica no ha ocurrido desde que me uní al grupo de apoyo. Ya no me siento cansada por la tarde.

Mi conducta también ha cambiado. Antes de unirme al grupo, estaba rabiosa y estresada. Tendía pelear fuego con fuego, y era muy confrontacional. Ahora soy una persona mucho más feliz. Esto ha sido notado por varios colegas. Y no permito que las personas me enfaden. Tengo una perspectiva más positiva, y soy más proactiva en lograr objetivos en mi carrera.

188. Liz, mujer

Estoy eligiendo relaciones que son más positivas.

En los últimos seis meses, desde empezar el programa, he cambiado físicamente, bajando 20 libras y haciendo ejercicio cuatro a cinco veces por semana. Tengo una energía increíble y no estoy cansada. Duermo menos, pero el descanso que tengo es más reparador.

Mentalmente, pienso con mayor claridad, tomando decisiones sobre mi vida y negocio más rápidamente, sin tener que laborar sobre ellas. No tengo depresión, sino un sentimiento de estar centrada y equilibrada. Las afirmaciones funcionan.

¡Amo a mi trabajo! Soy dueña de mi propio negocio, un servicio de comida orgánica, vegana entregada a domicilio. Desde ser miembro del grupo, soy más organizada. No aplazo. Nuestra compañía ha triplicado sus clientes, y se ha vuelto una extensión de mi ser.

Tengo mucho más calidad en mi vida, y elijo muy cuidadosamente con quien la comparto. Mi tiempo es importante, debido a que mi negocio demanda mucho, realmente disfruto de mi tiempo de "jugar." Con referencia a las relaciones, aquí de nuevo mi tiempo es valioso, y [saber eso] hizo fácil que yo renunciara a relaciones tóxicas y drenantes. Salí de una relación tóxica de seis años y me mudé a un estudio que me pertenece, [y es] sereno, lleno de paz, y bello. Estoy eligiendo relaciones que son positivas.

Aunque no todos los días de mi vida días fluyen tranquilamente, cada uno es más placentero y divertido. Este grupo de apoyo, me ha ayudado a cambiar mi vida a un estado positivo. Un catalizador por completo.

189. Angelo, hombre

Ahora estoy estáticamente feliz. ¡Y mi familia también lo está!

Fue mi esposa quien descubrió el programa de desintoxicación de Gary Null. Ella es la inspiración para el éxito que los dos experimentamos. Yo estaba listo para un cambio mayor, cualquiera que fuera. Estoy feliz de que fue este protocolo. Siempre pensé que estaba comiendo bien. Sin embargo, estaba ciego a la realidad. Estaba engordando más y más, y mi salud empeoraba.

Desde empezar el programa he bajado aproximadamente 105 libras. Mi presión arterial es 120/ 80, y mi nivel de colesterol bajo a 158. Me siento de maravilla. Mientras camino, siento que camino sobre aire y que lo puedo hacer todo el día. Tengo mucha más flexibilidad. Puedo hacer muchas tareas físicas que no podía hacer antes. Antes, no podía cruzar las piernas o amarrarme los cordones. Ahora puedo montar bicicleta, correr, o caminar con fuerza por largos periodos de tiempo.

He aprendido a reír cada chance que pueda. Aun completo mi trabajo, pero soy capaz de disfrutarlo. No tolero ningún tipo de negatividad. Si estoy mal, he aprendido a pedir perdón.

190. Diane P., mujer

Antes de ver a Gary en PBS, no había escuchado de él. Una manchita oscura en mi mamografía era preocupante. El especialista quería remover mi seno. Yo me opuse y compré uno de los libros de Gary. Esto fue el inicio de una educación tremenda en todos los aspectos de mi vida.

Mi dieta, vida, y relación con los animales cambió. Seguí la desintoxicación en uno de los libros de Gary. El especialista de mi seno estaba frustrado. Pronto entré a un grupo de apoyo y seguí el protocolo cuidadosamente.

Después de un año, regresé para otra mamografía. La mancha desapareció. Me bajaron el medicamento para la presión, y pronto la descontinuaré por completo. Medito, hago yoga, camino con fuerza, y hago ejercicio cardiovascular. La espiritualidad y el autoapoderamiento son motivadores efectivos para el cambio y la auto mejoría. Mi familia tuvo un cambio de actitud, y hemos recobrado el poder a través de educar a nuestra hija en la casa y no regresarla al ambiente creado por el 9/11. Mi madre pasó por cirugía cardiaca y está en el protocolo. Su cardiólogo está impresionado con la mejoría en su prueba de tensión, nivel de colesterol, y presión arterial. El pelo de mi esposo ya no se cae y parece crecer más grueso de lo que era originalmente.

191. Michael, hombre

Me uní al grupo de apoyo de Gary porque quería eliminar los medicamentos para la ansiedad y depresión. Mi pelo se estaba poniendo gris y mi tez estaba seca y grumosa. Tenía contracciones nerviosas.

Ahora soy vegano y orgánico, tomo jugos y hago ejercicio sin la necesidad de medicamentos. Estoy consciente de las conexiones entre la mente y el cuerpo. Mi colitis se disipó, según mi conducta creó cambios en la química de mi cuerpo. Los cambios psicológicos y emocionales me apoderaron a estudiar el impacto de comidas tóxicas en la gente. Dejé de pelear contra la vida. Ahora la vida me apoya.

Mis contracciones también cesaron a través de tratamientos de terapia de ozono, y mi pelo esta largo y saludable. Hoy tengo una carrera nueva y estoy actualizado: estoy enseñando el autoempoderamiento a los demás.

192. John B., hombre

Mi presión arterial estaba elevada. Era difícil salir de la cama por la mañana. Mi energía estaba baja, y me sentía cansado cuando despertaba. Mi lengua estaba cubierta, y estaba levemente sobrepeso.

Seguí el protocolo sin preguntas. Mi presión arterial está más baja, me siento grandioso por la mañana, mi lengua no está cubierta, y bajé casi 8 libras sin hacer dieta. Veo mejoría en mi pelo y piel, y reconozco que el protocolo puede restaurar la vida.

193. Oliver, hombre

Mi colesterol y presión arterial estaban elevados. Sentía dolor en mi pecho, rodillas, y tobillos en adición a incomodidad gástrica. Pesaba

238 libras y estaba infeliz con las manchas marrones en mi piel. El astigmatismo me causaba incomodidad. Un conocido por Internet me sugirió que escuchara el programa de Gary Null para motivar mi dirección. Empecé a hacer psicoterapia.

El protocolo fue exitoso. Perdí 50 libras y fui inspirado a continuar. Mi presión arterial y colesterol bajaron. Ahora hago una a dos horas de ejercicio diario y medito. Tomar los jugos y usar suplementos mejoró mi resistencia. La vida es positiva y sin dolor. Las manchas del envejecimiento desaparecieron, mi astigmatismo mejoró, la textura de mi piel, uñas, y pelo es saludable. Aprendí no aferrarme, no involucrarme en los detalles o aguantar. Hoy estoy involucrada en investigaciones, vivo una vida vegana, soy orgánico, y pongo la salud primero para mi familia y el planeta.

194. Marcia C., mujer

Hice cambios hace 47 años con el doctor Max Warmbrand [pero más recientemente] entré a un grupo de apoyo de Gary Null de sobrepeso, con el libido bajo, y el pelo blanco. Rara vez hacía ejercicio. Mis uñas estaban débiles, y mi energía estaba baja.

Quedé encantada con el protocolo. Mi energía incrementó, mis uñas se pusieron más fuertes, y mi pelo blanco empezó a crecer más grueso y en su color marrón original. Perdí peso de una manera lenta y consistente.

Hoy soy una mujer sana, energética. Estoy involucrada en varias carreras nuevas; escritora de canciones—una canción fue grabada— y soy la autora de un libro basado en terapias que motivan a la vida. Estoy en el proceso de someter ideas para un programa de radio para adultos mayores. La vida es más divertida que nunca. Parte de ello es motivar a la gente sumergirse en ella.

195. Carol, mujer

Escuché a Natural Living antes de entrar a un grupo de apoyo. Había estado en Paradise Gardens [donde Gary hace retiros en Naples, Florida} dos veces, pero no era completamente vegetariana.

Estar sobrepeso la mayoría de mi vida causó una artritis dolorosa. Mi momento decisivo llegó mientras asistía retiros en Florida y cuando me uní a un grupo de apoyo. Rápidamente me adapté al estilo de vida nuevo, pero casi no hacia ejercicio. Fue cuando empecé a hacer clases de yoga que me tentó caminar con fuerza. Me causó dolor en las articulaciones hasta que los síntomas de artritis disminuyeron. Mi energía incrementó cuando eliminé el trigo y los lácteos, y tomé más jugos. En ese momento me convertí en un caminante en serio.

Perdí 15 libras el primer mes en el protocolo y me sentí fantástico. Hacer las tareas del grupo de apoyo me ayudó a mantener mi compromiso a mis metas para el futuro. Me mudé a un hogar nuevo, despojado, y me siento satisfecho de haberme separado de personas que siento que eran ofensivas. Perdí 75 libras. Ahora pertenezco a un equipo de remo y compito en caminatas con el Gary Null Running and Walking Club.

196. Nelly P., mujer

Estaba ligeramente sobrepeso. Mi presión arterial y colesterol estaban elevados. Tenía fibroides grandes y fui advertida sobre la posibilidad de cáncer. El exceso de estrés me causó dolor en el pecho, y diagnosticada con angina. La tensión de mis negocios me preocupaba, mientras completaba las tareas para cumplir con mi propósito de ayudar a gente en Perú. Mi esposo y yo adoptamos a dos niños de Perú, pero la tensión afectaba a mi familia. Vi a Gary en PBS.

Me uní a un grupo de apoyo y perdí 15 libras. Mi colesterol y presión arterial se normalizaron. Ahora mi familia es vegana. Exámenes médicas confirmaron que no tengo fibroides. Aprendí como caminar con fuerza en Paradise Gardens, y soy energética y paciente en casa con mis hijos, menos perfeccionista, y manejo el estrés con humor. Hago ejercicio en un gimnasio. Mis amistades admiran mi bella piel.

La vida es más gratificante y fácil.

197. Joseph M., hombre

Cuando empecé a asistir a las reuniones de los grupos de apoyo, estaba crónicamente cansada. Era difícil levantarme por la mañana. Mi piel tenía una apariencia oscura, enfermiza, con acné, y tenía ojeras oscuras debajo de mis ojos.

Hoy mi salud está mejor. He incorporado el ejercicio a mis vida con una membresía en la YMCA. Camino y corro bicicleta. Empecé a tocar la batería en un grupo de rock.

198. Miriam R., mujer

Era una viuda infeliz viviendo en un ambiente de regueros, sin metas para el futuro. Descubrí a Natural Living y me convertí en la mujer vibrante que soy hoy.

Vendí mi casa grande, lo cual despojó mi vida, y abrió la puerta a nuevas experiencias. Hoy vivo una vida feliz. Hago ejercicio, soy vegana. Participé en un maratón de 5 millas, y asisto a las competencias llena de energía. La vida ha cambiado a una experiencia positiva sin depresión o ira.

199. Wilma, mujer, 69 años

Tuve una histerectomía radical a los 38 años y luego fui diagnosticada con fatiga crónica. Rehusé tomar hormonas femeninas y usé vitaminas para la fatiga. Mi cuerpo me empezó a doler a causa de la rtritis. No reconocí que estaba en un estado de depresión aguda, y continuaba consumiendo la dieta típica americana. Fue difícil pertenecer a Natural Living mientras trabajaba, pero lo escuché a lo largo de los años, y hace nueve años, me uní a un grupo de apoyo.

Usé la retroalimentación [biofeedback] para prevenir desmayos, y exámenes médicos me diagnosticaron ataques agudos de angina. Debido a que estaba consciente de tratamientos alternativos, decidí tomar vitamina C intravenosa. Los desmayos cesaron después de la quelación.

Hoy sigo el protocolo usando polvos verdes y rojos. Asistí a un retiro en Florida. Mi condición cardiaca, fatiga crónica, y cáncer, todos están en remisión. Rechazo las vacunas. ¡Soy una mujer que ama a la vida, estoy saludable y en control completo sobre mi vida!

200. Kenneth, hombre

Fui diagnosticado con posible esclerosis múltiple y me uní a un grupo de apoyo para personas con trastornos neurológicos. Ha sido una experiencia transformadora. Para ser parte de este grupo, tenía primero que preguntarme, ¿quiero sanarme? Regresaba a esta pregunta cada vez que algo que tenía que hacer para recuperarme me sacaba de mi rutina. Poder decir "Sí" me ayudo a hacer los cambios.

Debido a que he dicho que sí a todo, estoy mucho mejor hoy. Los metales pesados que plagaban a mi cuerpo están casi eliminados por completo, comparado a seis meses atrás. Mis funciones cognitivas también han mejorado de gran manera. Ya no tengo síntomas. Ya esto no es un asunto de suprimir los síntomas. Seguiré este protocolo hasta el punto de eliminación. Eliminarlas lesiones del cerebro, y remover la preocupación sobre la proteína en la columna que causa los síntomas de MS. Mi neurólogo se preguntará que pasó, y qué fue lo que hice. El protocolo es una serie de terapias y cambios de estilo de vida trabajando en conjunto para hacerte sentir mejor.

Para ayuda encontrando un practicante cerca de usted, por favor contacte a Gary Null & Associates en 1-877-627-5065.

Referencias y fuentes de información

Capítulo 1—"Batallar contra la diabetes"

Abidoff MT. "Special clinical report on effects of glucose-6-phosphatase on human subjects." Russian Ministry of Health, Moscow, 1999. Estudio no fue publicado.

Al-Thakafy HS, Khoja SM, et al. "Alterations of erythrocyte free radical defense system, heart tissue lipid peroxidation, and lipid concentration in streptozotocin-induced diabetic rats under coenzyme Q10 supplementation." *Saudi Med J.* 2004 Dec;25(12):1824–30.

Ametov AS, Barinov A, et al. "The sensory symptoms of diabetic polyneuropathy are improved with alpha-lipoic acid: The SYDNEY trial." *Diabetes Care.* 2003 Mar;26(3):770–6.

Anderson JW, Randles KM, et al. "Carbohydrate and fiber recommendations for individuals with diabetes: A quantitative assessment and metaanalysis of the evidence." *J Am Coll Nutr.* 2004 Feb;23(1):5–17.

Anderson RA, Broadhurst CL, et al. "Isolation and characterization of polyphenol type-A polymers from cinnamon with insulin-like biological activity." *J Agric Food Chem.* 2004 Jan 14;52(1):65–70.

Anderson RA, Cheng N, et al. "Elevated intakes of supplemental chromium improve glucose and insulin variables in individuals with type II diabetes." *Diabetes.* 1997 Nov;46(11):1786–91.

Antoniades C, Tousoulis D, et al. "Vascular endothelium and inflammatory process, in patients with combined type II diabetes mellitus and coronary atherosclerosis: The effects of vitamin C." *Diabet Med.* 2004 Jun; 21(6):552–8.

Auer W, Eiber A, et al. "Hypertension and hyperlipidaemia: Garlic helps in mild cases." Br J Clin Pract Suppl. 1990a Aug;69:3–6.

Bahijiri SM, Mira SA, et al. "The effects of inorganic chromium and brewer's yeast supplementation on glucose tolerance, serum lipids and drug dosage in individuals with type II diabetes." *Saudi Med J.* 2000 Sep; 21(9):831–7.

Basu R, Chandramouli V, et al. "Obesity and type II diabetes impair insulin-induced suppression of glycogenolysis as well as gluconeogenesis." *Diabetes.* 2005 Jul;54(7):1942–8.

Bone K. Bilberry. "The vision herb." *MediHerb Prof Rev.* 1997;59:14.

Boudou P, Sobngwi E, et al. "Hyperglycaemia acutely decreases circulating dehydroepiandrosterone levels in healthy men." *Clin Endocrinol* (Oxf). 2006 Jan;64(1):46–52.

Breithaupt-Grogler K, Ling M,et al. "Protective effect of chronic garlic intake on elastic properties of aorta in the elderly." *Circulation.* 1997 Oct 21;96(8):2649–55.

Cameron NE, Cotter MA, et al. "Effects of alpha-lipoic acid on neurovascular function in diabetic rats: Interaction with essential fatty acids." *Diabetologia.* 1998 Apr;41(4):390 9.

Centers for Disease Control and Prevention. *National diabetes fact sheet: general information and national estimates on diabetes in the United States, 2007.* Atlanta, GA: US Department of Health and Human Services, Centers for Disease Control and Prevention, 2008.

Chandalia M, Garg A, et al. "Beneficial effects of high dietary fiber intake in patients with type II diabetes mellitus." *N Engl J Med.* 2000 May 11;342(19):1392–8.

Charles-Bernard M, Kraehenbuehl K, et al. "Interactions between volatile and nonvolatile coffee components. 1. Screening of nonvolatile components." *J Agric Food Chem.* 2005 Jun 1;53(11):4417–25.

Cheng JT, Liu IM. "Stimulatory effect of caffeic acid on alpha1A adrenoceptors to increase glucose uptake into cultured C2C12 cells." *Naunyn Schmiedeberg's Arch Pharmacol.* 2000 Aug;362(2):122–7.

Cohen-Boulakia F, Valensi PE, et al. "In vivo sequential study of skeletal muscle capillary permeability in diabetic rats: Effect of anthocyanosides." *Metabolism.* 2000 Jul;49(7):880–5.

Corti A, Ferrari SM, et al. "UV light increases vitamin C uptake by bovine lens epithelial cells." *Mol Vis.* 2004 Aug 6;10:533–6.

Crespy V, Williamson G. A review of the health effects of green tea catechins in vivo animal models." *J Nutr.* 2004 Dec;134(12 Suppl):3431S– 3440S.

Dhawan V, Jain S. "Effect of garlic supplementation on oxidized low density lipoproteins and lipid peroxidation in patients of essential hypertension." *Mol Cell Biochem.* 2004 Nov;266 (1–2):109–15.

Diabetes Prevention Program Research Group. "The Diabetes Prevention Program: Baseline characteristics of the randomized cohort." *Diabetes Care.* 2000 Nov 1;23(11):1619–29.

Diabetes Prevention Program Research Group. "Reduction in the incidence of type II diabetes with lifestyle intervention or metformin." *N Engl J Med.* 2002 Feb 7;346(6):393–403.

Diabetes Prevention Program Research Group. "Within-trial costeffectiveness of lifestyle intervention or metformin for the primary prevention of type II diabetes." *Diabetes Care.* 2003 Sep 1;26(9):2518–23.

Doggrell SA. "Alpha-lipoic acid, an anti-obesity agent?" *Expert Opin Investig Drugs.* 2004 Dec;13(12):1641–3.

Doly M, Droy-Lefaix MT, et al. "Effect of Ginkgo biloba extract on the electrophysiology of the isolated diabetic rat retina." In: Funfgeld EW, Ed. Rokan *(Ginkgo biloba)—recent results in pharmacology and clinic.* New York: Springer-Verlag; 1988:83–90.

Dewey, John, *Human Nature and Conduct.* New York, Modern Library, 1957 (Original 1922).

Durak I, Kavutcu M, et al. "Effects of garlic extract consumption on blood lipid and oxidant/antioxidant parameters in humans with high blood cholesterol." *J Nutr Biochem.* 2004 Jun;15(6):373–7.

Ebbesson SO, Risica PM, et al. "Omega-3 fatty acids improve glucose tolerance and components of the metabolic syndrome in Alaskan Eskimos: The Alaska Siberia project." *Int J Circumpolar Health.* 2005 Sep;64(4):396–408.

Efendy JL, Simmons DL, et al. "The effect of the aged garlic extract, 'Kyolic,' on the development of experimental atherosclerosis." *Atherosclerosis*. 1997 Jul 11;132(1):37–42.

Eibl NL, Kopp HP, et al. "Hypomagnesemia in type II diabetes: Effect of a 3-month replacement therapy." *Diabetes Care*. 1995 Feb;18(2):188–92.

Elamin A, Tuvemo T. "Magnesium and insulin-dependent diabetes mellitus." *Diabetes Res Clin Pract*. 1990 Nov;10(3):203–9.

Elkayam A, Mirelman D, et al. "The effects of allicin on weight in fructoseinduced hyperinsulinemic, hyperlipidemic, hypertensive rats." *Am J Hypertens*. 2003 Dec;16(12):1053–6.

Fagot-Campagna A, Pettitt DJ, Engelgau MM, et al. "Type II diabetes among North American children and adolescents: an epidemiologic review and a public health perspective." *J Pediatr*. 2000;136: 664–672.

Farvid MS, Jalali M, et al. The impact of vitamins and/or mineral supplementation on blood pressure in type II diabetes." *J Am Coll Nutr*. 2004 Jun;23(3):272–9.

Forbes JM, Cooper ME, et al. "Role of advanced glycation end products in diabetic nephropathy." *J Am Soc Nephrol*. 2003 Aug;14 (8 Suppl 3):S254–S258.

Furukawa Y. [Enhancement of glucose-induced insulin secretion and modification of glucose metabolism by biotin]. *Nippon Rinsho*. 1999 Oct;57(10):2261–9. Review.

Gardner CD, Chatterjee LM, et al. "The effect of a garlic preparation on plasma lipid levels in moderately hypercholesterolemic adults." *Atherosclerosis*. 2001 Jan;154(1):213–20.

Ghosh D, Bhattacharya B, et al. "Role of chromium supplementation in Indians with type II diabetes mellitus." *J Nutr Biochem*. 2002 Nov;13(11):690–7.

Hemmerle H, Burger HJ, et al. "Chlorogenic acid and synthetic chlorogenic acid derivatives: Novel inhibitors of hepatic glucose-6-phosphate translocase." *J Med Chem*. 1997 Jan 17;40(2): 137–45.

Hodge AM, English DR, et al. "Glycemic index and dietary fiber and the risk of type II diabetes." *Diabetes Care*. 2004 Nov 1;27(11):2701–6.

Hodgson JM, Watts GF, et al. "Coenzyme Q10 improves blood pressure and glycaemic control: A controlled trial in subjects with type II diabetes." *Eur J Clin Nutr*. 2002 Nov;56(11):1137–42.

Holzgartner H, Schmidt U, et al. "Comparison of the efficacy and tolerance of a garlic preparation vs. bezafibrate." *Arzneimittelforschung.* 1992Dec;42(12):1473–7.

Hounsom L, Horrobin DF, et al. "A lipoic acid-gamma linolenic acid conjugate is effective against multiple indices of experimental diabetic neuropathy." *Diabetologia.* 1998 Jul;41(7):839–43.

Elamin A, Tuvemo T. Magnesium and insulin-dependent diabetes mellitus. *Diabetes Res Clin Pract.* 1990 Nov;10(3):203–9.

Elkayam A, Mirelman D, et al. "The effects of allicin on weight in fructoseinduced hyperinsulinemic, hyperlipidemic, hypertensive rats." *Am J Hypertens.* 2003 Dec;16(12):1053–6.

Fagot-Campagna A, Pettitt DJ, Engelgau MM, et al. "Type II diabetes among North American children and adolescents: an epidemiologic review and a public health perspective." *J Pediatr.* 2000;136 :664–672.

Farvid MS, Jalali M, et al. "The impact of vitamins and/or mineral supplementation on blood pressure in type II diabetes." *J Am Coll Nutr.* 2004 Jun;23(3):272–9.

Forbes JM, Cooper ME, et al. "Role of advanced glycation end products in diabetic nephropathy." *J Am Soc Nephrol.* 2003 Aug;14(8 Suppl 3):S254–S258.

Furukawa Y. [Enhancement of glucose-induced insulin secretion and modification of glucose metabolism by biotin]. *Nippon Rinsho.* 1999 Oct;57(10):2261–9. Review.

Gardner CD, Chatterjee LM, et al. "The effect of a garlic preparation on plasma lipid levels in moderately hypercholesterolemic adults." *Atherosclerosis.* 2001 Jan;154(1):213–20.

Ghosh D, Bhattacharya B, et al. "Role of chromium supplementation in Indians with type II diabetes mellitus." *J Nutr Biochem.* 2002 Nov;13(11):690–7.

Hemmerle H, Burger HJ, et al. "Chlorogenic acid and synthetic chlorogenic acid derivatives: Novel inhibitors of hepatic glucose-6-phosphate translocase." *J Med Chem.* 1997 Jan 17;40(2):137–45.

Hodge AM, English DR, et al. "Glycemic index and dietary fiber and the risk of type II diabetes." *Diabetes Care.* 2004 Nov 1;27(11):2701–6.

Hodgson JM, Watts GF, et al. "Coenzyme Q10 improves blood pressure and glycaemic control: A controlled trial in subjects with type II diabetes." *Eur J Clin Nutr.* 2002 Nov;56(11):1137–42.

Holzgartner H, Schmidt U, et al. "Comparison of the efficacy and tolerance of a garlic preparation vs. bezafibrate." *Arzneimittelforschung*. 1992 Dec;42(12):1473–7.

Hounsom L, Horrobin DF, et al. "A lipoic acid-gamma linolenic acid conjugate is effective against multiple indices of experimental diabetic neuropathy." *Diabetologia*. 1998 Jul;41(7):839–43.

Jovanovic L, Gutiérrez M, et al. "Chromium supplementation for women with gestational diabetes mellitus." *J Trace Elem Med Biol.*1999;12:91–7.

Kahler W, Kuklinski B,et al. [Diabetes mellitus—a free radical-associated disease. Results of adjuvant antioxidant supplementation]. *Z Gesamte Inn Med*. 1993 May;48(5):223–32.

Kannar D, Wattanapenpaiboon N, et al. "Hypocholesterolemic effect of an enteric-coated garlic supplement." *J Am Coll Nutr*. 2001 Jun;20(3):225–31.

Kapoor D, Malkin CJ, et al. "Androgens, insulin resistance and vascular disease in men." *Clin Endocrinol* (Oxf). 2005 Sep;63(3):239–50. Review.

Kawabata T, Packer L. "Alpha-lipoate can protect against glycation of serum albumin, but not low density lipoprotein." *Biochem Biophys Res Commun*. 1994 Aug 30;203(1):99–104.

Keen H, Payan J, et al. "Treatment of diabetic neuropathy with gamma-linolenic acid." The Gamma-Linolenic Acid Multicenter Trial Group. *Diabetes Care*. 1993 Jan;16(1):8–15.

Khaw KT, Barrett-Connor E. "Dietary potassium and blood pressure in a population." *Am J Clin Nutr*. 1984 Jun;39(6):963–8.

Kim MJ, Ryu GR, et al. "Inhibitory effects of epicatechin on interleukin-1beta-induced inducible nitric oxide synthase expression in RINm5F cells and rat pancreatic islets by down-regulation of NF-kappaB activation." *Biochem Pharmacol*. 2004 Nov 1;68(9):1775–85.

Kohn RR, Cerami A, et al. "Collagen aging in vitro by nonenzymatic glycosylation and browning." *Diabetes*. 1984 Jan;33(1):57–9.

Koscielny J, Klussendorf D, et al. "The antiatherosclerotic effect of Allium sativum." *Atherosclerosis*. 1999 May;144(1):237–49.

Kris-Etherton PM, Etherton TD, et al. "Recent discoveries in inclusive food-based approaches and dietary patterns for reduction in risk for cardiovascular disease." *Curr Opin Lipidol*. 2002 Aug;13(4):397–407.

Krone CA, Ely JT. "Ascorbic acid, glycation, glycohemoglobin and aging." *MedHypotheses*.2004;62(2):29.

Kucharska J, Braunova Z, et al. "Deficit of coenzyme Q in heart and liver mitochondria of rats with streptozotocin-induced diabetes." *Physiol Res.* 2000;49(4):411–8.

Kudolo GB. "The effect of 3-month ingestion of Ginkgo biloba extract (EGb 761) on pancreatic beta-cell function in response to glucose loading in individuals with non-insulin-dependent diabetes mellitus." *J Clin Pharmacol.* 2001 Jun;41(6):600–11.

Lum H, Roebuck KA."Oxidant stress and endothelial cell dysfunction." AmJ *Physiol Cell Physiol.* 2001 Apr;280(4):C719–C741.

Luque RM, Kineman RD. "Impact of obesity on the growth hormone (GH) Axis: Evidence for a direct inhibitory effect of hyperinsulinemia on pituitary function." *Endocrinology.* 2006 Mar 2, 147:2754–2763.

Mader FH. "Treatment of hyperlipidaemia with garlic-powder tablets: Evidence from the German Association of General Practitioners' multicentric placebo-controlled double-blind study." *Arzneimittelforschung.* 1990 Oct;40(10):1111–6.

Mahesh T, Menon VP. "Quercetin alleviates oxidative stress in streptozotocin-induced diabetic rats." *Phytother Res.* 2004Feb;18(2):123–7.

Manzella D, Barbieri M, et al. "Chronic administration of pharmacologic doses of vitamin E improves the cardiac autonomic nervous system in patients with type II diabetes." *Am J Clin Nutr.* 2001 Jun;73(6):1052–7.

Marcy TR, Britton ML, et al. "Second-generation thiazolidinediones and hepatotoxicity." *Ann Pharmacother.* 2004 Sep;38(9):1419–23.

Medina MC, Souza LC, et al. "Dehydroepiandrosterone increases beta-cell mass and improves the glucose-induced insulin secretion by pancreatic islets from aged rats." *FEBS Lett.* 2006 Jan 9;580(1): 285–90.

Melhem MF, Craven PA, et al. "Alpha-lipoicacid attenuates hyperglycemia and prevents glomerular mesangial matrix expansion in diabetes." *J Am Soc Nephrol.* 2002 Jan;13(1):108–16.

Mensink M, Blaak EE, et al. "Lifestyle intervention according to general recommendations improves glucose tolerance." *Obes Res.* 2003Dec;11(12):1588–96.

Meriden T. "Progress with thiazolidinediones in the management of type II diabetes mellitus." *Clin Ther.* 2004 Feb;26(2):177–90.

Meyers CD, Kamanna VS, et al. "Niacin therapy in atherosclerosis. *Curr Opin Lipidol.* 2004 Dec;15(6):659–65. Review.

Mingrone G. "Carnitine in type II diabetes." *Ann NY Acad Sci.* 2004 Nov;1033:99–107. Review.

Monnier VM, Kohn RR, et al. "Accelerated age-related browning of human collagen in diabetes mellitus." *Proc Natl Acad Sci* USA. 1984 Jan;81(2):583–7.

Montonen J, Knekt P, et al. "Dietary antioxidant intake and risk of type II diabetes." *Diabetes Care.* 2004 Feb;27(2):362–6.

Mullan BA, Ennis CN, et al. "Protective effects of ascorbic acid on arterial hemodynamics during acute hyperglycemia." *Am J Physiol Heart Circ Physiol.* 2004 Sep;287(3):H1262–H1268.

Mullan BA, Young IS, et al. "Ascorbic acid reduces blood pressure and arterial stiffness in type II diabetes." *Hypertension.* 2002 Dec;40(6):804–9.

Muniyappa R, El-Atat F, et al. "The Diabetes Prevention Program." *Curr Diab Rep.* 2003 Jun;3(3):221–2.

Murase T, Nagasawa A, et al. "Beneficial effects of tea catechins on diet-induced obesity: Stimulation of lipid catabolism in the liver." *Int J Obes Relat Metab Disord.* 2002 Nov;26(11): 1459–64.

Nagamatsu M, Nickander KK, et al. "Lipoic acid improves nerve blood flow, reduces oxidative stress, and improves distal nerve conduction in experimental diabetic neuropathy." *Diabetes Care.* 1995 Aug;18(8):1160–7.

Nawale RB, Mourya VK, Bhise SB. "Non-enzymatic glycation of proteins: a cause for complications in diabetes."*Indian J Biochem Biophys.* 2006 Dec;43(6):337–44.

Neil HA, Silagy CA, et al. "Garlic powder in thetreatment of moderate hyperlipidaemia: A controlled trial and meta-analysis." *J R Coll Physicians Lond.* 1996 Jul;30(4):329–34.

Neri S, Signorelli SS, et al. "Effects of antioxidant supplementation on postprandial oxidative stress and endothelial dysfunction: A single-blind, 15-day clinical trial in patients with untreated type II diabetes, subjects with impaired glucose tolerance, and healthy controls." *Clin Ther*. 2005 Nov;27(11):1764–73.

Norbiato G, Bevilacqua M, et al. "Effects of potassium supplementation on insulin binding and insulin action in human obesity: Protein-modified fast and refeeding." *Eur J Clin Invest*. 1984 Dec;14(6): 414–9.

Okuda T, Kimura Y, et al. "Studies on the activities of tannins and related compounds from medicinal plants and drugs. I.Inhibitory effects on lipid peroxidation in mitochondria and microsomes of liver." *Chem Pharm Bull* (Tokyo). 1983 May;31(5):1625–31.

Paolisso G, D'Amore A, et al. "Daily vitamin E supplements improve metabolic control but not insulin secretion in elderly type II diabetic patients." *Diabetes Care*. 1993a Nov;16(11):1433–7.

Paolisso G, D'Amore A, et al. "Pharmacologic doses of vitaminE improve insulin action in healthy subjects and non-insulin-dependent diabetic patients." *Am J Clin Nutr*. 1993bMay;57(5):650–6.

Paolisso G, Di Maro G, et al. "Pharmacological doses of vitamin E and insulin action in elderly subjects." *Am J Clin Nutr*. 1994;59:1291–6.

Peponis V, Bonovas S, et al. "Conjunctival and tear film changes after vitaminC and E administration in non-insulin dependent diabetes mellitus." *Med Sci Monit*. 2004 May;10(5):CR213–CR217.

Petersen M, Pedersen H, et al. "Effect of fish oil versus corn oil supplementation on LDL and HDL subclasses in type II diabetic patients." *Diabetes Care*. 2002 Oct;25(10):1704–8.

Petlevski R, Hadzija M, et al. "Effect of 'antidiabetis' herbal preparation on serum glucose and fructosamine in NOD mice." *J Ethnopharmacol*. 2001 May;75(2–3):181–4.

Petlevski R, Hadzija M, et al. "Glutathione S-transferases and malondialdehyde in the liver of NOD mice on short-term treatment with plant mixture extract P-9801091." *Phytother Res*. 2003 Apr;17(4):311–4.

Pitombo C et al. "Amelioration of diet-induced diabetes mellitus by removal of visceral fat." *J. Endocrinol*. 191(3):699–706.

Playford DA, Watts GF, et al. "Combined effect of coenzyme Q10 and fenofibrate on forearm microcirculatory function in type II diabetes." *Atherosclerosis*. 2003 May;168(1):169–79.

Pocoit F, Reimers JL, et al. "Nicotinamide: Biological actions and therapeutic potential in diabetes prevention."*Diagn Cytopathol.* 1993;36:574–6.

Pozzilli P, Andreani D. "The potential role of nicotinamide in the secondary prevention of IDDM." *Diabetes Metabol Rev.* 1993;9:219–30.

Punkt K, Psinia I, et al. "Effects on skeletal muscle fibres of diabetes and Ginkgo biloba extract treatment." *Acta Histochem.* 1999 Feb;101(1):53–69.

Kumar V, Abbas AK, et al, eds. *Robbins and Cotran Pathologic Basis of Disease.* 7th ed. Philadelphia, Pa: Elsevier; 2005.

Rodríguez-Moran M, Guerrero-Romero F. "Oral magnesium supplementation improves insulin sensitivity and metabolic control in type II diabetic subjects: A randomized double-blind controlled trial." *Diabetes Care.* 2003 Apr;26(4):1147–52.

Rude RK. "Magnesium deficiency: A cause of heterogeneous disease in humans." *J Bone Miner Res* 1998;13:749–58.

Sagara M, Satoh J, Wada R, Yagihashi S, Takahashi K, Fukuzawa M, Muto G, Muto Y, Toyota T Third Department of Internal Medicine, Tohoku University School of Medicine, Sendai, Japan. Diabetologia 1996 Mar;39(3):263-9

Sakurai S, Yonekura H, et al. "The AGE-RAGE system and diabetic nephropathy." *J Am Soc Nephrol.* 2003 Aug;14(8 Suppl 3): S259– S263.

Sancetta SM, Ayres PR, et al. "The use of vitamin B12 in the management of the neurological manifestations of diabetes mellitus, with notes on the administration of massive doses." *Ann Int Med.* 1951;35:1028–48.

Saris NE, Mervaala E, Karppanen H, Khawaja JA, Lewenstam A. "Magnesium: an update on physiological, clinical, and analytical aspects." *Clinica Chimica Acta* 2000;294:1–26.

Sato Y,NagasakiM, et al. "Physical exercise improves glucose metabolism in lifestyle-related diseases." *Exp Biol Med* (Maywood). 2003 Nov;228(10):1208–12.

Sato Y. "Diabetes and life-styles: Role of physical exercise for primary prevention." *British Journal of Nutrition.* 2000 Dec;84(6 Suppl2):187–90.

Scharrer A, Ober M. [Anthocyanosides in the treatment of retinopathies (author's transl)]. *Klin Monatsbl Augenheilkd.* 1981 May;178(5):386–9.

Schmidt AM, Stern DM. "RAGE: A new target for the prevention and treatment of the vascular and inflammatory complications of diabetes." *Trends Endocrinol Metab.* 2000 Nov 1;11(9):368–75.

Seddon JM, Christen WG, et al. "The use of vitamin supplements and the risk of cataract among US male physicians." *Am J Public Health*.1994;84:788–92.

Sharifi AM, Darabi R, et al. "Investigation of antihypertensive mechanism of garlic in 2K1C hypertensive rat." *J Ethnopharmacol*. 2003 Jun;86(2–3):219–24.

Sheard NF. "Moderate changes in weight and physical activity can prevent or delay the development of type II diabetes mellitus in susceptible individuals." *Nutr Rev*. 2003 Feb;61(2):76–9.

Sheard NF, Clark NG, et al. "Dietary carbohydrate (amount and type) in the prevention and management of diabetes: A statement by the American Diabetes Association." *Diabetes Care*. 2004 Sep 1; 27(9):2266–71.

Shirai N, Suzuki H. "Effects of Western, Vegetarian, and Japanese dietary fat model diets with or without green tea extract on the plasma lipids and glucose, and liver lipids in mice. A longterm feeding experiment." National Food Research Institute, Kannondai, Tsukuba, Ibaraki, Japan.nshinya@nfri.affrc.go.jp.*AnnNutrMetab*.2004;48(2):95–102.Epub2004 Feb 25.

Silagy CA, Neil HA. "A meta-analysis of the effect of garlic on blood pressure." *J Hypertens*. 1994 Apr;12(4):463–8.

Singh RB, Kumar A, Niaz MA, et al. "Randomized, double-blind, placebo controlled trial of coenzyme Q10 in patients with end-stage renal failure." *J Nutr Environ Med*. 2003 Mar;13(1):13–22.

Song EK, Hur H, et al. "Epigallocatechin gallate prevents autoimmune diabetes induced by multiple low doses of streptozotocin in mice." *Arch Pharm Res*. 2003 Jul;26(7):559–63.

Song KH, Lee WJ, et al. "Alpha-lipoic acid prevents diabetes mellitus in diabetes-prone obese rats." *Biochem Biophys Res Commun*. 2005 Jan 7;326(1):197–202.

Soto C, Mena R, et al. "Silymarin induces recovery of pancreatic function after alloxan damage in rats." *Life Sci*. 2004 Sep 17;75(18):2167–80.

Steiner M, Khan AH, et al. "A double-blind crossover study in moderately hypercholesterolemic men that compared the effect of aged garlic extract and placebo administration on blood lipids." *Am J Clin Nutr*.1996 Dec;64(6):866–70.

Stitt A, Gardiner TA, Alderson NL, et al. "The AGE inhibitor pyridoxamine inhibits development of retinopathy in experimental diabetes." *Diabetes*. 2002 Sep;51(9):2826–32.

Stratton IM, Adler AI, et al. "Association of glycaemia with macrovascular and microvascular complications of type II diabetes (UKPDS35): Prospective observational study." *BMJ.* 2000 Aug12;321(7258):405–12.

Superko HR, Krauss RM. Garlic powder, effect on plasma lipids, postprandial lipemia, low-density lipoprotein particle size, high-density lipoprotein subclass distribution and lipoprotein(a). *J Am Coll Cardiol.* 2000 Feb;35(2):321–6.

Suzuki YJ, Tsuchiya M, et al. "Lipoate prevents glucose-induced protein modifications." *Free Radic Res Commun.* 1992;17(3):211–7.

Tanaka S, Han LK, et al. [Effects of the flavonoid fraction from Ginkgo biloba extract on the postprandial blood glucose elevation in rats]. *Yakugaku Zasshi.* 2004 Sep;124(9):605–11.

Tosiello L. "Hypomagnesemia and diabetes mellitus: A review of clinical implications." *Arch Intern Med.* 1996 Jun 10; 156(11):1143–8.

Tran TT, Naigamwalla D, et al. "Hyperinsulinemia, but not other factors associated with insulin resistance, acutely enhances colorectal epithelial proliferation in vivo." *Endocrinology.* 2006 Jan 12, Vol.147:4, 1830–1837.

Turgut F, Bayrak O, Catal F, et al. "Antioxidant and protective effects of silymarin on ischemia and reperfusion injury in the kidney tissues of rats." *Int Urol Nephrol.* 2008 Mar 27.

Turner B, Molgaard C, et al. "Effect of garlic (Allium sativum) powder tablets on serum lipids, blood pressure and arterial stiffness in normo-lipidaemic volunteers: A randomised, double-blind, placebo-controlled trial." *Br J Nutr.* 2004 Oct; 92(4): 701–6.

Turpeinen AK, Kuikka J, et al. "Long-term effect of acetyl-L-carnitine on myocardial 123I-M IBG uptake in patients with diabetes." *Clin Auton Res.* 2005;10:13–6.

Tutuncu NB, Bayraktar M, et al. "Reversal of defective nerve conduction with vitamin E supplementation in type II diabetes: A preliminary study." *Diabetes Care.* 1998 Nov;21(11):1915–8.

Velussi M, Cernigoi AM, et al. "Long-term (12 months) treatment with an anti-oxidant drug (silymarin) is effective on hyperinsulinemia, exogenous insulin need and malondialdehyde levels in cirrhotic diabetic patients." *J Hepatol.* 1997 Apr;26(4):871–9.

Vincent AM, McLean LL, et al. "Short-term hyperglycemia produces oxidative damage and apoptosis in neurons." *FASEB J.* 2005Apr;19(6):638–40.

Vormann J. "Magnesium: nutrition and metabolism." *Molecular Aspects of Medicine* 2003:24:27–37.

Warshafsky S, Kamer RS, et al. "Effect of garlic on total serum cholesterol: A meta-analysis."*Ann Intern Med.* 1993 Oct 1;119(7 Pt 1): 599–605.

Watts GF, Playford DA, et al. "Coenzyme Q(10) improves endothelial dysfunction of the brachial artery in Type II diabetes mellitus." *Diabetologia.* 2002 Mar;45(3):420–6.

Wester PO. "Magnesium." *Am J Clin Nutr* 1987;45:1305–12.

Wilburn AJ, King DS, et al. "The natural treatment of hypertension." *J Clin Hy pertens*(Greenwich).2000May;6(5):2428

Will JC, Byers T. "Does diabetes mellitus increase the requirement for vitamin C?" *Nutr Rev.* 1996 Jul;54(7):193–202.

Wright E Jr., Scism-Bacon JL, et al. "Oxidative stress in type II diabetes: the role of fasting and postprandial glycaemia." *Int J Clin Pract.* 2006 Mar;60(3):308–14.

Xia Z, Nagareddy PR, et al. "Antioxidant N-acetylcysteine restores systemic nitric oxide availability and corrects depressions in arterial blood pressure and heart rate in diabetic rats." *Free Radic Res.* 2006Feb;40(2):175–84.

Yamashita R, Saito T, et al. "Effects of dehydroepiandrosterone on gluconeogenic enzymes and glucose uptake in human hepatoma cell line, HepG2." *Endocr J.* 2005 Dec;52(6):727–33.

Yan H, Harding JJ. "Carnosine protects against the inactivation of esterase induced by glycation and a steroid." *Biochim Biophys Acta.* 2005 Jun 30;1741(1–2):120–6.

Zhang H, Osada K, et al. "A high biotin diet improves the impaired glucose tolerance of long-term spontaneously hyperglycemic rats with noninsulin-dependent diabetes mellitus." *J Nutr Sci Vitaminol* (Tokyo). 1996 Dec;42(6):517–26.

Ziegler D, Gries FA. "Alpha-lipoic acid in the treatment of diabetic peripheral and cardiac autonomic neuropathy." *Diabetes.* 1997a Sep;46 Suppl 2:S62–S66.

Ziegler D, Schatz H, et al. "Effects of treatment with the antioxidant alpha-lipoic acid on cardiac autonomic neuropathy in NIDDM patients: A 4-month randomized controlled multicenter trial (DEKAN Study)." Deutsche Kardiale Autonome Neuropathie." *Diabetes Care*. 1997b Mar;20(3):369–73.

Capítulo 6—"No es su culpa ser gordo"

American Academy Of Dermatology (2007, April 18). Psoriasis Linked To Diabetes And Serious Cardiovascular Condition. *ScienceDaily* American Academy of Neurology (2008, April 10). "Diabetes In Mid-life Linked To Increased Risk Of Alzheimer's Disease." *ScienceDaily*. Derivado Diciembre 17, 2009, de http://www.sciencedaily.com / releases/2008/04/080409170343. htm.

American Academy of Neurology (2009, October 28). "Does Diabetes Speed Up Memory Loss In Alzheimer's Disease?" *ScienceDaily*. Derivado Diciembre 17, 2009 de http://www.sciencedaily.com/releases/2009/10/091027161521. htm.

American Cancer Society (2009, January 6). "Obesity Linked To Elevated Risk Of Ovarian Cancer." *ScienceDaily*. Derivado Diciembre 17, 2009 de http:// www.sciencedaily.com/ releases/2009/01/090105090841.htm.

American Chemical Society 2008 Jan 16. "Once Irrelevant Compound May Have Medical Role In Preventing Diabetes Complications." From *www. sciencedaily.com/releases/2008*.

American Heart Association. 2009 November 18. "Some Obese People Perceive Body Size as OK, Dismiss Need to Lose Weight." From http://www. sciencedaily.com/ releases/2009.

American Physiological Society (2007 August 13). "The Female Advantage in Kidney Disease Does not Extend to Diabetic Women." *ScienceDaily*, de http://www.sciencedaily.com/ releases/2007/08/070809103728

American Physiological Society (2008, October 19). "Fructose Sets Table For Weight Gain Without Warning." *Science Daily* Derivado Diciembre 16, 2009.

American Society of Nephrology (2008, March 21). "Uric Acid May Provide Early Clues To Diabetic Kidney Disease." *ScienceDaily*. Derivado Diciembre 17, 2009 de http://www.sciencedaily.com / releases/2008/03/080318104217. htm.

Andaluu B. et al. "Effect of mulberry leaves in streptozotocin diabetic rats." Clin Chim Acta. 2003 Dec; 338 (1–2): 3–10; Sharma R. et al. Mulberry moracins: scavengers of UV stress generated free radicals. *Biosci Biotechnol Biochem*. 2001 June; 65 (6): 1402–5

Anderson JW, Randles KM, et al. "Carbohydrate and fiber recommendations for individuals with diabetes: A quantitative assessment and meta-analysis of the evidence." *J Am Coll Nutr.* 2004 Feb;23(1):5–17

Astrup A. et al. "Failure to increase lipid oxidation in response to increasing dietary fat content in formerly obese women." *American Journal of Physiology.* 1994 April; 0193–1849/94.

BioMed Central (2007, August 16). "Diabetes During Pregnancy Linked To Pancreatic Cancer Later." *ScienceDaily.* Derivado Diciembre 17, 2009 de http://www.sciencedaily.com / releases/2007/08/070816091013.htm.

BostonUniversityMedicalCenter(2009,December14)."Discoveryofnewgenecalled Brd2 that regulates obesity and diabetes." *ScienceDaily.* Derivado Diciembre 16, 2009 http://www.sciencedaily.com / releases/2009/12/091214201007.htm.

Boutelle, et al. "Weight control strategies of overweight adolescents who successfully lost weight." *Journal of the American Diabetic Association,* 2009; 109 (12):2029.

BurnhamInstitute(2009,February22)."StemCellResearchUncoversMechanism   For Type II Diabetes." *ScienceDaily.* Derivado Diciembre 21, 2009 de http://www.sciencedaily.com / releases/2009/02/090212171947.htm.

Brownell, K.D., & Horgen, K.B. (2004). *Food Fight: The Inside Story of the Food Industry, America's Obesity Crisis, and What We Can Do About It.* New York: McGraw-Hill.

Mourot L, Boussuges A, Maunier S, Chopra S, Rivière F, Debussche X, Blanc P. "" *J Cardiopulm Rehabil Prev.* 2009 Dec 25.

Cell Press (2009,February 12)."New CluesTo Pancreatic Cells' Destruction In Diabetes." *ScienceDaily.* Derivado Diciembre 21, 2009 de http:// www.sciencedaily.com /releases/2009/02/090203120716.htm.

Center for the Advancement of Health. "Poor Children More Likely To Develop Diabetes As Adults." *ScienceDaily* 22 June 2008. 31 December 2009 http://www.sciencedaily.com/releases/2008/06/080619151917.htm

Challem J et al. *Syndrome X.* New York: John Wiley and Sons; 2000.

Chandalia M. et al. "Beneficial effects of high dietary fiber intake in patients with type II diabetes mellitus." *New England Journal of Medicine.* 2000 May; 342(19): 1392–8

Chen et al. "Psoriasis Independently Associated With Hyperleptinemia Contributing to Metabolic Syndrome." *Archives of Dermatology,* 2008; 144 (12).

Children's Hospital of Philadelphia. 2008 December 23. Overweight Siblings of Children with Type II Diabetes Likely to Have Abnormal Blood Sugar Levels, as reported by Sciencedaily.com/ releases/2008.

Children's Hospital of Philadelphia (2009, December 14). Type II diabetes gene predisposes children to obesity. *Science Daily*. Derivado Diciembre 17, 2009 de http://www.sciencedaily.com / releases/2009/12/091207123801.htm.

Columbia University's Mailman School of Public Health (2008, August 8). "Periodontal Disease Independently Predicts New Onset Diabetes." *ScienceDaily*. Derivado Diciembre 22,2009 de http:// www. sciencedaily.com/ releases/2008/08/080806184905.htm.

Columbia University Medical Center (2006, February 10). Diabetes Can LeadTo Gum Disease In Childhood; Onset IsYoungerThan Previously Recognized. *ScienceDaily*. Derivado Diciembre 21, 2009, de http:// www. sciencedaily.com/ releases/2006/02/060210092648.htm.

Cornell University (2009, June 7). Key Regulator Of Fat Cell Development Discovered. *ScienceDaily*. Derivado Diciembre 17, 2009, de http:// www. sciencedaily.com /releases/2009/06/090603110150.htm.

Diabetes Prevention Program Research Group. The Diabetes Prevention Program: Baseline characteristics of the randomized cohort. *Diabetes Care*. 2000 Nov 1;23(11):1619–29.

Diabetes Prevention Program Research Group. Reduction in the incidence of type II diabetes with lifestyle intervention or metformin. *N Engl J Med*. 2002 Feb 7;346(6):393–403.

Diabetes Prevention Program Research Group. Within-trial cost-effectiveness of lifestyle intervention or metformin for the primary prevention of type II diabetes. *Diabetes Care*. 2003 Sep1;26(9):2518–23.

Doolen, et al. Parental disconnect between perceived and actual weight status of children. A metasynthesis of the current research. *Journal of the American Academy of Nurse Practitioners*, 2009; 21(3): 160–166.

Duke University Medical Center (2007, March 11). Diabetes, Depression Together Increase Risk For Heart Patients. *ScienceDaily*. Derivado Diciembre 17, 2009, de http://www.sciencedaily.com releases/2007/03/070309141140.htm.

Eating Disorders. As reported in *www.sciencedaily.com/releases/2009*. Endocrine Society (2009, December 7). Cardiovascular risk in youth withtype I diabetes linked primarily to insulin resistance. *ScienceDaily*. Derivado Diciembre 17, 2009, de http://www. sciencedaily.com/releases /2009/12/091201084207.htm.

Endocrine Society 2007 Nov 15. Family Ties Raise Risk of Diabetes Complications: Risk Greater for Women, from *sciencedaily.com/ releases/2007*.

Endocrine Society (2009, October 9). Future Diabetes Treatment May Use Resveratrol To Target The Brain. *ScienceDaily*. Derivado Diciembre 22, 2009, de http://www.sciencedaily.com/ releases/2009/10/091006093341.htm.

Endocrine Society (2008, June 17). Red Wine's Resveratrol May Help Battle Obesity. *ScienceDaily*. Derivado Diciembre 22, 2009, de / releases/2008/06/080616115850.htm.

European Society of Cardiology (2008, April 13). Low Birth Weight And Excessive Weight Gain Linked To Heart Problems In Later Life. *ScienceDaily*. Derivado Diciembre 17, 2009, de http://www. sciencedaily.com/ releases/2008/04/0804092050848.htm.

European Society of Cardiology (2009, June 4). Obesity And Diabetes Double Risk Of HeartFailure: Patients With Both Conditions'Very Difficult' To Treat. *ScienceDaily*. Derivado Diciembre 17, 2009, de http://www.sciencedaily.com/ releases/2009/05/090530094510. htm.

Faloon W. What you don't know about blood sugar. *Life Extension Magazine*. January 2004: 11–20.

Fishel MA et al. Hyperinslinemia provokes synchronous increases in central inflammation and beta amyloid in normal adults. *Arch Neurol*. 2005 Oct; 62(10): 1539–44.

Forbes JM, Cooper ME, et al. Role of advanced glycation end products in diabetic nephropathy. *J Am Soc Nephrol*. 2003 Aug;14 (8 Suppl 3).

Forbes JM et al 2003; Sakurai S, Yonekura H, et al. The AGE-RAGE system and diabetic nephropathy. *J Am Soc Nephrol*. 2003 Aug;14(8 Suppl 3):S259– S263.

Haffner SM et al. "Incidence of type II diabetes in Mexican Americans predicted by fasting insulin and glucose levels, obesity, and body fat distribution." *Diabetes*. 1990 Mar: 39(3): 283–89.

Harvard Medical School (2006, July 12). "Type II Diabetes Increases The Risk Of Glaucoma In Women." *ScienceDaily*. Derivado Diciembre 21, 2009, de http://www.sciencedaily.com/ releases/2006/07/060712074528.htm.

Helibronn LK, et al. "Energy restriction and weight loss on very low fat diets reduce C reactive protein concentrations in obese healthy women." *Arterioscler Thromb Vasc Biol.* 2001 June;21(6): 968–70.

Institute of Food Technologists (2009, August 13). Black Tea May Fight Diabetes. *ScienceDaily.* Derivado Diciembre 17, 2009, de http:// www. sciencedaily. com /releases/2009/07/090728172604.htm.

JAMA and Archives Journals (2007, July 17). Diabetics Experience More Complications Following Trauma. *ScienceDaily.* Derivado Diciembre 21, 2009, de http://www.sciencedaily.com/ releases/2007/07/070716190925.htm.

JAMA and Archives Journals (2007, April 10). Diabetes May Be Associated With Increased Risk Of Mild Cognitive Impairment. *ScienceDaily.* Derivado Diciembre 21, 2009, de http://www. sciencedaily.com/ releases/2007/04/070409164906.htm.

Journal of Clinical Investigation (2008, August 6). A Mechanism For The Development Of Obesity-associated Conditions. *ScienceDaily.* Derivado Diciembre 21, 2009, de http://www. sciencedaily.com/ releases/2008/08/080802061914. htm.

Journal of Clinical Investigation (2007, August 6). Identifying The Mechanism Behind A Genetic Susceptibility To Type II Diabetes. *ScienceDaily.* Retrieved December 21, 2009, from http://www. sciencedaily.com/ releases/2007/08/070802182122.htm.

Journal of Clinical Investigation 2008 June 9. New Molecular Link Between Diabetes and Kidney Failure, from www.sciencedaily. com/ releases/2008.

Journal of Clinical Investigation (2007, October 22). Type II Diabetes: What Determines Susceptibility? *ScienceDaily.* Derivado Diciembre 21, 2009, de http:// www.sciencedaily.com/ releases/2007/10/071018171445.htm.

Journal of the National Cancer Institute (2008, December 31). High Insulin Level Is An Independent Risk Factor For Breast Cancer. *ScienceDaily.* Derivado Diciembre 17, 2009, de http://www. sciencedaily.com / releases/2008/12/081231113031.htm.

Khaw KT, Barrett-Connor E. "Dietary potassium and blood pressure in a population." *Am J Clin Nutr.* 1984 Jun;39(6):963–8.

Knolwer WC et al. "Reduction in the incidence of type II diabetes with lifestyle intervention or metformin." *New England Journal of Medicine.* 2002. Feb; 346(6): 393–403

Kohn RR, Cerami A, et al. Collagen aging in vitro by nonenzymatic glycosylation and browning. Diabetes. 1984 Jan;33(1):57–9; Monnier VM, Kohn RR, et al. Accelerated age-related browning of human collagen in diabetes mellitus. *Proc Natl Acad Sci* USA. 1984Jan;81(2):583–7.

Kumar V, Abbas AK, et al, eds. Robbins and Cotran Pathologic Basis of Disease. 7th ed. Philadelphia, Pa: Elsevier; 2005.

Life Extensions Magazine, June 2004, Diabetes: understanding and preventing the next health care epidemic; by Lyle MacWilliam, BSc, MSc, FP.

Life Extensions Magazine December 2006, "The deadly connection between Alzheimer's and diabetes" by Edward R. Rosick, DO, MPH, DABHM.

Luchsinger, JA et al. Hyperinsulinemia and the risk of Alzheimer disease. *Neurology*. 2004 October 12; 63(7): 1187–92.

Lum H, Roebuck KA. Oxidant stress and endothelial cell dysfunction. *Am J Physiol Cell Physiol*. 2001 Apr;280(4):C719–C741.

Luque RM, Kineman RD.Impact ofObesity on the GrowthHormone(GH) Axis: Evidence for a Direct Inhibitory Effect of Hyperinsulinemia on Pituitary Function. *Endocrinology*. 2006 Mar 2.

Mackey et al. Does this make me look fat? Peer crowd and peer contributions to adolescents weight control behaviors. *Journal of Youth and Adolescents*, 2008; DOI: 10.1007/s10964–008–9299–2.

McGarry JD. Banting Lecture 2001: deregulation of fatty acid metabolism in the etiology of type II diabetes. *Diabetes*. 2002 Jan: 51 (1): 7–18.

Mensink M, Blaak EE, et al. Lifestyle intervention according to general recommendations improves glucose tolerance. *Obes Res*. 2003 Dec;11(12):1588–96

Mokdad AH et al. Prevalence of obesity, diabetes, and obesity-related health risk factors, 2001. *JAMA*, 2003 Jan; 289(1): 76–9.

Monash University (2009, July 9). Critical Link Between Obesity AndDiabetesDiscovered.*ScienceDaily*. Derivado Diciembre 16,2009, de http://www.sciencedaily.com/releases/2009/07/090708090917.htm.

Mreira PL et al. Oxidative stress and neuro-degeneration. *Ann NY Acad Sci*. 2005 June; 1043: 545–52.

Muniyappa R, El-Atat F, et al. The Diabetes Prevention Program. *Curr Diab Rep*. 2003 Jun;3(3):221–2.

New York University (2009, April 6). New Evidence Of Periodontal Disease Leading To Gestational Diabetes. *ScienceDaily*. Derivado Diciembre 22, 2009, de http://www.sciencedaily.com/ releases/2009/04/090404164115.htm.

Nieman DC. *Fitness and Sports Medicine*. 3rd ed. Palo Alto, CA: Bull Publishing, 1995; Diabetes Type II and the Syndrome X Connection. Life Extensions Foundation website *www.lef.org*.

Norbiato G, Bevilacqua M, et al. Effects of potassium supplementation on insulin binding and insulin action in human obesity: Protein-modified fast and refeeding. *Eur J Clin Invest*. 1984 Dec;14(6):414–9.

Opara EC. Oxidative stress, micronutrients, diabetes mellitus and its components. JR Soc Health 2002 March; 122 (1): 28–34.; Houstis N. et al. Reactive oxygen species have a causal role in multiple forms of insulin resistance. *Nature*. 2006 April 13; 440 (7086): 944–48.

Oregon Health & Science University. "Obesity Causes Breakdown In System Which Regulates Appetite And Weight." *ScienceDaily*. 8 March 2007. 28 December 2009, http://www.sciencedaily.com/ releases/2007/03/070307075719. htm.

Ott A. et al. Diabetes mellitus and the risk of dementia: The Rotterdam Study. *Neurology*. 1999 Dec 10; 53 (9): 1937–42.

Peninsula College of Medicine and Dentistry (2008, March 20). Grape Skin Compound Fights The Complications Of Diabetes. *ScienceDaily*. Derivado Diciembre 22, 2009, de http://www. sciencedaily.com/ releases/2008/03/080318094514.htm.

Penn State. 2008 July 29. Inheritance of hormonal disorder marked by excessive insulin in daughters. *The Journal of Clinical Endocrinology and Metabolism*. Reported in *sciencedaily.com/ releases/2008*.

Pyorala M. et al. Plasma insulin and all cause, cardiovascular and non-cardiovascular mortality: the 22 year follow up results of the Helsinki Policemen Study. *Diabetes Care*. 2000 Aug; 23 (8): 1097–102.

Roberts et al. Association of Duration and Severity of Diabetes Mellitus With Mild Cognitive Impairment. *Archives of Neurology*, 2008;65 (8): 1066.

Rosenbloom A, et al. Type II diabetes in children and adolescents. *Diabetes Care*. 2000 Mar; 23 (3): 381–9.

Saaddine et al. Projection of Diabetic Retinopathy and Other Major Eye Diseases Among People With Diabetes Mellitus: United States, 2005–2050.

Archives of Ophthalmology, 2008; 126 (12): 1740. Salmeron J et al. Dietary fat intake and risk of type II diabetes in women. *American Journal of Clinical Nutrition*, 2001 June; 73(6): 1019–26.

Sato Y. "Diabetes and life-styles: Role of physical exercise for primary prevention." *British Journal of Nutrition*. 2000 Dec;84(6 Suppl2):187–90.

Sato Y,NagasakiM, et al. "Physical exercise improves glucose metabolism in lifestyle-related diseases." *Exp Biol Med* (Maywood). 2003 Nov;228(10):1208–12.

Sattar N. et al. "Metabolic syndrome with and without C-reactive protein as a predictor of coronary heart disease and diabetes in the West of Scotland Coronary Prevention Study." *Circulation*. 2003 Jul:108(4): 414–19.

Schmidt AM, Stern DM. "RAGE: A new target for the prevention and treatment of the vascular and inflammatory complications of diabetes." *Trends Endocrinol Metab*. 2000 Nov 1;11(9):368–75.

Sheard NF. "Moderate changes in weight and physical activity can prevent or delay the development of type II diabetes mellitus in susceptible individuals." *Nutr Rev*. 2003 Feb;61(2):76–9.

Simon GE, et al. "Association between obesity and depression in middle-aged women." *Gen Hosp Psychiatry*. 2008; 32–39.

Society for the Study of Ingestive Behavior. "Weight Loss Improves Mood In DepressedPeople,NewResearchShows."*ScienceDaily*29July2009.28December 2009, http://www.sciencedaily.com/ releases/2009/07/090727102028. htm.

Sonestedt, Emily, et al. "Fat and carbohydrate intake modify the association between genetic variation in the FTO genotype and obesity." *American Journal of Clinical Nutrition*, 2009; DOI 10.3945/ajcn.2009.27958

Strauss, Shiela M., Stefanie Russell, Alla Wheeler, Robert Norman, Luisa N. Borrell, David Rindskopf. The dental office visit as a potential opportunity for diabetes screening: an analysis using NHANES 2003–2004 data: Opportunity for diabetes screening. *Journal of Public Health Dentistry* 2010.

Srjdan Prodanovich; Robert S. Kirsner; Jeffrey D. Kravetz; Fangchao Ma; Lisa Martinez; Daniel G. Federman. Association of Psoriasis with Coronary Artery, Cerebrovascular, and Peripheral Vascular Diseases and Mortality. *Arch Dermatol.*, 2009; 145(6): 700–03.

Stratton IM, Adler AI, et al. Association of glycaemia with macrovascular and microvascular complications of type II diabetes (UKPDS 35):

Prospective observationalstudy. *BMJ*. 2000 Aug 12;321(7258): 405–12.

Time Magazine, Lifelong Effects of Childhood Obesity, Tiffany Sharples, Dec. 6, 2007.

Tran TT, Naigamwalla D, et al. "Hyperinsulinemia, But Not Other Factors Associated with Insulin Resistance, Acutely Enhances Colorectal Epithelial Proliferation In Vivo." *Endocrinology*. 2006 Jan 12.

Translational Genomics Research Institute. 2009 December 16. Analysis identifies biomarkers for diabetic kidney failure, from *sciencedaily. com/ releases/2009*.

University of Alberta. 2006 March 10. "Insulin levels in African American Children worsen through puberty." *The Journal of Pediatrics* as reported by *sciencedaily.com/releases/2006*.

University Of Florida (2007, May 22). "Watch What You Put In That Sippy Cup, Experts Warn." *ScienceDaily*. Derivado Diciembre 16, 2009, de http:// www.sciencedaily.com /releases/2007/05/070518155859.htm.

University of Gothenburg (2009, November 25). "Fat around the middle increases the risk of dementia." *ScienceDaily*. Derivado Diciembre 17, 2009, de http://www.sciencedaily.com/ releases/2009/11/091123114803.htm.

University of Melbourne (2008, July 9)."Overweight,Insulin Resistant Women At Greater Risk Of Advanced Breast Cancer Diagnosis, Says Study." *ScienceDaily*. Derivado Diciembre 17, 2009, de http:// www.sciencedaily.com / releases/2008/07/080707161416.htm.

University of Michigan Health System (2008, July 12). "Coming Epidemic Of Type II Diabetes In Young Adults." *ScienceDaily*. Derivado Diciembre 16, 2009, de http://www.sciencedaily.com/ releases/2008/07/080708193249. htm.

University of Southern California, 2009 Jan 28. Getting Diabetes before 65 More than Doubles Risk for Alzheimer's Disease. From www. sciencedaily. com/releases/2009/01/090127152835.htm.

Vincent AM, McLean LL, et al. Short-term hyperglycemia produces oxidative damage and apoptosis in neurons. *FASEB J*. 2005 Apr;19(6):638–40.

Wiley-Blackwell. "Major Study Highlights Weight Differences Among 3–19 Year Olds With Type I and 2 Diabetes." *ScienceDaily* 22 June 2009 From Sciencedaily.com/releases/2009.

Wiley-Blackwell. "Psychotherapy Offers Obesity Prevention for 'at Risk' Teenage Girls." *ScienceDaily* 17 December 2009. 3 March 2010 http://www. sciencedaily.com /releases/2009/12/091215121055.htm.

WHO. Total of People with Diabetes. WHO website. October 31, 2003.

World Journal of Gastroenterology (2009, November 18). "Is type II diabetes mellitus a risk factor for gallbladder, biliary and pancreatic cancer?" *ScienceDaily*. Retrieved December 17, 2009, from http: //www. sciencedaily.com / releases/2009/11/091119101213.htm.

Wright E Jr., Scism-Bacon JL, et al. Oxidative stress in type II diabetes: the role of fasting and postprandial glycaemia. *Int J Clin Pract.* 2006 Mar;60(3):308–14.

Zhang et al. The Economic Costs of Undiagnosed Diabetes. *Population Health Management*, 2009; 12 (2): 95.

Capítulo 7—"Dulce suicidio"

Adair, L.S. and P. Gordon-Larsen. Maturational timing and overweight prevalence in US adolescent girls. *Am J Public Health* 2001 Apr;91(4):642–4.

American University, TED Case Studies, "Philippine Sugar and Environment," January 11, 1997, http://www.american.edu/ TED/ PHILSUG.HTM

Anderson, G.H., et al. "Inverse association between the effect of carbohydrates on blood glucose and subsequent short-term food intake in young men." *Am J Clin Nutr* 2002 Nov 76(5):1023–30.

Aylsworth, J. Sugar and Hyperactivity. Winter 1990 *Priorities*; 31–33.

Bartley, G. "Neural systems for reinforcement and inhibition of behavior: relevance to eating, addiction, and depression." *Well-being: Foundations of Hedonic Psychology* 1999 pp. 558–572.

Beckles, H. "Sugar and Slavery, 1644–1692," in H. Beckles, *A History of Barbados from Amerindian Settlement to Nation State*. Cambridge Univ. Press: Cambridge, 1990.

Behar, D., et al. "Diet and Hyperactivity."*Nutr Behav* 1984; 1:279–288.

Bellisle, F., et al. "How sugar-containing drinks might increase adiposity in children." *Lancet* 2001 Feb 17;357(9255):490–1.

Boyle, J.P., et al. "Projection of diabetes burden through 2050: impact of changing demography and disease prevalence in the US *Diabetes Care* 2001 Nov;24(11):1936–40.

Bruckdorfer, KR, et al. "Insulin sensitivity of adipose tissue of rats fed with various carbohydrates." *Proc Nutr Sci* 1974;33:3A,46–53.

Burfoot, A. Sugar and cardiovascular disease, and other health issues. *Runner's World Website*, 2003; http://www.runnersworld.com/ home/0,1300,1–53–84–3623,00.html. The American Heart Association Report "Sugar and Cardiovascular Disease" is located at http://circ.ahajournals.org/cgi/content/full/106/4/523.

Chardon, R.E. "Sugar Plantations in the Dominican Republic, 1770–1844," *Geographical Review*, 74, 4 (1984).

Cichelli, M, and M Lewis. Naloxone nonselective suppression of drinking of ethanol, sucrose, saccharin, and water by rats. *Pharmacol Biochem Behav* 2002 Jun; 72(3):699–705.

Cleave, T.L. *The Saccharine Disease*, John Wright & Sons. Bristol, 1974, pp. 7, 83.

Cohen, A.M., et al. Experimental Models in Diabetes. In *Sugars in Nutrition*; San Francisco, Academic Press, 1974, p 483–511.

Colantuoni. C., et al. Evidence that intermittent, excessive sugar intake causes endogenous opioid dependence. *Obes Res* 2002 Jun10(6):478–88.

Cox, Peter, "Sweetness and plight: Slavery on sugar plantations is a thing of the past. Or is it?" *New Internationalist Magazine*, Oxford, England, Issue 189 (November 1988), http://www. newint.org/ issue189/plight.htm

Crook, W., Sugar and children's behavior. *New England Journal of Medicine* 1994 June 30;330(26):1901–1904.

Curtin, P.D.,"The Sugar Revolutionand the Settlement of the Carribean," in *The Rise and Fall of the Plantation Complex: Essays in Atlantic History*. Cambridge Univ. Press: Cambridge, 1990.

Czachowski, C.L., Independent ethanol and sucrose-maintained responding on a multiple schedule of reinforcement. *Alcohol Clin Exp Res* 1999 Mar 23(3):398–403.

Donders, G.G. Lower Genital Tract Infections in Diabetic Women. *CurrInfect Dis Rep* 2002 Dec;4(6):536–539.

Dr. Charles Jacobs, "Slavery: Worldwide Evil, From India to Indiana, more people are enslaved today than ever before," © 2001 Abolish. com, the Anti-Slavery Portal, http://www.iabolish.com/today/ background/worldwide-evil.htm.

Elliott, S.S., et al. "Fructose, weight gain, and the insulin resistance syndrome." *Am J Clin Nutr* 2002 Nov;76(5):911–22.

Epidemiology, November, 2000; 11: 689–694.

Falco, M.A. "The lifetime impact of sugar excess and nutrient depletion on oral health." *Gen Dent* 2001 Nov-Dec;49(6):591–5.

Files, F.J., et al. "Sucrose, ethanol, and sucrose/ethanol reinforced responding under variable-interval schedules of reinforcement." *Alcohol Clin Exp Res* 1995 Oct 19(5):1271–8.

Flegal, K.M., et al. "Prevalence and trends in obesity among US adults", 1999–2000. *JAMA* 2002 Oct 9;288(14):1723–7.

Freedman, D.S., et al. "Trends and correlates of class 3 obesity in the United States from 1990 through 2000." *JAMA* 2002 Oct 9;288(14): 1758–61.

Frisina, P, and A Sclafani. Naltrexone suppresses the late but not early licking response to a palatable sweet solution: opioid hedonic hypothesis reconsidered. *Pharmacol Biochem Behav*, 2002 Dec; 74(1):163l, 760–765.

General Internal Medicine. January 2002;17:1–7.

George Mateljan Foundation. Low Fat Diet, "Nutrition Excesses/ Deficiencies," © 2002 http://www.whfoods.com/genpage. php?tname=diet&dbid=11, citing USDA's 1995 Continuing Survey of Food Intakes by Individuals.

Graves, F., July-Aug l984: Common Cause, p 25. Wolraich, R., et al. J Pediatr; l985, 106:675–682.31.

Grimm, J.W., et al. "Effect of cocaine and sucrose withdrawal period on extinction behavior, cue-induced reinstatement, and protein levels of the dopamine transporter and tyrosine hydroxylase in limbic and cortical areas in rats." *Behav Pharmacol* 2002 Sep 13(5–6):379–88.

Hellinger, Daniel and Dennis Brooks. *The Democratic Façade*. Cole Publishing Co, 1991, p 233–241; http://www.thirdworldtraveler. com/Democracy_America/Exporting_Facade_TDF.html

Hill, J.O. and C.J. Billington. Obesity: its time has come. *Am J Hypertens* 2002 Jul;15(7 Pt 1):655–6.

Hoogwerf, B.J., et al. Blood glucose concentrations < or = 125 mg/dl and coronary heart disease risk. *Am J Cardiol* 2002 Mar 1;89(5):596–9.

Howard, B.V. and J. Wylie-Rosett. Sugar and cardiovascular disease: A statement for healthcare professionals from the Committee on Nutrition of the Council on Nutrition, Physical Activity, and Metabolism of the American Heart Association. *Circulation* 2002 Jul 23;106(4):523–7. American Heart Association Report at: http://circ.ahajournals.org/cgi/content/full/106/4/523.

Huumonen, S. L. Tjaderhane, T. Backman, E.L. Hietala, E. Pekkala, and M. Larmas. High-sucrose diet reduces defensive reactions of the pulpodentinal complex to dentinal caries in young rats. *Acta Odontol Scand* 2001 Apr;59(2):83–7.

Jacobson, M. Liquid Candy: How Soft Drinks Are Harming Americans' Health. Center for Science in the Public Interest Website, 1998 October. http://www.cspinet.org/sodapop/liquid_candy.htm

Jensen, D, "The New Slavery: an Interview with Kevin Bales," © 2001, *The Sun Magazine*, Chapel Hill, NC, http://www.thesunmagazine. org/slavery. html.

Johnson, R.K. and C. Frary. "Choose beverages and foods to moderate your intake of sugars: the 2000 dietary guidelines for Americans— what's all the fuss about?" *J Nutr* 2001 Oct;131(10):2766S-2771S.

Jones, C., K. Woods, G. Whittle, H. Worthington, and G. Taylor. "Sugar, drinks, deprivation and dental caries in 14-year-old children in the northwest of England in 1995." *Community Dent Health* 1999 Jun16(2):68–71.

Journal of Hensley, T., and M. Sones. Major Increase in Diabetes Among Adults Occurred Nationwide Between 1990 and 1998. National Center for Chronic Disease Prevention and Health Promotion, Diabetes Public Health Resource, News & Information.

Klein,Herbert; *AfricanSlavery inLatinAmericaand the Caribbean*;1990, pp.45–47.

Kretchmer, Norman and Claire B. Hollenbeck. Sugars and Sweeteners, CRC Press, June 27, 1991, Preface, p v.

Levine, A.S., et al. "Naltrexone infusion inhibits the development of preference for a high-sucrose diet." *Am J Physiol Regul Integr Comp Physiol* 2002 Nov 283(5):R1149–54.

Levine, R. Monosaccharides in Health and Disease. 1986, *Ann Rev Nutr* 6:221–24.

Levine, R.S. Caries experience and bedtime consumption of sugar-sweetened food and drinks—a survey of 600 children.*Community Dent Health* 2001 Dec;18(4):228–31.

Lord, R. Agricultural Outlook Forum Tuesday, February 24, 1998. US SUGAR OUTLOOK, *Ron Lord Agricultural Economist,* USDA. http://jan.mannlib. cornell.edu/reports/erssor/specialty/sss-bb/1998/ sss223f.asc.

Ludwig, D.S., K.E. Peterson, and S.L. Gortmaker. Relation between consumption of sugar-sweetened drinks and childhood obesity: a prospective, observational analysis. *Lancet* 2001 Feb 17;357(9255):505–8.

Matthews, D.B., et al. "Effects of sweetened ethanol solutions on ethanol self-administration and blood ethanol levels." *Pharmacol Biochem Behav* 2001 Jan 68(1):13–21.

McGill Jr., H.C., et al. Obesity accelerates the progression of coronary atherosclerosis in young men; *Circulation* 2002 Jun 11;105(23):2712–8.

Melnik, T.A., et al. Overweight school children in New York City: prevalence estimates and characteristics. *Int J Obes Relat Metab Disord* 1998 Jan;22(1):7–13.

Melton, L. AGE breakers, Rupturing the body's sugar-protein bonds might turn back the clock. *Sci Am.* 2000 Jul 283(1):16. See also. Cerami, A., H. Vlassara, and M. Brownlee. Glucose and Aging. *Scientific American* May 1987: 90.

Michaud, D.S., et al. Dietary sugar, glycemic load, and pancreatic cancer risk in a prospective study. *J Natl Cancer Inst* 2002 Sep 4. 94(17):1293–300.

Michaud, D.S., et al. Physical activity, obesity, height, and the risk of pancreatic cancer. *JAMA* 2001 Aug 22–29 286(8):921–9.

Moerman, C.J., et al. Dietary sugar intake in the aetiology of biliary tract cancer. *Int J Epidemiol* 1993 Apr 22(2):207–14.

Mohanty, P., et al. Glucose challenge stimulates reactive oxygen species (ROS) generation by leucocytes. *J Clin Endocrinol Metab* 2000 Aug;85(8):2970–3.

Mokdad, A.H., et al. "The continuing epidemics of obesity and diabetes in the United States." *JAMA* 2001 Sep 12;286(10):1195–200.

Mokdad, A.H., et al. The continuing increase of diabetes in the US. *Diabetes Care* 2001 Feb;24(2):412.

Mokdad, A.H., et al. "The spread of the obesity epidemic in the United States," 1991–1998. *JAMA* 1999 Oct 27;282(16):1519–22.

Nobre Dos Santos, M., L. Melo Dos Santos, S.B. Francisco, J.A. Cury.

Relationship among Dental Plaque Composition, Daily Sugar Exposure and Caries in the Primary Dentition. *Caries Res* 2002 Sep–Oct;36(5):347–52.

Norhammar, A., et al. Glucose metabolism in patients with acute myocardial infarction and no previous diagnosis of diabetes mellitus: a prospective study. *Lancet* 2002 Jun 22;359(9324): 2140–4.

Ogden, C.L., et al. "Prevalence and trends in overweight among US children and adolescents." 1999–2000. *JAMA* 2002 Oct 9;288(14):1728–32.

Olson, G.A., et al. "Naloxone and fluid consumption in rats: dose-response relationships for 15 days. *Pharmacol Biochem Behav* 1985 Dec, 23(6):1065–8.

Parajas, I.L. "Sugar content of commonly eaten snack foods of school children in relation to their dental health status." *J Philipp Dent Assoc* 1999 Jun-Aug 51(1):4–21.

Más fuentes de información:

Abidov M, Ramazanov A, Jimenez Del RM, Chkhikvishvili I. "Effect of Blueberin on fasting glucose, C-reactive protein and plasma aminotransferases, in female volunteers with diabetes type II: double-blind, placebo controlled clinical study." *Georgian Med News*. 2006 Dec;(141):66–72.

Anderson JW, Major AW. "Pulses and lipaemia, short and long-term effect: potential in the prevention of cardiovascular disease." *Br J Nutr*. (2002) 88 Suppl 3:S263–271.

Anderson JW, Johnstone BM, Cook-Newell ME. Meta-analysis of the effects of soy protein intake on serum lipids." *N Engl J Med*. (1995) 333(5):276–282.

Anderson RA, Roussel AM, Zouari N, Mahjoub S, Matheau JM, Kerkeni A. "Potential antioxidant effects of zinc and chromium supplementation in people with type II diabetes mellitus." *J Am Coll Nutr*. 2001 Jun;20(3):212–8.

Anderson RA. "Nutritional factors influencing the glucose/insulin system: chromium." *J Am Coll Nutr*.1997 Oct;16(5):404–10.

Anuradha CV, Balakrishnan SD. Taurine attenuates hypertension and improves insulin sensitivity in the fructose-fed rat, an animal model of insulin resistance. *Can J Physiol Pharmacol*. 1999 Oct;77(10):749–54.

Apostolidis E, Kwon YI, Shetty K. "Potential of cranberry-based herbal synergies for diabetes and hypertension management." *Asia Pac J Clin Nutr.* 2006;15(3):433–41.

Ataie-Jafari, A.; Hosseini, S.; Karimi, F.; Pajouhi, M. "Effects of sour cherry juice on blood glucose and some cardiovascular risk factors improvements in diabetic women." *Nutrition and Food Science* (2008) 38 (4) 355–360.

Barbagallo M, Dominguez LJ, Tagliamonte MR, Resnick LM, Paolisso G. "Effects of vitamin E and glutathione on glucose metabolism: role of magnesium." *Hypertension.* 1999 Oct;34(4 Pt 2):1002–6.

Battell ML, Delgatty HL, McNeill JH. "Sodium selenate corrects glucose tolerance and heart function in STZ diabetic rats." *Mol Cell Biochem.* 1998 Feb;179(1–2):27–34.

Besnard, M.; Megard, D.; Rousseau, I.; Zaragoza, M. C.; Martinez, N.; Mitjavila, M.T.; Inisan, C. "Polyphenolic apple extract: characterisation, safety and potential effect on human glucose metabolism." *Agro Food Industry hi-tech* (2008)19 (4) 16–19.

Blostein-Fujii A, DiSilvestro RA, Frid D, Katz C, Maladey W. "Short-term zinc supplementation in women with non-insulin-dependent diabetes mellitus: effects on plasma 5-nucleotidaseactivities insulin-like growth factor I concentrations and lysoprotein oxidation rates in vitro." *Am K Clin Nutr.* 1997; 66(3):639–642.

Bwititi P, Musabayane CT, Nhachi CF. "Effects of *Opuntia megacantha* on blood glucose and kidney function in streptozotocin diabetic rats." *J Ethnopharmacol.* 2000;69(3):247–252.

Chambers BK, Camire ME. "Can cranberry supplementation benefit adults with type II diabetes?" *Diabetes Care.* 2003 Sep;26(9): 2695–6. 390:

Christensen RL, Shade DL, Graves CB, McDonald JM. "Evidence that protein kinase C is involved in regulating glucose transport in the adipocyte." *Int J Biochem.* 1987;19(3):259–65.

Classen JB. "Discontinuation of BCG vaccination precedes significant drop in type II diabetes in Japanese children. Role of inflammation and cortisol activity as a cause of type II diabetes." *Open Endocrinology Journal* (2008) 2:1–4.

Classen JB. Type I versus type II diabetes/metabolic syndrome, opposite extremes of an immune spectrum disorder induced by vaccines." *Open Endocrinology Journal* (2008) 2:9–15.

Classen JB, Classen DC. "Vaccines and the risk of insulin dependent diabetes (IDDM), potential mechanism of action." *Medical Hypotheses* (2001) 57: 532–8.

Cunningham JJ. "The glucose/insulin system and vitamin C: implications in insulin-dependent diabetes mellitus." *J Am Coll Nutr.* 1998Apr;17(4):105–8.

Dong Hua-Qiang; Ning Zheng-Xiang. "Phloridzin and prevention and cure of diabetes mellitus." *Food Science and Technology* (2006) No.12 192–194.

El-Alfy AT, Ahmed AA, Fatani AJ. Protective effect of red grape seeds proanthocyanidins against induction of diabetes by alloxan in rats. *Pharmacol Res.* 2005;52:264–270.

Facchini F, Coulston AM, Reaven GM. "Relation between dietary vitamin intake and resistance to insulin-mediated glucose disposal in healthy volunteers." *Am J Clin Nutr.* 1996 Jun;63(6):946–9.

Frati-Munari A, Fernández-Harp JA, Bañales-Ham M, Ariza-Andraca CR. Decreased blood glucose and insulin by nopal (*Opuntia* sp.). *Arch Invest Med (Mex).* 1983;14(3):269–274.

Frey AB. Rao TD. 7 "NKT cell cytokine imbalance in murine diabetes mellitus." *Autoimmunity.* (1999) 29(3):201–14.

Fujioka K, Greenway F, Sheard J, Ying Y. "The effects of grapefruit on weight and insulin resistance: relationship to the metabolic syndrome." *J Med Food.* 2006 Spring;9(1):49–54.

Fukai, Y.; Matsuzawa, T.; Keizo, S. "The study on the prophylactic effects of agricultural products on lifestyle related diseases: Adipocyte functions and the insulin sensitivity of extracts from 5 fruits including peach, apple, plum, grape (Kyoho) and apricot." *Journal of the Japanese Society for Food Science and Technology* (Nippon Shokuhin Kagaku Kogaku Kaishi) (2000) 47 (2) 92–96

HanDH, HansenPA,Chen MM,HolloszyJO. "DHEA treatment reduces fat accumulation and protects against insulin resistance in male rats." *J Gerontol A Biol Sci Med Sci.* 1998 Jan;53(1):B19–24.

Hannan, J M A, Marenah, Lamin, Ali, Liaquat, Rokeya, Begum, Flatt, Peter R, Abdel-Wahab, Yasser H. "Insulin secretory actions of extracts of Asparagus racemosus root in perfused pancreas, isolated islets and clonal pancreatic {beta}-cells." *J. Endocrinol.* 2007 192: 159–168

Ho E, Chen G, Bray TM. "Supplementation of N-acetylcysteine inhibits NFkappaB activation and protects against alloxan-induced diabetes in CD-1 mice." *FASEB J.* 1999 Oct;13(13):1845–54.

Hozawa A, Jacobs DR Jr, Steffes MW, Gross MD, Steffen LM, Lee DH. Associations of serum carotenoid concentrations with the development of diabetes and with insulin concentration: interaction withsmoking: the Coronary ArteryRisk Development in Young Adults (CARDIA) study. *Am J Epidemiol.* 2006 May 15;163(10):929–37.

Jayaprakasam, B.; Olson, L. K.; Schutzki, R. E.; Mei-Hui Tai; Nair, M. G. "Amelioration of obesity and glucose intolerance in high-fat-fed C57BL/6 mice by anthocyanins and ursolic acid in Cornelian cherry (Cornus mas)." *Journal of Agricultural and Food Chemistry* (2006) 54 (1) 243–248

Kaneto H, Kajimoto Y, Miyagawa J, et al. "Beneficial effects of antioxidants in diabetes: possible protection of pancreatic beta-cells against glucose toxicity." *Diabetes.* 1999 Dec;48(12):2398–406.

Karvonen M, Cepaitis Z, Tuomilehto J. "Association between type I diabetes and *Haemophilus influenzae* type b vaccination: birth cohort study." *British Medical Journal* (1999) 318: 1169–1172

Kashiwagi, A. (Patent assignee(s): Spirulina Biological Lab Ltd; Yamada Yakken KK; Kusatsu Ichi; Kusatsushi Nogyo Kyodo Kumiai) [Diabetes preventive food.] (2008) *Japanese Patent Application* JP 2008104399 A

Krishnan S, Rosenberg L, Singer M, et al. Glycemic index, glycemic load, and cereal fiber intake and risk of type II diabetes in US black women. *Arch Intern Med.* (2007) 167(21):2304–2309.

Kwon YI,VattemDA, Shetty K."Evaluation of clonal herbs of Lamiaceae species for management of diabetes and hypertension." *Asia Pac J Clin Nutr.* 2006;15(1):107–18.

Lans CA. "Ethnomedicines used in Trinidad and Tobago for urinary problems and diabetes mellitus." *J Ethnobiol Ethnomed.* 2006 Oct13;2:45.

Lopez-Ridaura R, Willett WC, Rimm EB, et al. "Magnesium intake and risk of type II diabetes in men and women." *Diabetes Care.* 2004Jan;27(1):134–40.

Martini Betty, Dropping Like Flies: Poisoned by Aspartame, Mission Possible International/Sepp Hassberger webpage, 2003, http:// www.newmediaexplorer. org/sepp/2003/09/26/dropping_like_ flies_ poisoned_by_aspartame. htm

McCarty MF. "High-dose biotin, an inducer of glucokinase expression may synergize with chromium picolinate to enable a definitive nutritional therapy for type II diabetes." *Med Hypotheses.* 1999 May;52(5):401–6.

Murase T, Haramizu S, Shimotoyodome A, Tokimitsu I. "Reduction of dietinduced obesity by a combination of tea-catechin intake and regular swimming." *Int J Obes* (Lond). 2006 Mar; 30(3):561–8.

Nair AR, Biju MP, Paulose CS. "Effect of pyridoxine and insulin administration on brain glutamate dehydrogenase activity and blood glucose control in streptozotocin-induced diabetic rats." *Biochim Biophys Acta.* 1998 Aug 24;1381(3):351–4.

Naito Y, Uchiyama K, Aoi W, et al. "Prevention of diabetic nephropathy by treatment with astaxanthin in diabetic db/db mice." *Biofactors.* 2004;20(1):49–59.

Nettleton, J. A.; Harnack, L. J.; Scrafford, C. G.; Mink, P. J.; Barraj, L. M.; Jacobs, D. R. "Dietary flavonoids and flavonoid-rich foods are not associated with risk of type II diabetes in postmenopausal women." *Journal of Nutrition* (2006) 136 (12) 3039–3045.

Nikander E, Tiitinen A, Laitinen K, Tikkanen M, Ylikorkala O. "Effects of isolated isoflavonoids on lipids, lipoproteins, insulin sensitivity, and ghrelin in postmenopausal women." *J Clin Endocrinol Metab.* (2004) 89(7):3567–3572.

Nothlings U, Schulze MB, Weikert C, et al. "Intake of vegetables, legumes, and fruit, and risk for all-cause, cardiovascular, and cancer mortality in a European diabetic population." *J Nutr.* (2008)138(4):775–781.

Parikh P, Mani U, Iyer U. "Role of spirulina in the control of glycemia and lipidemia in type II diabetes mellitus." *J Med Food.* 2001;4(4):193–199.

Patel AV, McCullough ML, Pavluck AL, Jacobs EJ, Thun MJ, Calle EE. "Glycemic load, glycemic index, and carbohydrate intake in relation to pancreatic cancer risk in a large US cohort." *Cancer Causes Control.* (2007) 18(3):287–294.

Pinent M, Blay M, Blade MC, Salvado MJ, Arola L, Ardevol A. Grapeseed-derived procyanidins have an antihyperglycemic effect in streptozotocin-induced diabetic rats and insulinomimetic activity in insulin-sensitive cell lines. *Endocrinology.* 2004 Nov;145(11):4985–90.

Pippin, J. "Artificial Sweetener Studies Underscore Risk of Relying on Animal Testing," *The Charleston Gazette,* April 23, 2006,

Preuss HG. "Effects of glucose/insulin perturbations on aging and chronic disorders of aging: the evidence." *J Am Coll Nutr.* 1997 Oct;16(5):397–403.

Romero-Navarro G, Cabrera-Valladares G, German MS, et al. "Biotin regulation of pancreatic glucokinase and insulin in primary cultured rat islets and in biotin-deficient rats." *Endocrinology.* 1999 Oct;140(10):4595–4600.

Rudich A, Tirosh A, Potashnik R, Khamaisi M, Bashan N. "Lipoic acid protects against oxidative stress induced impairment in insulin stimulation of protein kinase B and glucose transport in 3T3L1 adipocytes." *Diabetologia*. 1999 Aug;42(8):949–57.

Salmeron J, Manson JE, Stampfer MJ, Colditz GA,Wing AL,Willett WC. "Dietary fiber, glycemic load, and risk of non-insulin-dependent diabetes mellitus in women." *JAMA*. (1997) 277(6):472–477.

Sanchez, D.; Muguerza, B.; Moulay, L.; Hernandez, R.; Miguel, M.; Aleixandre,A. "Highly methoxylated pectin improves insulin resistance and other cardiometabolic risk factors in zucker fatty rats." *Journal of Agricultural and Food Chemistry* 5(2008) 6 (10) 3574–3581.

Sarkar S, Pranava M, Marita R. "Demonstration of the hypoglycemic action of Momardica charantia in a validated animal model of diabetes." *Pharmacol Res*. 1996 Jan;33(1):1–4.

Schoen RE, Tangen CM, et al. "Increased blood glucose and insulin, body size, and incident colorectal cancer." *J Natl Cancer Inst*. 1999 Jul 7;91(13):1147–54.

Shanmugasundaram ER, Rajeswari G, Baskaran K, et al. "Use of Gymnema sylvestreleafextractinthe controlofbloodglucosein insulin-dependent diabetes mellitus." *J Ethnopharmacol*. 1990 Oct;30(3):281–94.

Song Y, Manson JE, Buring JE, Liu S. "Dietary magnesium intake in relation to plasma insulin levels and risk of type II diabetes in women." *Diabetes Care*. 2004 Jan;27(1):59–65.

Talpur N, Echard BW, Yasmin T, Bagchi D, Preuss HG. "Effects of niacin-bound chromium, Maitake mushroom fraction SX and (-) hydroxycitric acid on the metabolic syndrome in aged diabetic

Zucker fatty rats. *Mol Cell Biochem*. 2003 Oct;252(1–2):369–77.

Teachey MK, Taylor ZC, Maier T, et al. Interactions of conjugated linoleic acid and lipoic acid on insulin action in the obese Zucker rat.*Metabolism*. 2003 Sep;52(9):1167–74.

Thirunavukkarasu M, Penumathsa SV, Koneru S, et al. "Resveratrol alleviates cardiac dysfunctionin streptozotocin-induced diabetes: Role of nitric oxide, thioredoxin, and heme oxygenase." *Free Radic Biol Med*. 2007 Sep 1;43(5):720–9.

Trejo-González A, Gabriel-Ortiz G, Puebla-Pérez AM, et al. "A purified extract from prickly pear cactus (*Opuntia fuliginosa*) controls experimentally induced diabetes in rats." *J Ethnopharmacol*.1996;55(1):27–33.

Uchiyama K, Naito Y, Hasegawa G, et al. "Astaxanthin protects beta-cells against glucose toxicity in diabetic db/db mice." *Redox Rep*.2002;7(5):290–3.

Villegas R, Gao YT, Yang G, et al. "Legume and soy food intake and the incidence of type II diabetes in the Shanghai Women's Health Study." *Am J Clin Nutr*. (2008) 87(1):162–167.

Weggemans RM, Trautwein EA. "Relation between soy-associated isoflavones and LDL and HDL cholesterol concentrations in humans: a meta-analysis."*Eur J Clin Nutr*. (2003) 57(8):940–946.

Willett W, Manson J, Liu S. "Glycemic index, glycemic load, and risk of type II diabetes." *Am J Clin Nutr*. (2002) 76(1):274S–280S.

Xue, Mingzhan; Qian, Qingwen; Adaikalakoteswari, Antonysunil; Rabbani, Naila, Babaei-Jadidi, Roya; and Paul J. Thornalley. Activation of NF-E2– "Related Factor-2 Reverses Biochemical Dysfunction of Endothelial Cells Induced by Hyperglycemia Linked to Vascular Disease Diabetes." October 2008, 57:2809–2817.

Yeh GY, Eisenberg DM, Kaptchuk TJ, Phillips RS. "Systematic review of herbs and dietary supplements for glycemic control in diabetes." *Diabetes Care*. 2003;26(4):1277–1294.

Zhang J."Resveratrol inhibits insulin responses in a SirT1-independent pathway." *Biochem J*. 2006 Aug 1;397(3):519–27.

Índice